Avances en enfermedades autoinflamatorias

Avances en enfermedades autoinflamatorias

Coordinadores:
Dr. José Hernández-Rodríguez
Dr. Juan I. Aróstegui
Dr. Jordi Yagüe

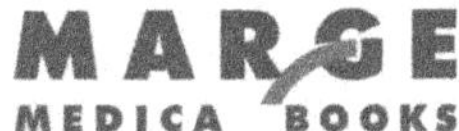

Colección: AVANCES EN ENFERMEDADES AUTOINMUNES SISTÉMICAS
Director: Dr. Ricard Cervera

AVANCES EN ENFERMEDADES AUTOINFLAMATORIAS
Coordinadores: Dr. José Hernández-Rodríguez, Juan I. Aróstegui y Jordi Yagüe
1.ª edición 2015

© de esta edición, incluido el diseño de la cubierta, ICG Marge, SL

Edita: Marge Books
València, 558 – 08026 Barcelona
Tel. 931 429 486 - marge@margebooks.com
www.margebooks.com

Director editorial: Hèctor Soler
Edición: David Soler
Colaboración técnica: Carmen Company
Compaginación: Mercedes Lara
Impresión: Servicecom (Alcalá de Henares, Madrid)

ISBN: 978-84-16171-06-4
Depósito Legal: B-20.889-2015

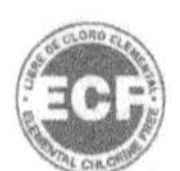

El papel empleado en este libro no ha sido blanqueado con cloro elemental (CI_2).

Índice

Autores

Rosa Alcobendas Rueda
Sección de Reumatología Pediátrica
Hospital Universitario La Paz
Madrid

Irene Andrés Ramos
Servicio de Dermatología
Hospital Infantil Universitario Niño Jesús
Madrid

Jordi Antón López
Unidad de Reumatología Pediátrica
Servicio de Pediatría
Hospital Sant Joan de Déu
Esplugues de Llobregat (Barcelona)

Montserrat Antón Gamero
Unidad de Nefrología Pediátrica
Hospital Universitario Reina Sofía
Córdoba

Juan Ignacio Aróstegui Gorospe
Servicio de Inmunología-CDB
Hospital Clínic
Institut d'Investigacions Biomèdiques
    August Pi i Sunyer
Barcelona

Rosa Bou Torrent
Unidad de Reumatología Pediátrica
Servicio de Pediatría
Hospital Sant Joan de Déu
Esplugues de Llobregat (Barcelona)

Segundo Buján Rivas
Unidad de Enfermedades Sistémicas
    y Autoinmunes
Servicio de Medicina Interna
Hospital Universitari Vall d'Hebron
Barcelona

Inmaculada Calvo Penadés
Unidad de Reumatología Pediátrica
Hospital Universitario y Politécnico La Fe
Valencia

Marisol Camacho Lovillo
Servicio de Pediatría
Hospital Universitario Virgen del Rocío
Sevilla

Josep Maria Campistol Plana
Servicio de Nefrología
Hospital Clínic
Institut d'Investigacions Biomèdiques
    August Pi i Sunyer
Barcelona

Maria Cinta Cid Xutglà
Unidad de Investigación en Vasculitis
Servicio de Enfermedades Autoinmunes
Hospital Clínic
Institut d'Investigacions Biomèdiques
    August Pi i Sunyer
Barcelona

Natalia Creus Baró
Servicio de Farmacia
Hospital Clínic
Barcelona

Georgina Espígol Frigolé
Unidad de Investigación en Vasculitis
Servicio de Enfermedades Autoinmunes
Hospital Clínic
Institut d'Investigacions Biomèdiques
    August Pi i Sunyer
Barcelona

Gerard Espinosa Garriga
Unidad Clínica de Enfermedades
    Autoinflamatorias
Servicio de Enfermedades Autoinmunes
Hospital Clínic
Institut d'Investigacions Biomèdiques
    August Pi i Sunyer
Barcelona

Emma García Melchor
Servicio de Inmunología-CDB
Hospital Clínic
Barcelona

José Luis García Serrano
Unidad de Gestión Clínica
    de Oftalmología
Hospital San Cecilio
Granada

Clara Giménez Roca
Unidad de Reumatología Pediátrica
Servicio de Pediatría
Hospital Sant Joan de Déu
Esplugues de Llobregat (Barcelona)

María Isabel González Fernández
Unidad de Reumatología Pediátrica
Hospital Universitario y Politécnico La Fe
Valencia

Europa Azucena González Navarro
Servicio de Inmunología-CDB
Hospital Clínic
Institut d'Investigacions Biomèdiques
    August Pi i Sunyer
Barcelona

José Hernández-Rodríguez
Unidad de Investigación en Vasculitis
Unidad Clínica de Enfermedades
    Autoinflamatorias
Servicio de Enfermedades Autoinmunes
Hospital Clínic
Institut d'Investigacions Biomèdiques
    August Pi i Sunyer
Barcelona

Estíbaliz Iglesias Jiménez
Unidad de Reumatología Pediátrica
Servicio de Pediatría
Hospital Sant Joan de Déu
Esplugues de Llobregat (Barcelona)

Lucía Lacruz Pérez
Unidad de Reumatología Pediátrica
Servicio de Pediatría
Hospital Universitari Son Espases
Palma de Mallorca (Illes Balears)

Miguel Lera Imbuluzqueta
Servicio de Dermatología
Hospital Infantil Universitario Niño Jesús
Madrid

Arturo Llobell Uriel
Servicio de Inmunología-CDB
Hospital Clínic
Institut d'Investigacions Biomèdiques
    August Pi i Sunyer
Barcelona

Berta López Montesinos
Unidad de Reumatología Pediátrica
Hospital Universitario y Politécnico La Fe
Valencia

Marcos López Hoyos
Sección de Inmunología
Hospital Universitario Marqués
    de Valdecilla
Santander

Anna Mensa Vilaró
Servicio de Inmunología-CDB
Hospital Clínic
Institut d'Investigacions Biomèdiques
    August Pi i Sunyer
Barcelona

María Teresa Martínez de Saavedra
    Álvarez
Unidad de Inmunología
Hospital Universitario de Gran Canaria
    Dr. Negrín
Las Palmas de Gran Canaria

Víctor Manuel Martínez Taboada
Servicio de Reumatología
Hospital Universitario Marqués
    de Valdecilla
Santander

Ferran Martínez Valle
Unidad de Enfermedades Sistémicas
    y Autoinmunes
Servicio de Medicina Interna
Hospital Universitari Vall d'Hebron
Barcelona

Mireia Mensa Vendrell
Servicio de Farmacia
Hospital Clínic
Barcelona

Rosa Merino Muñoz
Seccion de Reumatologia Pediátrica
Hospital Universitario La Paz
Madrid

Consuelo Modesto Caballero
Unidad de Reumatología Pediátrica
Departamento de Reumatología
Hospital Universitari Vall d'Hebron
Universidad Autónoma de Barcelona
Barcelona

Sara Murias Loza
Sección de Reumatología Pediátrica
Hospital Universitario La Paz
Madrid

Pablo Pelegrín Vivancos
Unidad de Cirugía Experimental
Instituto Murciano de Investigación
    Biosanitaria Virgen de la Arrixaca
Hospital Clínico Universitario Virgen
    de la Arrixaca
Murcia
Centro de Investigaciones Biomédicas
    en Red de Enfermedades Hepáticas
    y Digestivas (CIBEREHD)

Fernando Pérez Ruiz
Servicio de Reumatología
Hospital Universitario Cruces
e Instituto de Investigación Biomédica
    Biocruces
Barakaldo (Vizcaya)

Sergio Prieto González
Unidad de Investigación en Vasculitis
Servicio de Enfermedades Autoinmunes
Hospital Clínic
Institut d'Investigacions Biomèdiques
    August Pi i Sunyer
Barcelona

Agustín Remesal Camba
Sección de Reumatología Pediátrica
Hospital Universitario La Paz
Madrid

Carlos Rodríguez Gallego
Unidad de Inmunología
Hospital Universitario de Gran Canaria
    Dr. Negrín
Las Palmas de Gran Canaria

Mª Rosa Roldán Molina
Unidad de Reumatología Pediátrica
Hospital Universitario Reina Sofía
Córdoba

Estíbaliz Ruiz Ortiz
Servicio de Inmunología-CDB
Hospital Clínic
Institut d'Investigacions Biomèdiques
    August Pi i Sunyer
Barcelona

Belén Sevilla Pérez
Área de Pediatría y Reumatología
    Pediátrica
Unidad de Gestión Clínica de Pediatría
Hospital San Cecilio
Granada

Ithaisa Sologuren Marrero
Unidad de Inmunología
Hospital Universitario de Gran Canaria
    Dr. Negrín
Las Palmas de Gran Canaria

Adrià Tomé Pérez
Unidad Clínica de Enfermedades
    Autoinflamatorias
Servicio de Enfermedades Autoinmunes
Hospital Clínic
Barcelona

Antonio Torrelo Fernández
Servicio de Dermatología
Hospital Infantil Universitario Nino Jesús
Madrid

Montserrat Tuset Creus
Servicio de Farmacia
Hospital Clínic
Barcelona

María Asunción Vicente Villa
Servicio de Dermatología
Hospital Sant Joan de Déu
Esplugues de Llobregat (Barcelona)

Jordi Yagüe Ribes
Servicio de Inmunología-CDB
Hospital Clínic
Institut d'Investigacions Biomèdiques
    August Pi i Sunyer
Barcelona

Prólogo

La publicación de esta monografía coincide con la celebración de la «mayoría de edad» del aislamiento en 1997 del gen *MEFV* como responsable de la fiebre mediterránea familiar, de manera simultánea por un consorcio internacional liderado por el doctor Daniel Kastner y por otro francés liderado por la doctora Isabelle Touitou. El gen MEFV fue el primero de una larga lista de nuevos genes y proteínas que se han descubierto en los últimos años y que han aportado nuevos conocimientos sobre las bases etiopatogénicas de las enfermedades autoinflamatorias. Este grupo de enfermedades se caracteriza por la presencia de episodios recurrentes de fiebre, serositis, artritis, afectación cutánea y otros síntomas inflamatorios sin una causa aparente y en ausencia de procesos infecciosos, neoplásicos o autoinmunes. La ausencia de autoanticuerpos o de linfocitos T y/o B autoreactivos es precisamente una de las características que define a este grupo de enfermedades frente a las clásicas enfermedades autoinmunes que conocemos. Aunque inicialmente se utilizo el término «autoinflamatorio» para designar una serie de entidades hereditarias monogénicas conocidas como síndromes de fiebre periódica, durante estos últimos años se han incorporado a este grupo nuevas enfermedades más complejas y con una base genética múltiple o poligénica.

Debido a su baja prevalencia se las ha clasificado entre las denominadas enfermedades raras o poco frecuentes. A pesar de ello, en los estudios llevados a cabo en pacientes españoles se han identificado casos de la gran mayoría de estos síndromes, a semejanza de lo que ocurre en otras poblaciones a escala europea.

Durante estos dieciocho años hemos asistido a una serie de avances espectaculares en el campo de la genética y la biología molecular y celular que han permitido aislar los genes responsables de la mayoría de estos síndromes, así como en la caracterización de nuevas enfermedades desconocidas previamente. Con ello, hemos avanzado en el conocimiento de nuevas proteínas responsables de la regulación del proceso inflamatorio normal y de las alteraciones que se producen cuando se altera su actividad debido a mutaciones en su secuencia. Se han sentado las bases moleculares de lo que conocemos como procesos auto-inflamatorios, se ha propuesto la existencia de nuevos complejos macromoleculares como el inflamasoma y se han sugerido nuevas dianas terapéuticas basadas en el bloqueo de algunas de las moléculas responsables de las manifestaciones clínicas de estos síndromes.

Sin embargo, la baja frecuencia de todos y cada uno de ellos, asociado a la falsa idea de que solo afectan a pacientes en edad pediátrica y a individuos de determinados grupos étnicos, ha propiciado que hayan sido minusvalorados en el diagnóstico diferencial de pacientes aquejados de fiebre de origen desconocido. Es por este motivo y por la escasa bibliografía dedicada a estos síndromes, especialmente en castellano, que consideramos que esta monografía puede contribuir a la difusión entre la comunidad médica hispanoparlante de este grupo relativamente nuevo de enfermedades, y que un mayor conocimiento de ellas redunde en un diagnóstico precoz y en la instauración de las terapias adecuadas en beneficio de los pacientes. Para ello, contamos con la colaboración de 48 autores con una amplia y contrastada experiencia en el diagnóstico, tratamiento y control de estos síndromes, que a lo largo de veinte capítulos han revisado el conocimiento actual sobre las diversas entidades que constituyen el grupo de enfermedades autoinflamatorias.

En los primeros capítulos, se realiza una revisión del concepto de autoinflamación y de los mecanismos etiopatogénicos responsables de estas enfermedades, con especial énfasis en el papel del inflamasoma y sus alteraciones. A continuación, se revisan los diversos síndromes de fiebre periódica y otras entidades monogénicas de más reciente descripción. Finalmente, se describen otras enfermedades poligénicas que han engrosado el grupo de las enfermedades autoinflamatorias por sus características clínicas y por los mecanismos etiopatogénicos que en ellas subyacen.

Los coordinadores de esta monografía establecimos hace ya unos años en el Hospital Clínic de Barcelona una unidad pionera para el diagnóstico genético de estas enfermedades y, más recientemente, una unidad clínica para el control de los pacientes. Con la edición de esta monografía pretendemos también estimular a otros médicos interesados por estas enfermedades para que dediquen una atención más sistematizada a estos pacientes en sus respectivos dispositivos asistenciales.

Los coordinadores.

Capítulo 1

Introducción a las enfermedades autoinflamatorias

J.I. ARÓSTEGUI, J. YAGÜE

Servicio de Inmunología-CDB
Hospital Clínic-IDIBAPS
Barcelona

Correspondencia
Dr. Juan Ignacio Aróstegui
jiaroste@clinic.ub.es

El concepto de «autoinflamación», entendido como un nuevo mecanismo fisiopatológico generador de enfermedad, fue propuesto en el año 1999 por el Dr. Daniel L. Kastner para describir la causa subyacente en un conjunto de pacientes que presentaban unas enfermedades hereditarias, caracterizadas por episodios febriles e inflamatorios agudos, autolimitados, periódicos o recurrentes, que no se debían a causas infecciosas, neoplásicas ni autoinmunitarias.[1] Desde entonces se han descrito numerosas enfermedades producidas por este mecanismo autoinflamatorio, y se han agrupado en dos grandes tipos en función de si se conoce el defecto genético subyacente (formas hereditarias, monogénicas) o no (formas no hereditarias o poligénicas). Si bien en un principio la presencia de una causa autoinmunitaria (valores elevados de autoanticuerpos circulantes) parecía descartar una causa autoinflamatoria, con el devenir de los años se ha visto que ambos mecanismos fisiopatológicos pueden coexistir en ciertas enfermedades. Asimismo, se ha propuesto la existencia de un gradiente entre ambos mecanismos, con formas autoinmunitarias y autoinflamatorias puras en los extremos y formas preferentemente autoinmunitarias o autoinflamatorias en la parte central.[2] Este hecho hizo que en el año 2010 se actualizara la definición de las enfermedades autoinflamatorias a la luz de los avances acaecidos en diferentes campos. En la actualidad, estas enfermedades se definen como trastornos clínicos caracterizados por una inflamación anormalmente aumentada que está mediada sobre todo por las células y las moléculas del sistema inmunitario innato.[3]

En lo referente a las enfermedades autoinflamatorias hereditarias, que constituirán la parte fundamental de la presente monografía, cabe señalar que tienen que ser consideradas como enfermedades minoritarias por su baja prevalencia. Desde un punto de vista clínico son enfermedades descritas hace poco tiempo, pero debe tratarse de entidades que han existido siempre, afectando a un número muy reducido de pacientes. De hecho, y a modo de anécdota, el primer paciente afecto de una de estas enfermedades autoinflamatorias hereditarias (síndrome CINCA-NOMID) fue descrito e ilustrado en el año 1835.[4,5] Sin embargo, es en la primera mitad del siglo XX cuando se describen las

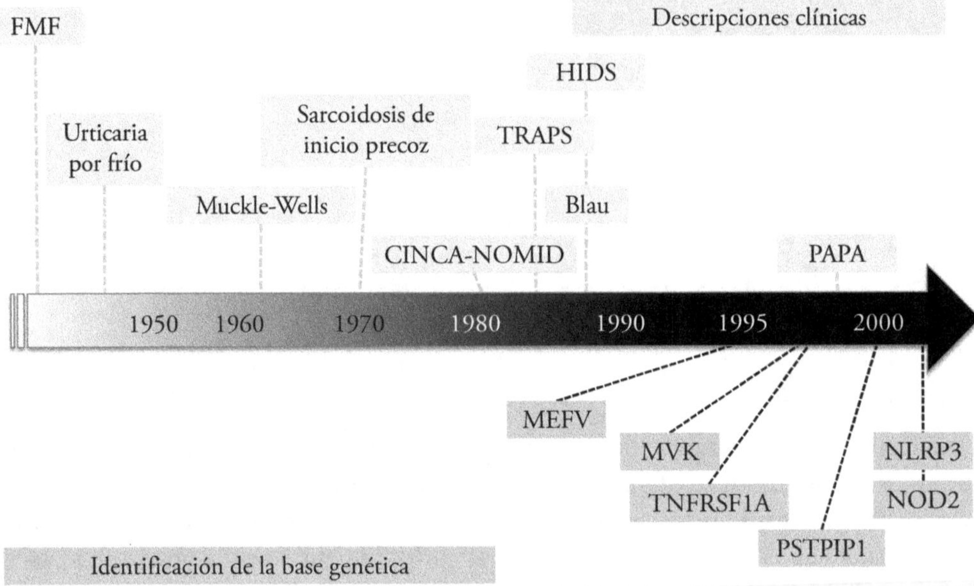

Figura 1. Esquema temporal de la descripción clínica (parte superior) y la identificación de la base genética (parte inferior) de las enfermedades autoinflamatorias hereditarias a lo largo del siglo XX.

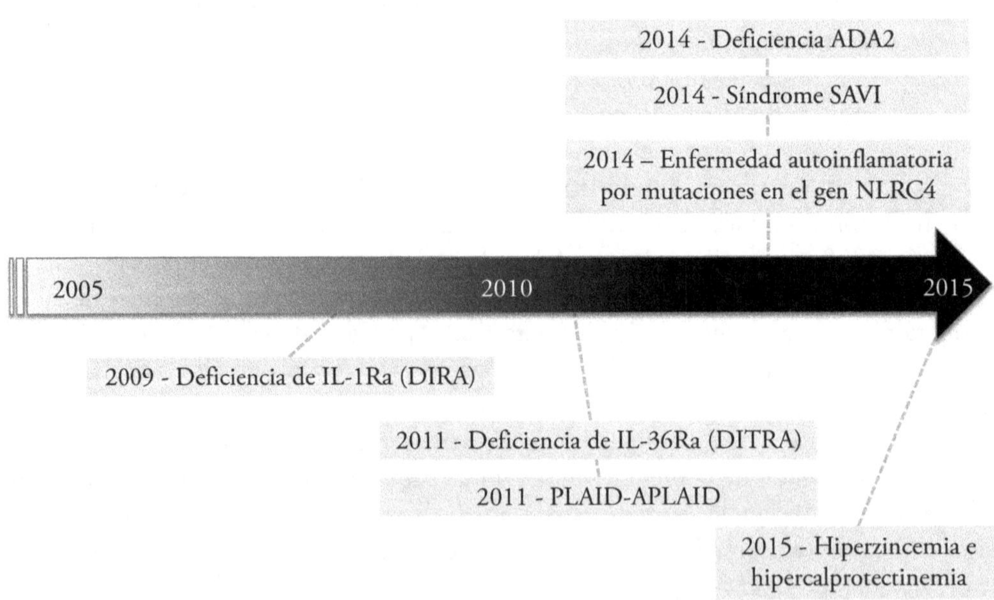

Figura 2. Relación temporal de la descripción clínica y la identificación de la base genética de las enfermedades autoinflamatorias hereditarias en los últimos 10 años mediante el empleo de las nuevas técnicas de estudio genético (whole exome sequencing).

características clínicas de la enfermedad más frecuente de este grupo, la fiebre mediterránea familiar,[6,7] y de la urticaria familiar inducida por frío.[8,9] En la segunda mitad del siglo xx se combinan la descripción clínica de la gran mayoría de estas enfermedades[10-19] y los estudios que van a conducir a la identificación del defecto genético subyacente a cada una de ellas[20-29] (véase la figura 1). El advenimiento de las nuevas tecnologías de secuenciación masiva y su abaratamiento en los últimos años han llevado a un notable aumento de la velocidad de identificación de defectos genéticos en nuevas enfermedades autoinflamatorias[30-40] (véase la figura 2). A su vez, estos avances han permitido vislumbrar diferentes mecanismos fisiopatológicos subyacentes, nuevos abordajes terapéuticos y la posibilidad de clasificaciones fisiopatológicas de todas estas enfermedades en función de la principal vía de señalización involucrada.

El objetivo principal de la presente monografía es presentar de manera detallada cada una de las enfermedades autoinflamatorias hereditarias conocidas actualmente, con el propósito de que sea de utilidad al clínico, tanto en su quehacer diario para el diagnóstico diferencial de ciertos pacientes como para comprender las bases racionales de los nuevos enfoques terapéuticos que se están aplicando en este grupo de enfermedades.

Bibliografía

1. McDermott MF, Aksentijevich I, Galon J, *et al.* Germline mutations in the extracellular domains of the 55 kDa TNF receptor, TNFR1, define a family of dominantly inherited autoinflammatory syndromes. Cell. 1999; 97: 133-44.
2. McGonagle D, McDermott MF. A proposed classification of the immunological diseases. PLoS Med. 2006; 3: e297.
3. Kastner DL, Aksentijevich I, Goldbach-Mansky R. Autoinflammatory disease reloaded: a clinical prespective. Cell. 2010; 140: 784-90.
4. Brayne T. A case of extreme enlargement of the articular epiphyses of the larger joints, from rickets. Transactions of the Provincial Medical and Surgical Association. 1835; III: 365-71.
5. Hutchinson J. Severe osteoarthritis in a boy — remarkable distortion of joints (with portrait). Archives of Surgery. 1893; V: 82-5 (with plate XCIV).
6. Janeway TC, Mosenthal HO. An unusual paroxysmal syndrome, probably allied to recurrent vomiting, with a study of the nitrogen metabolism. Trans Assoc Am Phys. 1908: 23: 504-18.
7. Siegal S. Benign paroxysmal peritonitis. Ann Intern Med. 1945: 23: 234-7.
8. Kile RL, Rusk HA. A case of cold urticaria with an unusual family history. J Am Med Assoc. 1940; 114: 1067-8.
9. Witherspoon FG, White CB, Hailey H. Familial urticaria due to cold. Arch Dermatol Syphilol. 1948; 58: 52-5.
10. Muckle TJ, Wells M. Urticaria, deafness, and amyloidosis: a new heredo-familial syndrome. QJM. 1962; 31: 235-48.
11. North AF Jr, Fink CW, Gibson WM, *et al.* Sarcoid arthritis in children. Am J Med. 1970; 48: 449-55.
12. Gluck J, Miller JJ 3rd, Summerlin WT. Sarcoidosis in a young child. J Pediatr. 1972; 81: 354-7.
13. Williamson LM, Hull D, Mehta R, Reeves WG, Robinson BH, Toghill PJ. Familial hibernian fever. Quart J Med. 1982; 51: 469-80.
14. Rotenstein D, Gibbas DL, Majmudar B, Chastain EA. Familial granulomatous arteritis with polyarthritis of juvenile onset. N Engl J Med. 1982; 306: 86-90.
15. van der Meer JW, Vossen JM, Radl J, *et al.* Hyperimmunoglobulinaemia D and periodic fever: a new syndrome. Lancet. 1984; 1: 1087-90.

16. Blau EB. Familial granulomatous arthritis, iritis, and rash. J Pediatr. 1985; 107: 689-93.

17. Jabs DA, Houk JL, Bias WB, Arnett FC. Familial granulomatous synovitis, uveitis, and cranial neuropathies. Am J Med. 1985; 78: 801-4.

18. Prieur A-M, Griscelli C, Lampert F, *et al.* A chronic, infantile, neurological, cutaneous and articular (CINCA) syndrome. A specific entity analysed in 30 patients. Scand J Rheumatology. 1987; 66(Suppl): 57-68.

19. Lindor NM, Arsenault TM, Solomon H, Seidman CE, McEvoy MT. A new autosomal dominant disorder of pyogenic sterile arthritis, pyoderma gangrenosum, and acne: PAPA syndrome. Mayo Clin Proc. 1997; 72: 611-5.

20. The International FMF Consortium. Ancient missense mutations in a new member of the RoRet gene family are likely to cause familial Mediterranean fever. Cell. 1997; 90: 797-807.

21. The French FMF Consortium. A candidate gene for familial Mediterranean fever. Nat Genet. 1997; 17: 25-31.

22. Houten SM, Kuis W, Duran M, *et al.* Mutations in MVK, encoding mevalonate kinase, cause hyperimmunoglobulinaemia D and periodic fever syndrome. Nat Genet. 1999; 22: 175-7.

23. Drenth JP, Cuisset L, Grateau G, *et al.* Mutations in the gene encoding mevalonate kinase cause hyper-IgD and periodic fever syndrome. International Hyper-IgD Study Group. Nat Genet. 1999; 22: 178-81.

24. Hoffman HM, Mueller JL, Broide DH, Wanderer AA, Kolodner RD. Mutations of a new gene encoding a putative pyrin-like protein causes familial cold autoinflamatory syndrome and Muckle-Wells syndrome. Nat Genet. 2001; 29: 301-5.

25. Feldman J, Prieur AM, Quartier P, *et al.* Chronic infantile neurological cutaneous and articular syndrome is caused by mutations in CIAS1, a gene highly expressed in polymorphonuclear cells and chondrocytes. Am J Hum Genet. 2002; 71: 198-203.

26. Aksentijevich I, Nowak M, Mallah M, *et al.* De Novo CIAS1 mutations, cytokine activation, and evidence of genetic heterogeneity in patients with neonatal-onset multisystem inflammatory disease (NOMID). Arthritis Rheum. 2002; 46: 3340-8.

27. Miceli-Richard C, Lesage S, Rybojad M, *et al.* CARD15 mutations in Blau syndrome. Nat Genet. 2001; 29: 19-20.

28. Kanazawa N, Okafuji I, Kambe N, *et al.* Early-onset sarcoidosis and CARD15 mutations with constitutive nuclear factor-kappa B activation: common genetic etiology with Blau syndrome. Blood. 2005; 105: 1195-7.

29. Wise CA, Gillum JD, Seidman CE, *et al.* Mutations in CD2BP1 disrupt binding to PTP PEST and are responsible for PAPA syndrome, an autoinflammatory disorder. Hum Mol Genet. 2002; 11: 961-9.

30. Aksentijevich I, Masters SL, Ferguson PJ, *et al.* An autoinflammatory disease with deficiency of the interleukin-1-receptor antagonist. N Engl J Med. 2009; 360: 2426-37.

31. Reddy S, Jia S, Geoffrey R, *et al.* An autoinflammatory disease due to homozygous deletion of the IL1RN locus. N Engl J Med. 2009; 360: 2438-44.

32. Marrakchi S, Guigue P, Renshaw BR, *et al.* Interleukin-36 receptor antagonist deficiency and generalized pustular psoriasis. N Engl J Med. 2011; 365: 620-8.

33. Arima K, Kinoshita A, Mishima H, *et al.* Proteasome assembly defect due to a proteasome subunit beta type 8 (PSMB8) mutation causes the autoinflammatory disorder, Nakajo-Nishimura syndrome. Proc Natl Acad Sci U S A. 2011; 108: 14914-9.

34. Kitamura A, Maekawa Y, Uehara H, *et al.* A mutation in the immunoproteasome subunit PSMB8 causes autoinflammation and lipodystrophy in humans. J Clin Invest. 2011; 121: 4150-60.

35. Ombrello MJ, Remmers EF, Sun G, *et al.* Cold urticaria, immunodeficiency and autoimmunity related to PLCG2 deletions. N Engl J Med. 2012; 366: 330-8.

36. Zhou Q, Yang D, Ombrello AK, *et al.* Early-onset stroke and vasculopathy associated with mutations in ADA2. N Engl J Med. 2014; 370: 911-20.

37. Navon Elkan P, Pierce SB, Segel R, *et al.* Mutant adenosine deaminase 2 in a polyarteritis nodosa vasculopahy. N Engl J Med. 2014; 370: 921-31.

38. Liu Y, Jesus AA, Marrero B, *et al.* Activated STING in a vascular and pulmonary syndrome. N Engl J Med. 2014; 371: 508-18.

39. Romberg N, Al Moussawi K, Nelson-Williams C, *et al.* Mutation in NLRC4 causes a syndrome of enterocolitis and autoinflammation. Nat Genet. 2014; 46: 1135-9.

40. Canna SW, de Jesus AA, Gouni S, *et al.* An activating NLRC4 inflammasome mutation causes autoinflammation with recurrent macrophage activation syndrome. Nat Genet. 2014; 46: 1140-6.

Capítulo 2

Fisiopatología de las enfermedades autoinflamatorias: el eje inflamasoma, caspasa-1 e interleucina-1 beta

P. Pelegrín

Unidad de Cirugía Experimental
Instituto Murciano de Investigación Biosanitaria Virgen de la Arrixaca
Hospital Clínico Universitario Virgen de la Arrixaca
Murcia
Centro de Investigaciones Biomédicas en Red
de Enfermedades Hepáticas y Digestivas (CIBEREHD)

Correspondencia
Dr. Pablo Pelegrín
pablo.pelegrin@ffis.es

Introducción

El inflamasoma es un complejo multiproteico que controla de manera decisiva varios aspectos de la inmunidad innata, entre los que destaca la inducción de la inflamación mediante la liberación de citocinas proinflamatorias. Ciertas mutaciones en componentes de los inflamasomas son la causa de varios síndromes febriles hereditarios periódicos o enfermedades autoinflamatorias, un conjunto de afecciones que se caracterizan por la presencia de episodios inflamatorios agudos sistémicos, recurrentes o persistentes, que aparecen en ausencia de una causa infecciosa, neoplásica o autoinmunitaria.[1] Los inflamasomas se forman tras la oligomerización de los receptores del sistema inmunitario innato tipo Nod (NLR, del inglés *nod-like receptors*), que culminan con la activación de la proteasa caspasa-1, la cual procesa los precursores inactivos de las citocinas interleucina (IL)-1β e IL-18, induciendo su activación y liberación de la célula, señalizando inflamación tras unirse a sus receptores.[1,2] Además de su clara implicación en los síndromes autoinflamatorios sistémicos, los inflamasomas tienen una función muy importante en diversas patologías,[1] entre las que se incluyen enfermedades con un componente inflamatorio crónico (gota, osteoartritis y arterioesclerosis), en procesos degenerativos (Alzheimer), en fibrosis, en metabolopatías (obesidad, síndrome metabólico o diabetes tipo II), así como en la isquemia-reperfusión y en el rechazo en el trasplante de órganos. Por tanto, el desarrollo de fármacos para inhibir al inflamasoma es un campo de gran interés y en expansión.[3] Sin embargo, por ahora no se ha descrito ningún inhibidor directo del inflamasoma, pero sí hay fármacos que están en fase clínica de investigación (y algunos aprobados para su uso en clínica) que hacen diana aguas arriba o abajo del inflamasoma. Entre ellos se encuentran el antagonista recombinante del receptor de la IL-1 (anakinra), anticuerpos bloqueantes de la IL-1 (canakinumab) y antagonistas del receptor P2X7 que ya han alcanzado la fase clínica IIb.[3]

1   Las señales de peligro y el papel fisiológico de la inflamación

La inflamación es una respuesta inducida por un estímulo nocivo, y por tanto se desencadena en respuesta a una infección o a un daño tisular.[4] La caracterización de los inflamasomas ha supuesto un considerable avance en el entendimiento de los eventos moleculares que ocurren en respuesta a las infecciones, y de forma importante en respuesta a un daño tisular en ausencia de patógenos. También se ha descrito la activación de inflamasomas asociada a la disfunción de tejidos como consecuencia de una alteración del equilibrio homeostático en uno o varios parámetros fisiológicos. Tanto el daño tisular como la pérdida del equilibrio homeostático desencadenan la liberación de determinadas señales de peligro que actuarán como potentes activadores del inflamasoma en las células del sistema inmunitario innato, principalmente en los monocitos, los macrófagos y las células dendríticas.[5] Las señales de peligro se conocen como DAMP (del inglés, *danger* o *damage associated molecular patterns,* es decir, patrones moleculares asociados a daño o peligro). El uso dual de «peligro» o «daño» en esta abreviatura deja ya de manifiesto que estas moléculas no solo se liberan en condiciones de daño tisular, sino también en situaciones peligrosas como por ejemplo tras la pérdida de la homeostasis. En condiciones homeostáticas, las células de un tejido u órgano suelen estar en un estado basal, que se mantiene por la disponibilidad de nutrientes, oxígeno y factores de crecimiento, y adherencia a otras células o a la matriz extracelular. En este ambiente, los macrófagos residentes en los tejidos ayudan a mantener la homeostasis tisular (véase la figura 1, panel A). Un cambio en los parámetros ambientales (temperatura, osmolaridad, oxígeno, pH u otros) induce una respuesta de estrés en las células y una liberación de señales de peligro (DAMP); el estrés tisular es detectado ahora por los macrófagos residentes en los tejidos (véase la figura 1, panel A). Los DAMP inducen la activación de inflamasomas en los macrófagos, que junto con otros programas desencadenan una respuesta inflamatoria que ayuda al tejido a adaptarse a las condiciones nocivas y a intentar restaurar su funcionalidad. Para esta respuesta inflamatoria Ruslan Medzhitov acuñó el término «parainflamación».[4] Una desregulación de la parainflamación podría ser la causa fisiopatológica de los estados de inflamación crónica asociados con determinadas enfermedades, como la diabetes tipo 2 o la arteriosclerosis.[1] Si el estímulo nocivo que ha causado la pérdida de la homeostasis tisular sigue perdurando o se complica con una infección, las células entran en necrosis y se desencadena una reacción inflamatoria (véase la figura 1, panel A). Cada estado de estrés celular está regulado por un patrón especializado de rutas de señalización, y existen evidencias que indican que la necrosis, considerada como una muerte celular inesperada o accidental, también está regulada por programas genéticos específicos.[6]

Por tanto, las señales de peligro se definen como componentes intracelulares que se liberan en respuesta al estrés celular, o necrosis, y que activan rutas inflamatorias, como la de los inflamasomas, en los macrófagos residentes en los tejidos. Una de las señales de peligro mejor caracterizadas es el nucleótido trifosfato de adenosina (ATP).[7]

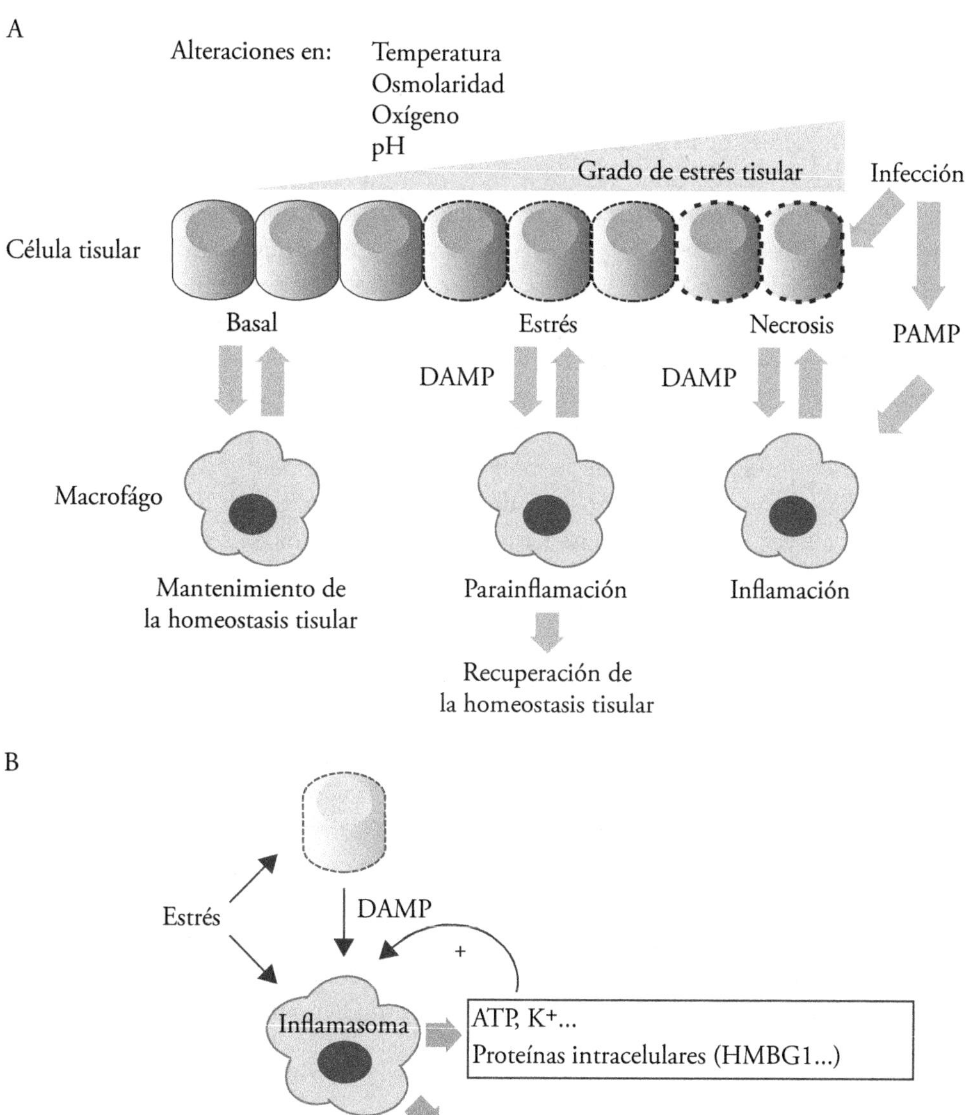

Figura 1. En el panel A se ilustra cómo el estrés tisular producido por alteraciones en los parámetros homeostáticos induce la liberación de señales de peligro (DAMP) que activarían una respuesta de parainflamación encaminada a la recuperación de la homeostasis. Si el estrés tisular no puede controlarse o se complica con una infección, se produce necrosis celular y activación de la respuesta inflamatoria. En ambos casos, la disregulación y la cronificación de estas respuestas lleva al desarrollo de enfermedades inflamatorias crónicas, metabólicas o degenerativas. La respuesta al estrés tisular está mediada en gran parte por los inflamasomas. En el panel B se ilustra cómo la activación del inflamasoma en los macrófagos puede inducir un bucle de retroalimentación positiva y promover la liberación de ATP y de proteínas intracelulares que señalizarían como DAMP. Además, se liberan las citocinas proinflamatorias IL-1β e IL-18. Todas estas moléculas son importantes para iniciar y mantener una respuesta inflamatoria.

El ATP tiene un papel esencial como fuente de energía en la mayoría de las reacciones metabólicas, y por tanto es indispensable para el mantenimiento de la homeostasis celular. Cuando una célula sufre estrés, la membrana plasmática se permeabiliza y se liberan metabolitos como el ATP.[7] Además, durante estos estados de estrés también se liberan iones K[+], ácido úrico y otros metabolitos que actúan como señales de peligro (véase la figura 1, panel B).[4] En condiciones fisiológicas, las concentraciones de ATP extracelular se mantienen bajas gracias a la acción de ectonucleotidasas que degradan el ATP. Sin embargo, en el medio extracelular, en áreas de necrosis e inflamación, se acumulan altas concentraciones de ATP que activan al receptor purinérgico P2X7 en células mononucleares.[7,8] Además del ATP, existen otros componentes celulares que cuando se liberan señalizan peligro; entre ellos encontramos proteínas con una función y una localización citosólica o nuclear (véase la figura 1, panel B). Durante la necrosis, estas proteínas se liberan de manera pasiva tras la pérdida de la integridad de la membrana plasmática.[4] Sin embargo, muchas de estas proteínas también pueden ser liberadas en ausencia de necrosis mediante una ruta regulada de secreción no convencional, independiente del retículo endoplásmico y del aparato de Golgi. Actualmente existen evidencias que apuntan a que la activación de los inflamasomas y de la caspasa-1 controla la liberación de proteínas mediante rutas no convencionales, formando así un bucle de retroalimentación positiva para amplificar la liberación de señales de peligro (véase la figura 1, panel B).[9] Un ejemplo de este proceso es la liberación de la proteína nuclear de unión a histonas HMGB1 (del inglés, *high mobility group box 1*), la cual puede liberarse de los macrófagos tras la activación de la caspasa-1 en ausencia de necrosis. La HMGB1 extracelular activa a los receptores RAGE (del inglés, *advanced glycation end-product-specific receptor*), que cooperan con los receptores tipo Toll (TLR, del inglés *toll-like receptors*) para inducir una respuesta inflamatoria.[10]

En definitiva, con independencia de la causa que desencadena la respuesta inflamatoria, el fin de la inflamación es tratar de restaurar la funcionalidad y la homeostasis de los tejidos afectados, y permitir al hospedador eliminar o adaptarse a las condiciones anómalas.

2 Los inflamasomas: componentes y activadores

Los inflamasomas se forman por la oligomerización de un tipo de receptor citosólico NLR que sirve como proteína estructural para formar un complejo multiproteico que recluta y activa a la enzima caspasa-1. En algunos casos, la unión entre el receptor NLR y la caspasa-1 se realiza a través de la proteína accesoria ASC (del inglés, *apoptosis-associated speck-like protein with a CARD domain*). Se han descrito 22 genes que codifican para receptores NLR en el ser humano y 38 en el ratón, siendo la naturaleza de la señal de activación la que determina el tipo de NLR que formará el inflamasoma[11] (véase la figura 2).

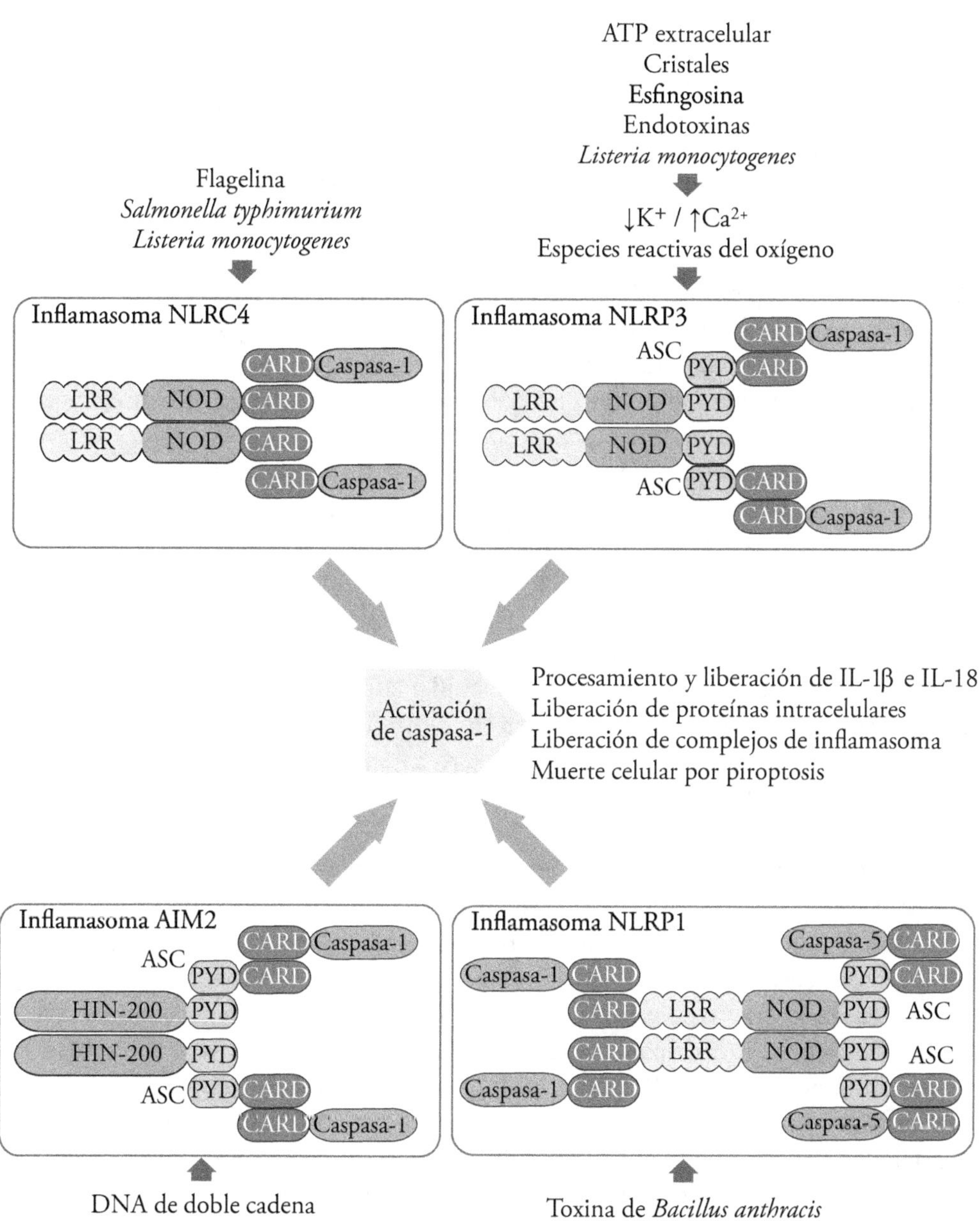

Figura 2. En esta figura se ilustran los distintos componentes del inflamasoma y cómo oligomerizan mediante interacción homotípica entre dominios. La activación de la caspasa-1 ocurre después de su oligomerización con los NLR (NLRP1, NLRP3 o NLRC4) o los AIM2. Esta interacción puede ser directa, mediante los dominios CARD, o indirecta a través de la proteína accesoria ASC. Las señales que activan a los distintos inflamasomas son muy variadas, y en muchos casos son específicas de cada uno de los inflamasomas.

Todos los miembros de la familia de los receptores NLR se caracterizan por tener al menos tres dominios principales: 1) un dominio efector amino-terminal que generalmente es un dominio de reclutamiento de caspasa (CARD, del inglés *caspase recruitment domain*) o un dominio pirina (PYD); 2) un dominio central de oligomerización con unión a nucleótidos [conocido como NOD, del inglés *nucleotide oligomerization domain;* o NACHT, del inglés *neuronal apoptosis inhibitor protein (NAIP), C2TA (MHC class 2 transcription activator), HET-E (incompatibility locus protein from podospora anserina) and telomerase-associated protein (TP1)*]; y 3) un dominio carboxilo-terminal con repeticiones ricas en leucina (LRR, del inglés *leucine rich repeats*).[1,11] Aunque no hay evidencias directas, se cree que el dominio LRR sería el encargado de unirse y reconocer la señal activadora e inducir un cambio conformacional en el receptor que dejaría libre el dominio central NOD para oligomerizar varios receptores NLR.

En capítulos posteriores de este libro se describirán numerosas mutaciones en distintos NLR que son las causantes de varios síndromes autoinflamatorios. Estas mutaciones se localizan en su mayoría en el dominio central NOD, resultando en una estructura que induce la oligomerización espontánea de estos receptores, como se ha observado para las mutaciones p.R260W, p.T348M y p.D303N de NLRP3.[12] Sin embargo, dicha oligomerización no lleva asociada una activación continuada del receptor, ya que la mayoría de estos síndromes presentan episodios inflamatorios periódicos. Por tanto, se ha sugerido que dichas mutaciones lo que hacen es disminuir el umbral de activación del inflamasoma.

Los receptores NLR mejor caracterizados son los formados por NLRP1, NLRP3 y NLRC4, mientras que la oligomerización de NLRP1 y NLRC4 puede asociar directamente a la caspasa-1 mediante el dominio CARD, y la oligomerización de NLRP3 necesita la interacción obligada con la proteína adaptadora ASC mediante los dominios PYD para terminar reclutando a la caspasa-1 (véase la figura 2).[1,13] Además, la oligomerización de ASC a partir de NLRP3 es de tipo priónica, formando filamentos que crecen nucleando nuevas subunidades de ASC y por tanto amplificando considerablemente la activación de la caspasa-1 a lo largo de estos filamentos.[14-16] Existen evidencias que indican que tanto NLRP1 como NLRC4 pueden oligomerizar junto con ASC y, de esta forma, aumentar la activación de la caspasa-1; por tanto, estos inflamasomas tendrían dos estados de activación dependiendo de si emplean o no ASC para activar a la caspasa-1.[17,18] También se han descrito dos inflamasomas que no están formados por receptores NLR, sino por un miembro de la familia de proteínas nucleares inducibles por el interferón (HIN-200), en concreto por AIM2 (del inglés, *absent in melanoma 2*), y RIG-I, un receptor citosólico que pertenece a la familia de las helicasas de tipo RIG (del inglés, *retinoic acid-inducible gene 1*).[1,13] Mientras que AIM2 tiene un dominio PYD, RIG-I posee dos dominios CARD, pero ambos necesitan interaccionar con ASC para formar un complejo multiproteico que culmina con el reclutamiento y la activación de la caspasa-1 (véase la figura 2).

3   El inflamasoma NLRP3

El inflamasoma formado por el receptor NLRP3 (anteriormente conocido como criopirina) se caracteriza por el amplio repertorio de señales que lo activan, entre las que se encuentran distintos agentes infecciosos (y sus toxinas) y diversas señales de peligro producidas por el hospedador (véase la figura 2).[5] Este es el único inflamasoma descrito que se activa en respuesta a señales de peligro, y por tanto está implicado en procesos inflamatorios crónicos en ausencia de una causa infecciosa. Aunque el mecanismo molecular de activación del inflamasoma NLRP3 sigue sin conocerse con exactitud, se sabe que es necesaria una disminución de la concentración intracelular de K^+ y, por tanto, las toxinas que forman poros en la membrana plasmática permeables al K^+ son potentes inductores de este inflamasoma (como la listeriolisina O, la nigericina o la maitotoxina). Distintos patógenos, como *Chlamydia pneumoniae* o *Escherichia coli*, también pueden activar al inflamasoma NLRP3, pero el factor microbiano implicado en esta activación aún no está identificado.

Las altas concentraciones de ATP extracelular activan al receptor purinérgico P2X7, y este proceso es una de las señales de peligro endógenas más potentes que inducen la oligomerización del inflamasoma NLRP3.[5,7] El P2X7 es un canal catiónico permeable para Ca^{2+}, Na^+ y K^+, por lo que tras su apertura induce en primer lugar la salida de iones K^+ de los macrófagos, lo que lleva a un cambio conformacional en NLRP3 y facilita su oligomerización.[8] No obstante, la disminución del K^+ intracelular, aunque es un requisito imprescindible para la activación de NLRP3 en respuesta a distintos estímulos (como los cambios osmóticos, el metabolito lipídico esfingosina o la infección por determinados patógenos), no es suficiente como para activar el inflamasoma.[19,20] Aparte del descenso del K^+ intracelular, se ha descrito que la producción de especies reactivas del oxígeno inducida tras la estimulación de P2X7 puede ser otro paso clave para la activación de NLRP3.[1,13] Este parece ser, además, el caso de la activación del inflamasoma NLRP3 a través de cristales de ácido úrico o de pirofosfato. No obstante, no está claro el papel de la producción de especies reactivas del oxígeno en la activación de NLRP3, aunque un estudio demostró que tras la oxidación de tiorredoxina se liberaba la proteína que interacciona con la tiorredoxina (TXNIP, del inglés *thioredoxin-interacting protein*). La TXNIP puede unirse al dominio LRR de NLRP3 y así activar al inflamasoma.[21] Además, se ha demostrado que el aumento del Ca^{2+} intracelular, mediado por la activación del canal catiónico P2X7 o por otros estímulos como la nigericina, es importante para activar al inflamasoma NLRP3. El aumento mantenido del Ca^{2+} intracelular induce daño mitocondrial y por tanto aumenta la cantidad de especies reactivas del oxígeno derivadas de la mitocondria. Además, la desestabilización de la mitocondria llevaría una liberación de ADN mitocondrial oxidado, que se ha propuesto como un ligando directo del dominio LRR de NLRP3.[13] En definitiva, no existe consenso para la activación del inflamasoma NLRP3 y aparecen controversias en los distintos trabajos publicados. Se ha propuesto que NLRP3 es un sensor de estrés citosólico y que varias rutas estarían implicadas en su activación, y por tanto la inhibición de una podría ser compensada por otra.

4   El inflamasoma y la liberación de IL-1

La principal consecuencia de la formación del inflamasoma es la activación de la caspasa-1, que pertenece a la familia de las «caspasas inflamatorias», ya que sus sustratos principales son citocinas proinflamatorias de la familia de la IL-1. Por tanto, los dos sustratos directos de la caspasa-1 son la proIL-1β y la proIL-18, dos potentes citocinas proinflamatorias que se sintetizan en el citosol celular y que no siguen la ruta clásica de la secreción de proteínas. El procesamiento de estas procitocinas por parte de la caspasa-1 no solo genera la forma bioactiva de estas, sino que además induce su liberación mediante un sistema no convencional.[22] Se han propuesto cuatro mecanismos para la liberación de estas citocinas, entre los que se encuentran la liberación de micropartículas (microvesículas o exosomas), la fusión de lisosomas secretores con la membrana plasmática, la activación de transportadores de la familia ABC (del inglés, *ATP binding cassette*) y la liberación pasiva por muerte celular.[22] Los distintos mecanismos de liberación propuestos no son excluyentes, y hay evidencias que indican que dependen de la intensidad del estímulo y del tipo celular considerado. Además, el inflamasoma también podría dictar el tipo de liberación que se emplea, ya que, por ejemplo, la activación de NLRP3 es importante para la liberación de exosomas, pero no para la liberación de microvesículas.[23] Por tanto, los principales mediadores proinflamatorios implicados en la activación del inflamasoma son la IL-1β y la IL-18, y por ello la mayoría de los estudios sobre el inflamasoma se basan en la detección de IL-1β en sobrenadante celular. La IL-1β ejerce su acción proinflamatoria al dimerizar los receptores tipo I de la IL-1. Estos receptores señalizan a través de su dominio citosólico TIR (del inglés, *toll-like receptor and IL-1 receptor domain*), dominio que comparten con los receptores TLR, y por tanto inducen una cascada de señalización intracelular que culmina con la activación del factor de transcripción NF-κB (del inglés, *nuclear factor-kappa B)* y de las cinasas inducidas por mitógenos (MAPK, del inglés *mitogen activated protein kinases).*[2] Así, una célula no puede diferenciar entre la unión de señales bacterianas a los receptores TLR o la unión de IL-1β a los receptores de la IL-1 inducida en respuesta a una señal de peligro. Por su parte, la IL-18 se conocía como factor inductor del interferón gamma (IFN-γ) antes de proponerse como miembro de la familia IL-1.[24] La IL-18 se une a sus receptores en los linfocitos e induce la producción de IFN-γ, y por tanto el desarrollo de una respuesta inmunitaria de tipo Th1.[24]

5   Funciones no canónicas de la caspasa-1 y del inflamasoma

La IL-1β y otros miembros de la familia de la IL-1, como la IL-1α, se han detectado en el núcleo celular y allí son capaces de regular la expresión génica.[25] Por tanto, se ha propuesto que estas proteínas podrían tener un origen como reguladores nucleares, y que la activación de la caspasa-1 en respuesta al estrés o al daño tisular induciría la liberación de estas proteínas celulares como mecanismo para amplificar la señal de peligro inicial asociada al daño tisular.[5] Por tanto, el reconocimiento de las señales de peligro podría constituir la base evolutiva de la aparición de las citocinas como mediadores inflamatorios. Bajo este prisma, la regulación de la liberación de proteínas de forma no convencional por la caspasa-1 podría tener un sentido más amplio que la liberación de IL-1β e IL-18, abriendo un nuevo campo de investigación asociado al «secretoma» de la caspasa-1 y dando funciones extracelulares a proteínas intracelulares (como ha ocurrido, por ejemplo, con la proteína HMBG1).[9] El estudio de estas proteínas puede llevar al desarrollo de nuevos biomarcadores para procesos inflamatorios, así como a la identificación de nuevas dianas terapéuticas. Además, la activación de la caspasa-1 también induce un tipo de muerte específica denominada «piroptosis», que combina la liberación de contenidos citosólicos de la necrosis y la activación de caspasas apoptóticas.[26] La muerte de los macrófagos por piroptosis es importante para la eliminación de algunos patógenos intracelulares, como *Listeria monocytogenes*.

Por otra parte, las funciones del inflamasoma van más allá de la activación de la caspasa-1. Se ha demostrado que el inflamasoma puede controlar de manera independiente de la caspasa-1 la liberación de exosomas[23] o la activación de MAPK.[27] También se ha descrito que las partículas oligoméricas de inflamasoma pueden liberarse y funcionar como señales de peligro endógenas, propagando la activación de inflamasomas adicionales.[12,14] Por último, los inflamasomas también pueden controlar la activación de otras caspasas inflamatorias, como la caspasa-8 y la casapsa-11, que son importantes para la regulación de la caspasa-1.[28,29] Sin embargo, el papel cruzado de señalización de las distintas caspasas inflamatorias no está del todo aclarado.

6 Conclusiones

El inflamasoma es un componente clave de la respuesta inmunitaria innata que se activa en respuesta a patógenos o señales de peligro, y que principalmente induce una reacción inflamatoria activando a la caspasa-1 e induciendo la liberación de las citocinas proinflamatorias IL-1β e IL-18. Por tanto, esta ruta no solo es importante en la defensa del hospedador ante las infecciones, sino que está ganando relevancia en los procesos fisiopatológicos de enfermedades inflamatorias crónicas, de enfermedades metabólicas y de determinados procesos degenerativos. Además, ciertas mutaciones en los receptores NLR que forman los inflamasomas son la causa de varios síndromes autoinflamatorios. Sin embargo, la activación del inflamasoma va más allá de la producción de IL-1β e IL-18, ya que puede regular la liberación de otros mediadores proinflamatorios (como proteínas intracelulares o los propios complejos de inflamasoma), activar rutas de muerte celular (piroptosis) o inducir la activación de caspasas adicionales a la caspasa-1. Así pues, la señalización del inflamasoma es un proceso complementario para el correcto funcionamiento de la inmunidad.

Bibliografía

1. Broderick L, De Nardo D, Franklin BS, Hoffman HM, Latz E. The inflammasomes and autoinflammatory syndromes. Annu Rev Pathol. 2015; 10: 395-424.
2. Dinarello CA. Interleukin-1. Cytokine Growth Factor Rev. 1997; 8: 253-65.
3. López-Castejón G, Pelegrin P. Current status of inflammasome blockers as anti-inflammatory drugs. Expert Opin Investig Drugs. 2012; 21: 995-1007.
4. Medzhitov R. Origin and physiological roles of inflammation. Nature. 2008; 454: 428-35.
5. Pelegrín P. Inflammasome activation by danger signals. En: Couillin I, Petrilli V, Martinon F, editores. The inflammasomes. Progress in inflammation research. XIV. Basel: Springer; 2011. p. 101-21.
6. Zong WX, Thompson CB. Necrotic death as a cell fate. Genes Dev. 2006; 20: 1-15.
7. Idzko M, Ferrari D, Eltzschig HK. Nucleotide signalling during inflammation. Nature. 2014; 509: 310-7.
8. Surprenant A, North RA. Signaling at purinergic P2X receptors. Annu Rev Physiol. 2009; 71: 333-59.
9. Keller M, Rüegg A, Werner S, Beer H-D. Active caspase-1 is a regulator of unconventional protein secretion. Cell. 2008; 132: 818-31.
10. Yang D, Postnikov YV, Li Y, Tewary P, De la Rosa G, Wei F, et al. High-mobility group nucleosome-binding protein 1 acts as an alarmin and is critical for lipopolysaccharide-induced immune responses. J Exp Med. 2012; 2091: 157-71.
11. Ting JP-Y, Lovering R, Alnemri E, Bertin J, Boss JM, Davis BK, et al. The NLR gene family: a standard nomenclature. Immunity. 2008; 28: 285-7.
12. Baroja-Mazo A, Martín-Sánchez F, Gomez AI, Martínez CM, Amores-Iniesta J, Compan V, et al. The NLRP3 inflammasome is released as a particulate danger signal that amplifies the inflammatory response. Nat Immunol. 2014; 15: 738-48.
13. Wen H, Miao EA, Ting JP-Y. Mechanisms of NOD-like receptor-associated inflammasome activation. Immunity. 2013; 39: 432-41.
14. Franklin BS, Bossaller L, De Nardo D, Ratter JM, Stutz A, Engels G, et al. The adaptor ASC has extracellular and 'prionoid' activities that propagate inflammation. Nat Immunol. 2014; 15: 727-37.
15. Cai X, Chen J, Xu H, Liu S, Jiang QX, Halfmann R, et al. Prion-like polymerization underlies signal transduction in antiviral immune defense and inflammasome activation. Cell. 2014; 156: 1207-22.
16. Lu A, Magupalli VG, Ruan J, Yin Q, Atianand MK, Vos MR, et al. Unified polymerization mechanism for the assembly of ASC-dependent inflammasomes. Cell. 2014; 156: 1193-206.
17. Man SM, Hopkins LJ, Nugent E, Cox S, Glück IM, Tourlomousis P, et al. Inflammasome activation causes dual recruitment of NLRC4 and NLRP3 to the same macromolecular complex. Proc Natl Acad Sci USA. 2014; 111: 7403-8.
18. Broz P, Newton K, Lamkanfi M, Mariathasan S, Dixit VM, Monack DM. Redundant roles for inflammasome receptors NLRP3 and NLRC4 in host defense against Salmonella. J Exp Med. 2010; 207: 1745-55.
19. Compan V, Baroja-Mazo A, López-Castejón G, Gomez AI, Martínez CM, Angosto D, et al. Cell volume regulation modulates NLRP3 inflammasome activation. Immunity. 2012; 37: 487-500.
20. Luheshi NM, Giles JA, López-Castejón G, Brough D. Sphingosine regulates the NLRP3-inflammasome and IL-1β release from macrophages. Eur J Immunol. 2011; 42: 716-25.
21. Zhou R, Tardivel A, Thorens B, Choi I, Tschopp J. Thioredoxin-interacting protein links oxidative stress to inflammasome activation. Nat Immunol. 2010; 11: 136-40.

22. López-Castejón G, Brough D. Understanding the mechanism of IL-1β secretion. Cytokine Growth Factor Rev. 2011; 22: 189-95.

23. Qu Y, Ramachandra L, Mohr S, Franchi L, Harding CV, Nunez G, *et al*. P2X7 receptor-stimulated secretion of MHC class II-containing exosomes requires the ASC/NLRP3 inflammasome but is independent of caspase-1. J Immunol. 2009; 182: 5052-62.

24. Novick D, Kim S, Kaplanski G, Dinarello CA. Interleukin-18, more than a Th1 cytokine. Semin Immunol. 2013; 25: 439-48.

25. Luheshi NM, Rothwell NJ, Brough D. The dynamics and mechanisms of interleukin-1 alpha and beta nuclear import. Traffic. 2009; 10: 16-25.

26. Miao EA, Rajan JV, Aderem A. Caspase-1-induced pyroptotic cell death. Immunol Rev. 2011; 243: 206-14.

27. Taxman DJ, Holley-Guthrie EA, Huang MT-H, Moore CB, Bergstralh DT, Allen IC, *et al*. The NLR adaptor ASC/pycard regulates DUSP10, MAP kinase (MAPK) and chemokine induction independent of the inflammasome. J Biol Chem. 2011; 286: 19605-16.

28. Ng TM, Monack DM. Revisiting caspase-11 function in host defense. Cell Host Microbe. 2013; 14: 9-14.

29. Chi W, Li F, Chen H, Wang Y, Zhu Y, Yang X, *et al*. Caspase-8 promotes NLRP1/NLRP3 inflammasome activation and IL-1 production in acute glaucoma. Proc Natl Acad Sci USA. 2014; 111: 11181-6.

Capítulo 3

Abordaje terapéutico de las enfermedades autoinflamatorias: fármacos tradicionales y nuevas estrategias

M. Tuset,[1] N. Creus,[1] P. Amorós,[1] M. Mensa,[1]
J. M. Campistol,[2] J. Hernández-Rodríguez[3]

[1] Servicio de Farmacia
Hospital Clínic
Barcelona

[2] Servicio de Nefrología
Hospital Clínic
Barcelona

[3] Unidad Clínica de Enfermedades Autoinflamatorias
Servicio de Enfermedades Autoinmunes
Hospital Clínic
Barcelona

Correspondencia
Dr. José Hernández-Rodríguez
jhernan@clinic.ub.es

Introducción

Es a partir de finales de los años 1990 cuando se conoce que el origen de la mayoría de los síndromes de fiebre periódica, o enfermedades autoinflamatorias, estriba en la alteración del inflamasoma y de un defecto de regulación del proceso inflamatorio que finaliza con la producción incontrolada de citocinas proinflamatorias, entre las que predomina la interleucina 1 (IL-1).[1,2] Hasta entonces, en los cuadros de fiebre periódica se habían utilizado fármacos tradicionales, como la colchicina en la fiebre mediterránea familiar (FMF), o sin tanta eficacia los antiinflamatorios no esteroideos (AINE) y los glucocorticoides en otros síndromes febriles recurrentes no bien esclarecidos. En la década de 2000 se inició el uso de fármacos biológicos bloqueadores de citocinas en estos síndromes.[1]

En este capítulo se revisan los principales fármacos empleados en el tratamiento de las enfermedades autoinflamatorias. Para ello, se ha recogido la información incluida en la ficha técnica, de la Agencia Española de Medicamentos y Productos Sanitarios,[3] la Agencia Europea del Medicamento (EMA)[4] y la Food and Drug Administration (FDA) de los Estados Unidos.[5] La información sobre el uso clínico de los fármacos y su eficacia en las diferentes enfermedades autoinflamatorias se ha obtenido de los estudios más representativos publicados en la literatura reciente. Entre estos estudios, destaca el registro internacional Eurofever, incluido en Proyecto Eurofever (http://www.printo.it/eurofever/eurofever_results.asp), en el que colaboran más de 30 países con la inclusión de datos clínicos de pacientes afectos de enfermedades autoinflamatorias. En mayo de 2013 constaban en el registro casi 3000 pacientes procedentes de todos los continentes. A partir de este registro, Ter Haar *et al.*[6] realizaron una revisión de la eficacia de los fármacos utilizados en los casos recogidos hasta septiembre de 2011, y también incluyeron las publicaciones referentes al tratamiento de estas enfermedades hasta febrero de 2012. Otro estudio importante en el campo del tratamiento de las enfermedades autoinflamatorias es la revisión sistemática de la literatura publicada hasta marzo de 2013 realizada por Vitale *et al.*[7]

En la tabla 1 se describen las dosis y las vías de administración, los ajustes de dosis en caso de insuficiencia renal y hepática, y los principales efectos adversos conocidos de los fármacos más utilizados en las enfermedades autoinflamatorias. En la tabla 2 se especifican los niveles de evidencia actuales según los estudios realizados y la eficacia de estos fármacos en las diferentes enfermedades autoinflamatorias, junto con los ensayos clínicos aleatorizados que todavía están pendientes de finalización o de resultado final. En este capítulo no se aborda el tratamiento de las enfermedades que cursan con dermatosis

| Fármaco | Dosis recomendada | Vía | Ajustes de dosis según | | Principales efectos adversos |
			Insuficiencia renal*	Insuficiencia hepática**	
Colchicina	1-2 mg/d en adultos o 0,5-1 mg/d en niños, repartidos en 2-3 tomas	Oral	Leve: no ajustar Moderada: reducir mitad de dosis o espaciar tomas Grave: contraindicada	Leve o moderada: no ajustar	Dependientes de la dosis, sobre todo los gastrointestinales: diarrea, dolor abdominal, náuseas y vómitos (consecuencia del efecto antiproliferativo sobre las células del epitelio gastrointestinal)
Antiinflamatorios no esteroideos (AINE)	Individualizada según el fármaco	Oral i.v.	Leve-moderada: uso no prolongado, precaución por nefrotoxicidad Grave: evitar	Leve-moderada: precaución Grave o cirrosis: evitar	Dolor abdominal, nefrotoxicidad
Glucocorticoides (prednisona)	0,5-1-2 mg/kg/d (inicio) Reducción y mantenimiento individualizados en cada paciente y enfermedad	Oral	No ajustar	No ajustar	Síndrome de Cushing, ganancia de peso, reducción del crecimiento, osteoporosis, hipertensión arterial, cataratas, glaucoma, insomnio e hiperactividad
Talidomida	100-200 mg/d	Oral	No ajustar	NE	Neuropatía periférica
Etanercept	0,4 mg/kg o 25 mg dos veces/sem., o una dosis/sem. de 0,8 mg/kg o 50 mg	s.c.	No ajustar (experiencia limitada)	No ajustar (experiencia limitada)	Reacción local en el punto de inyección, prurito, aumento del exantema, infección (en ocasiones grave, reactivación de tuberculosis, VHB), disnea y dolor torácico, esofagitis, cefalea, sangrado nasal, neoplasias, alteraciones hematológicas, neurológicas y autoinmunitarias (algunas graves)

Infliximab	3-5 mg/kg en infusión (duración 2 h) cada 2, 4 y 8 sem. (mantenimiento)	i.v.	NE	NE	Infecciones (vías respiratorias altas, graves, reactivación de tuberculosis, VHB), reacción pseudoanafiláctica, reacciones de hipersensibilidad retardada, insuficiencia cardíaca, neoplasias, alteraciones hematológicas
Adalimumab	40 mg /2 sem. (sin ajuste de peso) o 20 mg/2 sem. en <12 años	s.c.	NE	NE	Infecciones (reactivación del VHB, tuberculosis, infecciones oportunistas), reacción en el punto de inyección, cefalea, artromialgias, neoplasias, alteraciones hematológicas, neurológicas y autoinmunitarias
Anakinra	1-2 mg/kg/d o 100 mg/d	s.c.	Leve: no ajustar Moderada: precaución Grave: evitar (ficha técnica) o 100 mg/48 h	Moderada: no ajustar Grave: precaución	Reacción local en el lugar de inyección (muy frecuente), reacciones pseudoanafilácticas, infecciones, cefalea, mialgias, estreñimiento, neutropenia, elevación transitoria de las enzimas hepáticas
Canakinumab	2-4 mg/kg/8 sem. (o 150 mg si >40 kg)	s.c.	No ajustar (experiencia limitada)	NE	Reacción en el lugar de inyección, aftas, infección de vías respiratorias altas (alguna grave), neutropenia
Rilonacept	Iniciar 4,4 mg/kg (o 320 mg), mantener 2,2 mg/kg/sem. (o 160 mg/sem.)	s.c.	NE	NE	Reacción local en el punto de inyección, infecciones de vías respiratorias altas, cefalea, artralgias, diarrea
Tocilizumab	8 mg/kg/2-4 sem. (si ≥30 kg) o 12 mg/kg (si <30 kg)	i.v.	Leve: no ajustar Moderada-grave: NE (recomendación: monitorizar la función renal)	NE Ajustar si toxicidad hepática (según ficha técnica)	Infecciones (de vías respiratorias altas, celulitis, neumonías, herpes simple oral, herpes zóster), dolor abdominal, diverticulitis complicadas, reacciones de hipersensibilidad, elevación de las transaminasas, leucocitopenia, plaquetopenia

i.v.: intravenosa; NE: no estudiado; s.c.: subcutánea; VHB: virus de la hepatitis B.
*Grados de insuficiencia renal y valores de filtrado glomerular: leve = 80 ml/min, moderada = 30-50 ml/min y grave < 30 ml/min.
**Grados de insuficiencia hepática: leve-moderada, Child-Pugh A-B; grave, Child-Pugh C.

*Tabla 1. Características más destacables (según las fichas técnicas correspondientes)[3-5]
de los principales fármacos empleados en las enfermedades autoinflamatorias.*

Enfermedad	Tratamiento	Nivel de evidencia actual*	Ensayos clínicos aleatorizados pendientes**
FMF	Colchicina	1b	–
FMF resistente a colchicina	Glucocorticoides	2b	–
	Rilonacept	1b	Sí
	Anakinra	4	Sí
	Canakinumab	4	Sí
	Etanercept, infliximab	4	–
	Tocilizumab	4	–
CAPS	Canakinumab	1b	Sí
	Rilonacept	1b	Sí
	Anakinra	2b	Sí
TRAPS	Glucocorticoides	4	–
	Etanercept	2b	–
	Anakinra	2b	–
	Canakinumab	4	Sí
HIDS/MKD	AINE	4	–
	Glucocorticoides	4	–
	Anakinra	2b	–
	Canakinumab	2b	Sí
	Etanercept	4	–
PAPA	Glucocorticoides	4	–
	Anakinra	4	Sí
	Etanercept, infliximab, adalimumab	4	–
DIRA	Anakinra	1c	–
	Rilonacept	–	Sí
NLRP12AD	AINE	4	–
	Glucocorticoides	4	–
PFAPA	Amigdalectomía	1a	–
	Glucocorticoides	2b	–
	Anakinra	4	–

AINE: antiinflamatorios no esteroideos; CAPS: *cryopyrin-associated periodic syndromes;* DIRA: *deficiency of IL-1 receptor antagonist;* FMF: *familial Mediterranean fever;* HIDS: *hyper-IgD syndrome and periodic fever;* MKD: *mevalonate kinase deficiency;* NLRP12AD: *NLRP12-associated autoinflammatory disease;* PAPA: *pyogenic arthritis pyoderma acne syndrome;* PFAPA: *periodic fever with aphthous stomatitis, pharyngitis and cervical adenitis;* TRAPS: *tumour necrosis factor-receptor associated periodic syndrome.*

*Niveles de evidencia según los criterios de Oxford (http://www.cebm.net/index.aspx?o=1025). 1a: revisión sistemática de ensayos clínicos aleatorizados; 1b: ensayo clínico aleatorizado con intervalo de confianza estrecho; 1c: práctica clínica («todos o ninguno»); 2a: revisión sistemática de estudios de cohortes; 2b: estudio de cohortes o ensayo clínico aleatorizado de baja calidad; 2c: *outcomes research,* estudios ecológicos; 3a: revisión sistemática de estudios de casos y controles; 3b: estudio de casos y controles; 4: serie de casos o estudios de cohortes y de casos y controles de baja calidad; 5: opinión de expertos sin valoración crítica explícita, o basados en la fisiología, *bench research* o práctica clínica basada en principios fisiopatológicos.

**Enero de 2015.

Tabla 2. Nivel de evidencia de los tratamientos empleados en las enfermedades autoinflamatorias. (Adaptada y actualizada de Ter Haar et al.,[6] Vitale et al.[7] y fichas técnicas.[4])

neutrofílica (síndrome de Majeed y síndrome de Schnitzler) ni de las enfermedades auto-inflamatorias consideradas poligénicas, como la artritis idiopática juvenil sistémica y las artropatías microcristalinas, por lo que se aconseja la lectura de los capítulos específicos en esta monografía.

1 Fármacos tradicionales

1.1 Colchicina

Es un alcaloide obtenido de la planta *Colchicum autumnale*. Su mecanismo de acción parece que se debe a su capacidad de unión a las proteínas microtubulares de los husos mitóticos, lo que produce una pérdida de estabilización de los microtúbulos en los neu-trófilos y otras células circulantes, con la consiguiente inhibición de su migración al área inflamatoria.[8] Además, inhibe la síntesis de distintos factores proinflamatorios e interfiere en la activación de la proteína NALP3 o criopirina, por lo que bloquea la inducción del inflamasoma.[8]

La colchicina se emplea para el tratamiento de la gota desde hace siglos.[8] Su uso en la FMF data de 1972, aunque la indicación para su tratamiento es de 2009.[8] Es efectiva tanto en el control de la enfermedad y de los brotes inflamatorios como en la prevención de la aparición de amiloidosis. Sin embargo, un 30-40 % de los pa-cientes puede obtener una respuesta parcial, y hasta un 5-10 % muestra resistencia a la colchicina.[6, 9] También puede ser eficaz en otras enfermedades autoinflamatorias, como el síndrome periódico asociado al receptor 1 del factor de necrosis tumoral (TNF) o TRAPS *(TNF-receptor-1 associated periodic syndrome),* el síndrome de hi-perinmunoglobulina (Ig) D y fiebre periódica o HIDS *(hyper-IgD syndrome and periodic fever),* el déficit de mevalonato cinasa o MKD *(mevalonate kinase deficiency),* y el síndrome de fiebre periódica con estomatitis aftosa, faringitis y adenitis late-rocervical o PFAPA *(periodic fever with aphthous stomatitis, pharyngitis and cervical adenitis).* En la revisión del registro Eurofever, la colchicina se utilizó en 91 pacien-tes afectos de TRAPS, con una respuesta completa en el 10 % y parcial en el 46 % de ellos.[6] En el HIDS/MKD solamente obtuvo una respuesta parcial en el 23 % de los casos,[6] y en el síndrome de PFAPA indujo una respuesta completa en el 18 % y parcial en el 71 %.[6]

1.2 Antiinflamatorios no esteroideos

Los principales efectos terapéuticos de los AINE pueden explicarse por su acción inhibi-dora de la actividad de las ciclooxigenasas, enzimas que convierten el ácido araquidónico en prostaglandinas y tromboxanos. Algunos de estos eicosanoides participan en los mecanismos fisiopatológicos de la respuesta inflamatoria, pero no inhiben el conjunto de la cascada biosintética que tiene su origen en el ácido araquidónico ni suelen influir en la causa subyacente. Esto explicaría su limitación en el control de procesos inflamatorios en los que intervienen numerosas vías y mediadores.

Los AINE se han utilizado en diferentes enfermedades autoinflamatorias, como tratamiento sintomático en la mayoría de ellas, en solitario o añadidos al tratamiento de base.[4] Si bien se ha comunicado una respuesta completa con el uso de AINE en una minoría de los pacientes afectos de alguna enfermedad autoinflamatoria (6% de CAPS [*cryopyrin-associated periodic syndromes*], 8% de FMF y TRAPS, y 13-16% en HIDS/MVK y PFAPA),[6] en todas ellas son de alguna ayuda en el 70-80% de los casos.[6] Su combinación con glucocorticoides también ha demostrado un beneficio temporal en algunos pacientes afectos de CAPS.[6,10]

1.3 Glucocorticoides

Los glucocorticoides suprimen la producción o los efectos de numerosos mediadores proinflamatorios, inhiben la migración de los leucocitos al foco inflamatorio e interfieren en la función de los fibroblastos y las células endoteliales, con lo que ejercen una poderosa acción antiinflamatoria, tanto sobre las manifestaciones agudas (dolor, rubor) como sobre las tardías (procesos de fibrosis y proliferación celular). Su unión a un receptor intracitoplasmático específico genera la represión de la transcripción de genes vinculados con procesos de inflamación mediante el bloqueo del factor de transcripción NF-κB, y evitan la transcripción de citocinas proinflamatorias, quimiocinas y otras moléculas implicadas en la cascada inflamatoria.[11] De hecho, se conoce que en el TRAPS el receptor 1 del TNF en su unión al TNF genera una activación del factor de transcripción NF-κB y de la vía de la apoptosis.[12]

En el registro Eurofever, los glucocorticoides aportan un beneficio en el 83% de los pacientes con FMF, en combinación con colchicina, cuando ésta es insuficiente como tratamiento único.[6] En el TRAPS se emplea habitualmente prednisona desde el primer día del brote, en dosis de 1 mg/kg al día, con una progresiva disminución de la misma durante los días siguientes.[5,7] Ayudan a controlar los síntomas clínicos en el 91% de los pacientes, y en el 41% de ellos de forma completa.[6] Sin embargo, no evitan la aparición de amiloidosis.[7,13] Los glucocorticoides constituyen el tratamiento de elección en el síndrome de PFAPA, ya que abortan los brotes rápido y por completo en el 94% de los pacientes.[6] No obstante, en algunos casos su uso se asocia a un aumento de la frecuencia de las crisis.[6,14] La pauta habitual es de 1-2 mg/kg de prednisona en dosis única al inicio de la fiebre, aunque ocasionalmente puede ser necesaria alguna dosis adicional.[14] En los CAPS mejoran los síntomas durante los brotes en el 80% de los pacientes (solos o en combinación con AINE o agentes anti-IL-1), pero no controlan el proceso inflamatorio de base.[6,7] En el HIDS/MVK, los glucocorticoides en dosis altas durante el inicio de los brotes proporcionan un beneficio global en el 73% de los pacientes, con una mejoría completa sólo en el 9% de los casos, sin disminuir la intensidad ni la frecuencia de los episodios.[6,7]

En otras enfermedades autoinflamatorias no tan comunes, como el síndrome de artritis piógena estéril y el pioderma gangrenoso y acné, o PAPA *(pyogenic arthritis, pyoderma and acne syndrome),* los glucocorticoides parecen ser eficaces para las manifestaciones articulares, y no tanto para el pioderma gangrenoso.[6] En el síndrome de Blau, los glucocorticoides se utilizan en dosis bajas o moderadas para mantener la remisión, y se aumentan durante los brotes. A menudo se precisan inmunodepresores convencionales ahorradores de glucocorticoides de forma mantenida.[7] Mientras que en la deficiencia del antagonista del receptor de IL-1 o DIRA *(deficiency of the IL-1 receptor antagonist)* se precisan dosis altas de glucocorticoides, con un control incompleto de la enfermedad,[7] en la enfermedad autoinflamatoria relacionada con NLRP12, o NLRP12AD *(NLRP12-associated autoinflammatory disease),* los glucocorticoides junto con antihistamínicos suelen ser suficientes para el control de los síntomas.[6,7]

1.4   Talidomida, dapsona y otros fármacos

La talidomida ejerce sus acciones inmunomoduladoras y antiinflamatorias mediante la inhibición de la síntesis del TNF-α y del interferón gamma, y la inhibición de la quimiotaxis leucocitaria y la angiogénesis. Son conocidos sus efectos adversos graves, como la teratogenicidad y la polineuropatía. En el tratamiento de las enfermedades autoinflamatorias se ha utilizado, en combinación con colchicina, en tres pacientes afectos de FMF sin un beneficio claro,[15] y no ha sido efectiva en seis pacientes con HIDS/MVK.[16] Se han comunicado dos casos de síndrome de Blau con buena respuesta a la talidomida.[7]

La dapsona es un antibiótico derivado de las sulfonas con propiedades antiinflamatorias, relacionadas con la disminución de la quimiotaxis y de la funcionalidad de los neutrófilos. En diez pacientes con FMF intolerantes a la colchicina, la dapsona controló los síntomas en la mitad de ellos y fue bien tolerada.[8] No existe experiencia con su uso en otras enfermedades autoinflamatorias.

Otros fármacos que se han empleado esporádicamente en enfermedades autoinflamatorias con resultados no satisfactorios son la azatioprina, el metotrexato, la ciclosporina, la leflunomida, el micofenolato de mofetilo, la sulfasalazina, la prazosina, las estatinas, la cimetidina y los antihistamínicos.[6,7] El interferón alfa se ha utilizado en la FMF, pero un ensayo clínico aleatorizado no demostró eficacia.[6]

2   Fármacos anti-TNF

2.1   Generalidades

Los fármacos anti-TNF (etanercept, infliximab y adalimumab) no disponen de indicaciones aprobadas, ni por la EMA ni por la FDA, para ninguna de las enfermedades autoinflamatorias monogénicas.[4,5] El etanercept es una proteína de fusión del receptor del TNF con la región Fc de la IgG1 humana, y su unión a los receptores de la superficie celular produce una inhibición competitiva que impide la respuesta celular mediada por el TNF. El infliximab es un anticuerpo monoclonal quimérico humano que se une con alta afinidad al TNF-α, tanto a la forma soluble como a la de transmembrana, e inhibe la unión a sus receptores, lo que neutraliza su actividad biológica. El adalimumab es un anticuerpo monoclonal humano recombinante que se une específicamente al TNF y neutraliza su función biológica al impedir su unión con los receptores del TNF en la superficie celular.

2.2   Utilidad de los fármacos anti-TNF en las enfermedades autoinflamatorias

En el tratamiento de la FMF se han utilizado el etanercept y el infliximab. En el registro Eurofever, estos fármacos consiguen controlar los ataques de FMF en la mayoría (97 %) de los 37 pacientes tratados, con una respuesta completa en el 43 % y parcial en el 54 % de los casos.[6] También se ha descrito un buen control sobre las manifestaciones articulares[8] y una mejoría de la proteinuria en casos de amiloidosis secundaria instaurada.[7]

En el TRAPS, el etanercept es el fármaco que dispone de los mejores resultados publicados. Ha demostrado prevenir o disminuir la intensidad de los brotes, permite reducir la dosis de glucocorticoides[1,12] y en algunos casos ha sido eficaz en la prevención y la reversión de la amiloidosis.[1] En el registro Eurofever, el etanercept ha mostrado algún beneficio en el 88 % de los 121 pacientes que lo recibieron, y en el 26 % de ellos obtuvo una respuesta completa.[6] Por otra parte, con el uso de infliximab y adalimumab se han descrito reacciones paradójicas graves, por lo que se recomienda precaución al prescribir estos fármacos en pacientes afectos de TRAPS.[7] Es conocida la pérdida de eficacia que con el tiempo se produce, con relativa frecuencia, con cualquiera de los tres fármacos.[6]

En el HIDS/MVK, la terapia anti-TNF puede mejorar la frecuencia y la intensidad de las crisis inflamatorias.[7] En los 44 casos del registro Eurofever, el etanercept fue el fármaco anti-TNF más utilizado y proporcionó una mejoría en el 59 % de los pacientes, que fue completa sólo en el 16 % de ellos.[6]

El etanercept se ha utilizado sin éxito en un caso de CAPS.[17] En otras enfermedades autoinflamatorias, como la deficiencia del antagonista del receptor de IL-36 (DITRA), los inhibidores del TNF son efectivos en la fase aguda de la psoriasis pustular generalizada. En cinco casos de DITRA se ha comunicado una respuesta completa con infliximab.[18,19] En el síndrome de PAPA, los tres fármacos anti-TNF han mostrado resultados inconstantes en casos aislados.[6] En el síndrome de Blau, se ha descrito una buena respuesta con agentes anti-TNF, sobre todo con infliximab, en pacientes resistentes a los glucocorticoides y a otros inmunodepresores.[7]

3   Fármacos antagonistas de la IL-1

3.1   *Generalidades*

Los fármacos bloqueadores de la IL-1 son en estos momentos los únicos agentes con indicación reconocida por la FDA y la EMA para el tratamiento de los CAPS o criopirinopatías.[3-5] En el resto de las enfermedades autoinflamatorias monogénicas, en las que estos fármacos han demostrado algún grado de eficacia, su prescripción debe hacerse como medicación fuera de indicación *(off-label)*.

El canakinumab es un anticuerpo monoclonal completamente humanizado dirigido contra la IL-1β; el anakinra, un antagonista del receptor de la IL-1; y el rilonacept, una proteína de fusión dimérica que se fija a la IL-1β y a la IL-1α, y bloquea su actividad.

3.2   *Utilidad de los fármacos anti-IL-1 en las enfermedades autoinflamatorias*

El bloqueo de la IL-1 es el tratamiento de elección en los pacientes con CAPS y DIRA. Además, ha demostrado ser efectivo en casos de FMF, TRAPS, HIDS/MKD, PFAPA y PAPA.

En los CAPS, el rilonacept fue el primer fármaco aprobado (en 2008) por la FDA para el tratamiento del síndrome autoinflamatorio familiar inducido por el frío (FCAS) y el síndrome de Muckle-Wells (MWS), en pacientes mayores de 12 años. Actualmente, sólo está comercializado en los Estados Unidos.[4,5,7] En 2009, el canakinumab recibió la indicación de la FDA para el tratamiento del FCAS y el MWS, y de la EMA, para los niños mayores de 2 años y los adultos afectos de CAPS.[4,5] Finalmente, en 2013, el anakinra recibió la indicación de la FDA para el tratamiento de los CINCA/NOMID *(chronic infantile neurologic cutaneous and articular syndrome/neonatal-onset multisystem inflammatory disease)*, y de la EMA, para todas las formas de CAPS en pacientes mayores de 8 meses.[4,5] Las indicaciones oficiales están basadas en los buenos resultados de los tres fármacos en diferentes estudios retrospectivos, prospectivos, abiertos, de fase II y fase III, y en ensayos clínicos aleatorizados.[4,5,7]

El anakinra controla la actividad clínica y biológica, y consigue mejorar los cambios radiológicos (en afectación leptomeníngea y coclear) y revertir el daño renal secundario a una amiloidosis instaurada.[7] Sin embargo, no parece controlar la progresión de las deformidades osteoarticulares características de los pacientes afectos de CINCA/NOMID.[6] Para optimizar el control de la actividad de la enfermedad, en algunos casos ha sido necesario un aumento de la dosis de anakinra,[6] y de la dosis o la frecuencia de administración de canakinumab.[20] Un estudio prospectivo ha comparado la eficacia y la seguridad del canakinumab y el anakinra en 26 pacientes con MWS, y concluye que ambos ejercieron el mismo control clínico y biológico de la enfermedad, y que el canakinumab puede ser efectivo en algunos pacientes en quienes falla el anakinra.[21] En el registro Eurofever, el anakinra (en 168 pacientes) y el canakinumab (en 161 pacientes) indujeron la remisión completa de forma similar, en el 73 % y el 77 % de los pacientes, respectivamente.[6]

En la DIRA existe un déficit del antagonista fisiológico del receptor de la IL-1. El tratamiento sustitutivo con anakinra (antagonista recombinante del mismo receptor), en un estudio con 14 pacientes, produjo una respuesta favorable en todos ellos, y en el 86 % una remisión completa y mantenida.[6,7]

En la FMF, los antagonistas de la IL-1 parecen ser la mejor opción en la minoría de pacientes no respondedores o intolerantes a la colchicina. En el registro Eurofever, respondió el 97 % de los 31 pacientes tratados con anakinra, y el 84 % obtuvo una respuesta completa. Varios casos aislados y una serie de siete pacientes resistentes a la colchicina también han presentado una buena respuesta al canakinumab.[22] Aunque los fármacos anti-IL-1 parecen estabilizar o mejorar los efectos de las complicaciones crónicas, como la amiloidosis,[23] hasta no obtener más experiencia en este sentido todos los pacientes suelen recibir tratamiento concomitante con colchicina.[7,23]

En el TRAPS, los antagonistas de la IL-1 se han empleado en pacientes no respondedores a los glucocorticoides o al etanercept, con una rápida mejoría de la clínica y de los parámetros de la inflamación.[7] En el registro Eurofever, el anakinra proporcionó una respuesta beneficiosa en el 90 % de los 58 casos de TRAPS, con una remisión completa en el 67 % de ellos.[6] En un estudio de fase II con 20 pacientes afectos de TRAPS, el canakinumab también indujo una respuesta completa en el 90 % de los casos.[24]

En el HIDS/MVK, tanto el anakinra como el canakinumab controlan, pero sobre todo atenúan, la intensidad de las crisis en la mayoría de los pacientes.[7] En el registro Eurofever, de los 62 pacientes tratados con anakinra, el 84 % obtuvo un resultado positivo, pero una respuesta completa sólo el 29 % de ellos.[6] El tratamiento a demanda con anakinra durante las crisis en el HIDS/MVK puede mejorar la duración de los brotes, aunque no su frecuencia.[7]

En el síndrome de PFAPA se ha utilizado anakinra en dosis única en cinco pacientes, y todos mostraron mejoría clínica; dos pacientes necesitaron una nueva dosis para el control de los síntomas.[6] También se ha comunicado su eficacia en un paciente adulto, refractario a la terapia convencional.[25] Por tanto, el tratamiento con anakinra podría ser una alternativa en el síndrome de PFAPA en caso de fallo de los glucocorticoides y de la amigdalectomía. En el síndrome de PAPA, los antagonistas de la IL-1 han obtenido unos resultados no concluyentes.[7] En el registro Eurofever, de 10 pacientes tratados con anakinra, tres (30 %) obtuvieron una remisión completa y cinco (50 %) una respuesta parcial.[6] El canakinumab ha sido efectivo en un paciente.[7] En el síndrome de Blau, el anakinra y el canakinumab se han utilizado en casos esporádicos, con resultados dispares.[7] En la NLRP12AD se ha administrado anakinra a dos pacientes, con una mejoría inicial manifiesta, pero con una posterior pérdida de eficacia.[6,7]

4   Antagonista de la IL-6: tocilizumab

El tocilizumab es un anticuerpo monoclonal recombinante humanizado que se une a los receptores de la IL-6 (tanto a los solubles como a los unidos a membranas) e inhibe la señalización mediada por ellos, con lo que bloquea la respuesta inflamatoria de la vía de la IL-6. Respecto a las enfermedades autoinflamatorias monogénicas, se ha comunicado su eficacia en casos aislados refractarios a los fármacos convencionales y a otros agentes biológicos: cinco pacientes afectos de FMF,[26] uno con TRAPS[7] y otro con NLRP12AD.[27] En cuanto a los CAPS, se ha utilizado en dos pacientes, sin beneficio.[17,28]

5   Inhibidores de las Janus cinasas (JAK1 y JAK2)

Existen enfermedades autoinflamatorias mediadas por el interferón, como el síndrome de CANDLE *(chronic atypical neutrophilic dermatosis with lipodystrophy and elevated temperatures)*[29] y el síndrome de SAVI *(STING-associated vasculopathy with onset in infancy).*[30] La utilización de inhibidores de las JAK, como el baricitinib, el tofacitinib y el ruxolitinib, puede llegar ser una opción terapéutica en estas enfermedades huérfanas de tratamientos eficaces hasta la fecha, ya que bloquearían la vía de activación de los genes relacionados con el interferón mediante la inhibición de la fosforilación del factor de transcripción STAT-1 *(signal transducer and activator of transcription-1).* Este posible papel se ha demostrado experimentalmente en ambos síndromes.[30,31] Por otra parte, se dispone de información clínica respecto a que el baricitinib ya se ha demostrado eficaz en el control clínico y biológico de ocho pacientes afectos de síndrome de CANDLE.[29]

Bibliografía

1. Stojanov S, Kastner DL. Familial autoinflammatory diseases: genetics, pathogenesis and treatment. Curr Opin Rheumatol. 2005; 17: 586-99.
2. Federici S, Martini A, Gattorno M. The central role of anti-IL-1 blockade in the treatment of monogenic and multi-factorial autoinflammatory diseases. Front Immunol. 2013; 4: 351.
3. Centro de Información Online de Medicamentos. Agencia Española de Medicamentos y Productos Sanitarios. (Consultado el 20 de diciembre de 2014.) Disponible en: http: //www.aemps.gob.es/cima/fichasTecnicas.do?metodo=detalleForm
4. European Public Assessment Reports. European Medicines Agency. (Consultado el 20 de diciembre de 2014.) Disponible en: http: //www.ema.europa.eu/ema/index.jsp?curl=pages/medicines/landing/epar_search.jsp&mid=WC0b01ac058001d124
5. FDA Approved Drug Products. FDA: U.S. Food and Drug Administration. (Consultado el 20 de diciembre de 2014.) Disponible en: http: //www.accessdata.fda.gov/scripts/cder/drugsatfda/index.cfm
6. Ter Haar N, Lachmann H, Ozen S, *et al.* Treatment of autoinflammatory diseases: results from the Eurofever Registry and a literature review. Ann Rheum Dis. 2013; 72: 678-85.
7. Vitale A, Rigante D, Lucherini OM, *et al.* Biological treatments: new weapons in the management of monogenic autoinflammatory disorders. Mediators Inflamm. 2013; 2013: 939847.
8. Grattagliano I, Bonfrate L, Ruggiero V, *et al.* Novel therapeutics for the treatment of familial Mediterranean fever: from colchicine to biologics. Clin Pharmacol Ther. 2014; 95: 89-97.
9. Gul A. Treatment of familial Mediterranean fever: colchicine and beyond. Isr Med Assoc J. 2014; 16: 281-4.
10. Miyamae T. Cryopyrin-associated periodic syndromes: diagnosis and management. Paediatr Drugs. 2012; 14: 109-17.
11. Rhen T, Cidlowski JA. Antiinflammatory action of glucocorticoids - new mechanisms for old drugs. N Engl J Med. 2005; 353: 1711-23.
12. Cantarini L, Lucherini OM, Muscari I, *et al.* Tumour necrosis factor receptor-associated periodic syndrome (TRAPS): state of the art and future perspectives. Autoimmun Rev. 2012; 12: 38-43.
13. Calvo Rey C, Soler-Palacín P, Merino Muñoz R, *et al.* Documento de consenso de la Sociedad de Infectología Pediátrica y la Sociedad de Reumatología Pediátrica sobre el diagnóstico diferencial y el abordaje terapéutico de la fiebre recurrente. An Pediatr (Barc). 2011; 74: 194 e1-16.
14. Feder HM, Salazar JC. A clinical review of 105 patients with PFAPA (a periodic fever syndrome). Acta Paediatr. 2010; 99: 178-84.
15. Seyahi E, Ozdogan H, Celik S, *et al.* Treatment options in colchicine resistant familial Mediterranean fever patients: thalidomide and etanercept as adjunctive agents. Clin Exp Rheumatol. 2006; 24: S99-103.
16. Drenth JP, Vonk AG, Simon A, *et al.* Limited efficacy of thalidomide in the treatment of febrile attacks of the hyper-IgD and periodic fever syndrome: a randomized, double-blind, placebo-controlled trial. J Pharmacol Exp Ther. 2001; 298: 1221-6.
17. Matsubara T, Hasegawa M, Shiraishi M, *et al.* A severe case of chronic infantile neurologic, cutaneous, articular syndrome treated with biologic agents. Arthritis Rheum. 2006; 54: 2314-20.
18. Viguier M, Aubin F, Delaporte E, *et al.* Efficacy and safety of tumor necrosis factor inhibitors in acute generalized pustular psoriasis. Arch Dermatol. 2012; 148: 1423-5.
19. Sugiura K, Endo K, Akasaka T, Akiyama M. Successful treatment with infliximab of sibling cases with generalized pustular psoriasis caused by deficiency of interleukin-36 receptor antagonist. J Eur Acad Dermatol Venereol. 2014 Jun 9. doi: 10.1111/jdv.12590. [Epub ahead of print]
20. Caorsi R, Lepore L, Zulian F, *et al.* The schedule of administration of canakinumab in cryopyrin associated periodic syndrome is driven by the phenotype severity rather than the age. Arthritis Res Ther. 2013; 15: R33.
21. Kuemmerle-Deschner JB, Wittkowski H, Tyrrell PN, *et al.* Treatment of Muckle-Wells syndrome: analysis of two IL-1-blocking regimens. Arthritis Res Ther. 2013; 15: R64.

22. Brik R, Butbul-Aviel Y, Lubin S, *et al.* Canakinumab for the treatment of children with colchicine-resistant familial Mediterranean fever: a 6-month open-label, single-arm pilot study. Arthritis Rheumatol. 2014; 66: 3241-3.
23. Ozçakar ZB, Ozdel S, Yilmaz S, *et al.* Anti-IL-1 treatment in familial Mediterranean fever and related amyloidosis. Clin Rheumatol. 2014 Sep 13. [Epub ahead of print]
24. Gattorno M, Obici L, Meini A, *et al.* Efficacy and safety of canakinumab in patients with TNF receptor associated periodic syndrome. Arthritis Rheumatol. 2012; 64(Suppl): S322.
25. Cantarini L, Vitale A, Galeazzi M, Frediani B. A case of resistant adult-onset periodic fever, aphthous stomatitis, pharyngitis and cervical adenitis (PFAPA) syndrome responsive to anakinra. Clin Exp Rheumatol. 2012; 30: 593.
26. Stein N, Witt M, Baeuerle M, *et al.* Inhibition of IL-6 signalling: a novel therapeutic approach for familial mediterranean fever. Ann Rheum Dis. 2013; 71(Suppl): S290.
27. Insalaco A, Prencipe G, Buonuomo PS, *et al.* A novel mutation in the CIAS1/NLRP3 gene associated with an unexpected phenotype of cryopyrin-associated periodic syndromes. Clin Exp Rheumatol. 2014; 32: 123-5.
28. Snegireva LS, Kostik MM, Caroli F, *et al.* Failure of tocilizumab treatment in a CINCA patient: clinical and pathogenic implications. Rheumatology (Oxford). 2013; 52: 1731-2.
29. Reinhardt AL, Brogan P, Berkun Y, *et al.* Chronic atypical neutrophilic dermatosis with lipodystrophy and elevated temperatures (CANDLE): clinical characterization and initial response to Janus kinase inhibition with baricitinib. Arthritis Rheumatol. 2013; 65(Suppl): S758.
30. Liu Y, Jesus AA, Marrero B, *et al.* Activated STING in a vascular and pulmonary syndrome. N Engl J Med. 2014; 371: 507-18.
31. Sánchez GA, de Jesus AA, Goldbach-Mansky R. Monogenic autoinflammatory diseases: disorders of amplified danger sensing and cytokine dysregulation. Rheum Dis Clin North Am. 2013; 39: 701-34.

Capítulo 4

Fiebre mediterránea familiar

E. Ruiz-Ortiz, J. Yagüe

Servicio de Inmunología
CDB
Hospital Clínic
Barcelona

Correspondencia
Dr. Jordi Yagüe
jyague@clinic.ub.es

Introducción

La fiebre mediterránea familiar (FMF) (OMIM 249100) es la enfermedad autoinflamatoria hereditaria monogénica más prevalente en todo el mundo, y representa el prototipo de síndrome hereditario de fiebre periódica. Las primeras descripciones clínicas datan de comienzos del siglo xx, si bien bajo nombres tan dispares como poliserositis recurrente, peritonitis periódica o poliserositis recurrente hereditaria. El nombre actual se propuso a mediados del siglo xx y recoge tres características de la enfermedad consideradas clave: 1) clínica de fiebre recurrente, 2) alta incidencia de la enfermedad en poblaciones de la cuenca mediterránea, y 3) presencia de antecedentes familiares, con un patrón de herencia autosómico recesivo.[1,2]

Desde un punto de vista demográfico, se han descrito casos de FMF en poblaciones tanto mediterráneas como de otros lugares.[3-6] Asimismo, en la cuenca mediterránea puede objetivarse un gradiente este-oeste de incidencia de la enfermedad, de tal manera que determinadas poblaciones del mediterráneo oriental, denominadas poblaciones ancestrales (judíos, árabes, armenios y turcos), presentan una alta incidencia de la enfermedad, mientras que ésta disminuye en regiones del mediterráneo central y occidental (griegos, italianos, franceses y españoles). Así, en la población española la FMF es también el síndrome hereditario de fiebre periódica más frecuente y afecta a individuos sin un origen étnico específico. En este sentido, debemos señalar que la pertenencia a una de las poblaciones consideradas ancestrales debe reforzar la sospecha diagnóstica de la enfermedad, mientras que la falta de pertenencia no debe considerarse como un factor excluyente para su diagnóstico.

1   Genética

El gen *MEFV* (MIM 608107) causante de la FMF fue clonado en 1997 de manera simultánea e independiente por dos grupos.[7,8] Está localizado en el brazo corto del cromosoma

16 (locus 16p13.3) y su organización genómica consta de 10 exones de tamaño variable, que oscila entre 23 bp (exón 6) y 1667 bp (exón 10), siendo asimismo variable el tamaño de los nueve intrones (véase la figura 1 A). El codón de inicio (+1) se localiza en el exón 1, y el codón final está en el exón 10.

A día de hoy se han identificado más de 200 variantes a lo largo de todo el gen *MEFV* y la mayoría de ellas producen cambios puntuales de un nucleótido por otro, que en la proteína provocan el cambio de un aminoácido (mutación tipo *missense*). En la base de

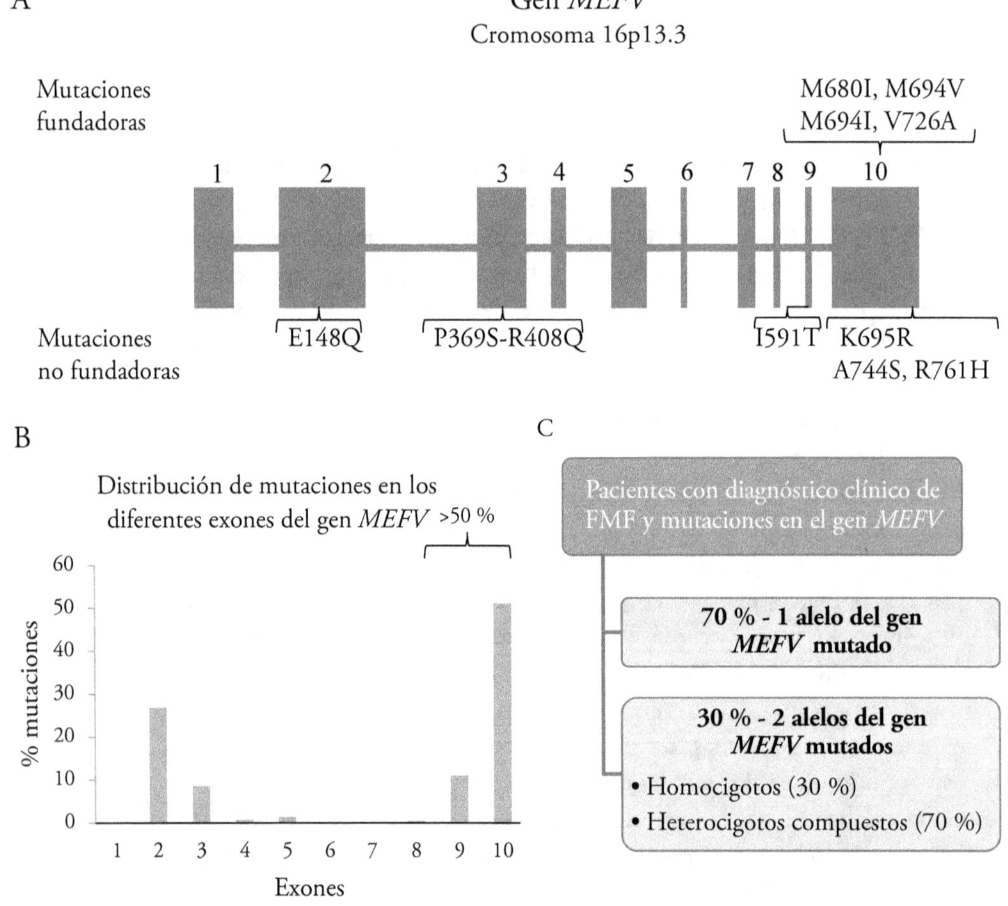

Figura 1. A) Organización genómica del gen MEFV, asociado a la fiebre mediterránea familiar. En la parte superior se detalla la localización de las mutaciones recurrentes fundadoras, y en la parte inferior la localización de las mutaciones recurrentes no fundadoras. B) Distribución de las mutaciones en los diferentes exones del gen MEFV. En los exones 9 y 10 se concentran más del 50 % de las mutaciones. C) Datos genéticos correspondientes a población española.

datos *Infevers* (http://fmf.igh.cnrs.fr/ISSAID/infevers)[9,10] puede obtenerse información relativamente actualizada sobre todas ellas.

1.1 Patrón de herencia

El patrón de herencia de la FMF es todavía un tema controvertido. Clásicamente se ha considerado una enfermedad con un patrón de herencia autosómico recesivo, en la que las mutaciones serían de pérdida de función, por lo que se considera necesario presentar los dos alelos del gen mutados para manifestar la enfermedad. En este caso, los individuos con una única mutación en el gen *MEFV* serían portadores asintomáticos. No obstante, diversos estudios han sugerido la presencia de individuos heterocigotos con diferentes manifestaciones clínicas, que varían desde formas clásicas de FMF a formas moderadas. Por otro lado, se han descrito mutaciones con ganancia de función tanto en modelos animales[11] como en familias, en las que se ha observado un patrón de herencia de la enfermedad claramente autosómico dominante.[12,13]

1.2 Tipos de variantes y experiencia en población española

Según el grado de implicación en la patogenia de la enfermedad,[14] las variantes detectadas pueden clasificarse en:

- Variantes claramente patogénicas, que proveen la confirmación genética de un fenotipo clínico de FMF (de diferente intensidad o gravedad). Entre éstas se diferencian dos subgrupos:

  - Mutaciones fundadoras, que se cree que aparecieron en Babilonia hace unos 2.000 años y son las más frecuentemente identificadas en cualquier población mundial. Entre ellas se incluyen las detectadas en la población española, como M680I, M694V, M694I y V726A, todas ellas localizadas en el exón 10 del gen *MEFV* (véase la figura 1 A).
  - Mutaciones recurrentes no fundadoras, que aparecen en diversas poblaciones, sin un origen geográfico y temporal tan bien definido como en las anteriores. En este grupo se encontrarían, por ejemplo, I591T, K695R, A744S y R761H (véase la figura 1 A).

- Variantes de penetrancia baja o incompleta, a las que se atribuye un significado incierto. Entre ellas existen variantes clasificadas inicialmente como patogénicas y que después se han encontrado con una mayor frecuencia (superior o igual a un 1 %) en la población general y que, por ello, no se incluyen en el primer grupo de variantes claramente patogénicas. Por ejemplo, E148Q presenta una frecuencia alélica en población sana europea del 1% (según datos del *1000 Genomes Project*). Asimismo, existen otras variantes nuevas (no descritas previamente en la literatura), de las cuales no se dispone de datos funcionales ni de segregación intrafamiliar con la enfermedad, como por ejemplo E319K.

- Polimorfismos o variantes considerados como no causantes de enfermedad, ya que se detectan en un alto porcentaje de la población general. La más común es la variante R202Q, que presenta una frecuencia alélica en población sana europea del 28% (según datos del *1000 Genomes Project*) y que por ello no se informa en los estudios genéticos realizados. Sin embargo, en algunos casos, sobre todo cuando se encuentra en homocigosis, se ha descrito asociada a enfermedad, aunque menos grave.[15] Por tanto, en algunos pacientes concretos, en quienes el fenotipo y la respuesta a la colchicina sugieran claramente una FMF, la presencia de esta variante R202Q podría considerarse como un factor modificador de la enfermedad, en ausencia de otras mutaciones en este u otros genes que puedan asociarse a un fenotipo similar. Por esta razón, la interpretación del papel de estas variantes como causantes de FMF debe ser siempre individualizada y realizada por expertos en estas enfermedades.[14]

Las mutaciones más graves y frecuentes encontradas en los pacientes afectos de FMF se localizan en el exón 10 del gen *MEFV*, que codifica para el dominio B30.2/SPRY. Los exones 2, 9 y 10 agrupan más del 70% de las mutaciones encontradas (véase la figura 1 B). No obstante, se recomienda un estudio completo del gen *MEFV*, ya que también se han detectado variantes en los exones 1, 3, 4, 5 y 8. Por otro lado, a pesar de que la gran mayoría de las mutaciones identificadas (más del 95%) son de tipo *missense,* en algunos pacientes también se han encontrado deleciones de un aminoácido en el exón 10 (afectando a los codones 692 o 694), tanto en homocigosis como en heterocigosis.

Dentro de los alelos complejos, P369S-R408Q y I640M-R653H son los que se encuentran con mayor frecuencia en la población española. En este sentido, estudios genéticos y funcionales llevados a cabo en relación al alelo complejo P369S-R408Q han demostrado que estas variantes, a menudo, no están asociadas a una forma clásica de FMF, y la mayoría de los pacientes presentan una clínica de FMF atípica que incluye síntomas similares a los del síndrome de fiebre periódica con estomatitis aftosa, faringitis y adenitis laterocervical (PFAPA, del inglés *periodic fever with aphthous stomatitis, pharyngitis and cervical adenitis*), como serositis o afectación articular, así como falta de respuesta o respuesta parcial al tratamiento con colchicina, y en ocasiones llegan a requerir el uso adicional de tratamientos biológicos.[16]

En los estudios genéticos llevados a cabo en pacientes de población española, el diagnóstico clínico de FMF se realiza en hasta un 70% de pacientes con un único alelo mutado. Dentro del grupo de pacientes con ambos alelos mutados, alrededor de un 30% son homocigotos (misma variante en el alelo de origen paterno y en el de origen materno) y el resto son heterocigotos compuestos (la variante que está presente en el alelo de origen paterno y la del alelo de origen materno son diferentes). Asimismo, entre estos últimos hay en torno a un 18 % que llevan, en al menos uno de sus dos alelos, un alelo complejo (más de una variante genética en un mismo alelo y que segregan juntas) (véase la figura 1 C).

2 Fisiopatología

En la actualidad se desconoce qué función o funciones lleva a cabo exactamente la proteína pirina-marenostrina (P/M) codificada por el gen *MEFV*. La alta expresión del gen en el sistema hematopoyético, y en especial en los neutrófilos, los monocitos, los eosinófilos y las células dendríticas, pero no en los linfocitos, sugiere que esta proteína puede desempeñar un papel importante en la regulación de la respuesta inmunitaria innata.[17,18] Asimismo, los estudios de la estructura de la proteína P/M han identificado un dominio estructural nuevo, denominado dominio pirina (PyD), que presenta una alta semejanza con los miembros de la familia de dominios de muerte celular, implicados todos ellos en los procesos de regulación de la apoptosis.[19]

En la actualidad se proponen las siguientes hipótesis sobre la función de la P/M, que no deben ser contempladas como excluyentes:

- Hipótesis de secuestro: la P/M actuaría como un regulador negativo del inflamasoma, dado que a través de su dominio pirina podría interactuar con la proteína ASC, impidiendo su acoplamiento con las demás proteínas que constituyen el inflamasoma, y dando lugar, en consecuencia, a una disminución de la producción de la forma activa de la caspasa 1.

- Hipótesis del inflamasoma de P/M: una de las regiones de la P/M, denominada dominio B30.2, podría actuar como receptor de patrones moleculares asociados a patógenos, y tras su unión podrían producirse cambios conformacionales en la proteína que darían lugar a la interacción directa de la P/M con la procaspasa 1, lo que generaría la forma activa de la caspasa 1 y permitiría el procesamiento de las citocinas proinflamatorias.[20,21]

3 Clínica

Los pacientes afectos de FMF presentan episodios inflamatorios breves y autolimitados (12-72 horas o algo más prolongados si exixte afectación articular), que se resuelven sin tratamiento y que tienden a recurrir cada 4-5 semanas. Habitualmente la enfermedad se manifiesta durante la infancia o la adolescencia, de tal manera que en el 80 % de los casos los primeros episodios inflamatorios suelen observarse antes de los 20 años de edad.[22] Se han identificado algunos factores desencadenantes de los episodios, tales como la menstruación, la ovulación, el puerperio y situaciones de estrés psicológico o actividad física intensa, así como determinados factores protectores, como el embarazo. En este sentido, parece lógico afirmar que el componente hormonal puede desempeñar un papel modulador en la aparición de manifestaciones clínicas de la enfermedad en las mujeres. Asimismo, estudios recientes proponen un efecto ambiental en la expresión fenotípica de la FMF.[23] Se han identificado determinados síntomas prodrómicos de los episodios, tales como escalofríos, malestar general y disconfort abdominal.

Desde un punto de vista clínico, los episodios inflamatorios de los pacientes con FMF se caracterizan por presentar fiebre recurrente asociada a poliserositis y sinovitis inflamatoria, así como a determinadas lesiones cutáneas.[22,24] Las manifestaciones pueden variar de un episodio a otro en el mismo individuo, y pueden también ser diferentes entre pacientes, aun cuando pertenezcan a una misma familia.

La fiebre suele presentarse con una elevación súbita y puede alcanzar los 40-41 ºC. Acostumbra a estar presente a lo largo de todo el episodio inflamatorio.

La serositis acompañante es típicamente inflamatoria, producida por un importante infiltrado de polimorfonucleares. Las serosas que se afectan con más frecuencia son el peritoneo y la pleura. La afectación pericárdica y meníngea es infrecuente.[22,24]

La peritonitis inflamatoria suele estar presente en la práctica totalidad de los pacientes, al menos en alguno de los episodios inflamatorios. Clínicamente se manifiesta como dolor abdominal, que puede ser difuso o localizado en un cuadrante, de intensidad variable, que oscila desde una molestia leve hasta un cuadro de abdomen agudo, con rigidez de la pared muscular y signos de irritación peritoneal.[22,24] En los pacientes que han precisado cirugía mayor como consecuencia del dolor abdominal se acostumbra a observar una laparotomía blanca, secundaria a una peritonitis inflamatoria estéril. La irritación peritoneal mantenida también puede provocar un enlentecimiento del peristaltismo intestinal, por lo que es más frecuente la aparición de estreñimiento que de diarrea.

La afectación pleural, que puede estar presente hasta en el 50 % de los pacientes, se manifiesta como dolor torácico, y en caso de derrame pleural asociado a la pleuritis puede apreciarse una disminución de los ruidos pulmonares en la auscultación. Las radiografías pueden ser normales (en caso de una pleuritis sin derrame) o detectar pequeños derrames pleurales o atelectasias.[22,24]

La sinovitis inflamatoria está presente en un porcentaje variable de los pacientes (50-75 %). La manifestación articular más frecuente son las artralgias, generalmente difusas. La artritis se llega a observar en un porcentaje menor de casos y suele ser monoarticular, sobre todo de grandes articulaciones, como el tobillo, la rodilla y la cadera.[25] No se asocia a deformidades ni a erosiones osteoarticulares. El líquido sinovial suele ser estéril, con abundantes polimorfonucleares. Cuando el componente artrítico está presente, la duración de los episodios inflamatorios tiende a ser mayor, si bien en estos casos la fiebre y el resto de los síntomas suelen desaparecer a las 72 horas del inicio del episodio.

La lesión cutánea más característica de los pacientes con FMF es el eritema de tipo erisipeloide, habitualmente localizado en la parte anterior de la pierna o en el dorso del pie, de distribución unilateral o bilateral. Aparece en el 3-45 % de los pacientes.[24]

Además de las manifestaciones anteriores, en los pacientes afectos de FMF se han descrito otras manifestaciones menos frecuentes asociadas al proceso inflamatorio de la enfermedad:

- Inflamación escrotal (orquitis) aguda, como consecuencia de una inflamación de la túnica vaginal, habitualmente unilateral. Suele aparecer en niños en edad prepuberal.
- Mialgia intensa (también conocida como mialgia febril prolongada), con afectación sobre todo de la musculatura de los miembros inferiores.
- Cefalea secundaria a una irritación meníngea de causa inflamatoria, que en ocasiones puede generar convulsiones y cambios en el electroencefalograma.
- Pericarditis inflamatoria.

Asimismo, determinadas formas de vasculitis, especialmente la vasculitis por IgA (púrpura de Schönlein-Henoch) y la poliarteritis nudosa, se han descrito asociadas con mayor frecuencia en pacientes afectos de FMF.[22,24]

Durante los intervalos entre episodios los pacientes no suelen manifestar síntomas inflamatorios, si bien algunos pueden presentar febrícula o cierto disconfort abdominal. Sin embargo, en estos periodos asintomáticos puede existir un aumento de los reactantes de fase aguda, en especial de la velocidad de sedimentación globular (VSG), de la proteína C reactiva (PCR) y de la proteína sérica del amiloide (SAA1), así como cambios en el hemograma, que incluyen leucocitosis, trombocitosis y anemia. Todos estos cambios denotan una situación de inflamación subclínica, como consecuencia del defecto que genera la enfermedad.[22]

La complicación principal y más temida de la FMF es la amiloidosis secundaria, que afecta a un porcentaje bajo de pacientes (menos del 5 %). Su incidencia es cada vez menor desde la instauración de la colchicina como tratamiento de los episodios inflamatorios de la FMF y de su uso prolongado, que evita tanto la inflamación aguda como una reacción inflamatoria mantenida. La amiloidosis secundaria se debe al depósito de amiloide en diversos tejidos y órganos. Suele presentarse por encima de la tercera o cuarta década de la vida.[26,27] La sustancia amiloide depositada procede de la degradación de la proteína SAA1, un reactante de fase aguda de síntesis hepática, y su depósito es consecuencia de procesos inflamatorios repetidos y no controlados a lo largo de años.[26,27] El órgano que se afecta con más frecuencia es el riñón, y esta afectación se manifiesta en forma de síndrome nefrótico.[26,27] Otras localizaciones del depósito de amiloide son el intestino, el hígado, el bazo, la glándula tiroides y las glándulas suprarrenales.[26,27] A diferencia de otras formas de amiloidosis, en la amiloidosis secundaria son muy raras la neuropatía y la cardiopatía. Entre los factores de riesgo para el desarrollo de amiloidosis secundaria en los pacientes afectos de FMF se encuentran el sexo masculino, la homocigosidad para la mutación M694V, ser portador del genotipo a/a en el gen codificante de la proteína SAA1, y presentar episodios con un importante componente artrítico.

Asimismo, cabe señalar que un porcentaje muy pequeño de pacientes con FMF, denominados del tipo II, manifiestan la enfermedad de forma tardía con sintomatología derivada de la amiloidosis secundaria, sin haber presentado antes episodios inflamatorios recurrentes. Para evitar esta situación, en los pacientes que muestran una actividad biológica inflamatoria (incluso subclínica) mantenida entre los brotes intercurrentes debe plantearse un tratamiento con colchicina sin interrupciones.

4   Exploraciones complementarias

4.1   Pruebas de laboratorio

Los episodios de inflamación que presentan los pacientes con FMF se caracterizan por la presencia de leucocitosis y por la elevación de los reactantes de fase aguda, como la VSG, la PCR, el fibrinógeno, la haptoglobina, las fracciones del complemento (C3 y C4) y la SAA1. Aunque estos cambios pueden observarse en muchas enfermedades inflamatorias y autoinmunitarias, su elevación durante los brotes de la enfermedad, junto con su normalización en periodos intercrisis, ayuda a confirmar el diagnóstico. Sin embargo, en los pacientes con manifestaciones más graves o de más difícil control con el tratamiento, y en aquellos con una actividad subclínica persistente, estos marcadores inflamatorios pueden permanecer elevados. La presencia de proteinuria es indicativa de amiloidosis renal, que es una complicación frecuente cuando la enfermedad no está controlada.[28] Por tanto, el control de la función renal y de la proteinuria es importante y debe hacerse de forma periódica, con mayor frecuencia en aquellos pacientes con una respuesta inflamatoria sistémica más importante, persistente o mal controlada.

5   Diagnóstico

5.1   Criterios diagnósticos y clasificatorios

El diagnóstico de la FMF se basa en criterios clínicos,[28] ya que no existen biomarcadores específicos de la enfermedad. El análisis genético puede confirmar la sospecha clínica y es de gran ayuda en los casos atípicos.

Los criterios clínicos más ampliamente utilizados para el diagnóstico de la FMF en los adultos fueron publicados por Livneh en *Arthritis and Rheumatism* en 1997.[29] En ellos, los ataques típicos se caracterizan por dolor, recurrencia de los ataques con más de tres episodios, duración corta (12-72 horas) y presencia de fiebre (superior a 38 °C) en la mayoría de los ataques, asociada a cualquier serositis (como peritonitis generalizada, pleuritis unilateral, pericarditis u orquitis), monoartritis o una erupción tipo erisipela (véase la tabla 1). Los criterios menores incluyen los «ataques incompletos», definidos como episodios dolorosos

Criterios mayores	Episodios típicos: – Peritonitis (generalizada) – Pleuritis unilateral o pericarditis – Monoartritis (cadera, rodilla, tobillo) – Fiebre aislada
Criterios menores	Episodios incompletos que afectan a uno o más de los siguientes: – Abdomen – Tórax – Articulaciones – Dolor al esfuerzo en miembros inferiores – Respuesta a la colchicina
Criterios de soporte	– Antecedentes familiares de FMF – Origen étnico asociado – Edad de inicio <20 años – Episodios graves que requieren reposo – Remisión espontánea – Intervalos libres de enfermedad – Respuesta inflamatoria transitoria, con uno o más análisis que detecten leucocitosis, incremento de la VSG, amiloide sérico A o fibrinógeno – Proteinuria o hematuria episódica – Laparotomía no productiva o apendicectomía blanca – Padres consanguíneos

- Uno o más criterios mayores: especificidad del 99 % y sensibilidad del 57 %.
- Dos o más criterios mayores: especificidad del 99 % y sensibilidad del 84 %.
- Un criterio menor y cinco criterios de soporte: especificidad del 97 % y sensibilidad del 99 %.
- Un criterio menor y cuatro de los primeros criterios de soporte: especificidad del 99 % y sensibilidad del 95 %.

FMF: fiebre mediterránea familiar; VSG: velocidad de sedimentación globular.

Tabla 1. Criterios para el diagnóstico clínico de fiebre mediterránea familiar.[29]

y recurrentes que se diferencian de los ataques típicos por la inexistencia de fiebre o una temperatura inferior a 38 °C, la duración del episodio inferior a 6 horas o superior a 72 horas, la ausencia de signos de serositis a pesar de la presencia de dolor, la limitación del área afectada por el dolor abdominal, la afectación articular en articulaciones no habituales y la respuesta favorable a la colchicina. Finalmente se definen unos criterios de soporte al diagnóstico, que incluyen antecedentes familiares de FMF, origen étnico asociado a FMF, edad de inicio inferior a 20 años, episodios con dolor, que requieren reposo en cama, con remisión espontánea seguida de intervalos libres de clínica, con marcadores de laboratorio de respuesta inflamatoria transitoria, detección de proteinuria o hematuria, laparotomía no productiva o apendicectomía blanca, y padres consanguíneos. Para el diagnóstico definitivo de FMF sería necesaria la presencia de dos criterios mayores, o uno mayor y dos menores, o uno menor y cuatro de soporte (véase la tabla 1).

Estos criterios fueron revisados según la experiencia clínica del Centro Nacional para FMF Tel Hashomer en Israel, que propuso unos nuevos criterios.[30] La diferencia más importante con los criterios precedentes es la inclusión de la amiloidosis secundaria y la respuesta favorable al tratamiento con colchicina como criterios mayores (véase la tabla 2). Recientemente estos criterios también han sido modificados para adaptarlos al diagnóstico de la FMF en la edad pediátrica, debido a las limitaciones de los previos para aplicar los criterios mayores en los niños. La localización del dolor abdominal es más difícil de precisar en los niños, el diagnóstico suele realizarse después de la apendicectomía y, además, la amiloidosis no suele aparecer de forma temprana. Estos nuevos criterios clasificatorios se han validado en 170 niños afectos de FMF y portadores de dos mutaciones en el gen *MEFV*. Se definen como cinco criterios que incluyen tres o más episodios con una duración de 6-72 horas de fiebre (con temperatura axilar igual o superior a 38 °C), dolor abdominal, dolor torácico y artritis, así como la existencia de antecedentes familiares de FMF.[31] La presencia de dos de estos criterios determina el diagnóstico definitivo

Criterios mayores	– Episodios de fiebre con peritonitis, sinovitis o pleuritis – Amiloidosis secundaria tipo AA en ausencia de enfermedad crónica – Respuesta favorable al tratamiento con colchicina
Criterios menores	– Episodios de fiebre recurrente – Eritema tipo erisipela – FMF en familiar de primer grado
• Diagnóstico de FMF definitivo: dos criterios mayores, o uno mayor y dos menores. • Diagnóstico de FMF probable: un criterio mayor y uno menor.	

FMF: fiebre mediterránea familiar.

Tabla 2. Criterios de Tel Hashomer para la fiebre mediterránea familiar.[30]

de FMF en población pediátrica (en una muestra de niños turcos) con una especificidad del 93,6 %, muy superior a la conseguida con los criterios de Tel Hashomer para adultos (54,6 %).[31] Sin embargo, estos resultados no pudieron replicarse en población francesa.[32]

5.2 Diagnóstico diferencial

El diagnóstico diferencial es muy amplio y debe realizarse con otros síndromes autoinflamatorios, y en especial con los síndromes de fiebre periódica, como el síndrome de hiperinmunoglobulinemia IgD y fiebre periódica (HIDS), el síndrome periódico asociado al receptor del TNF (TRAPS) y el síndrome PFAPA. Se ha descrito una asociación entre la FMF y otros procesos inflamatorios como la púrpura de Schölein-Henoch, la poliarteritis nudosa y la enfermedad de Behçet.

El proceso de inflamación subclínica que se mantiene de forma crónica suele ser la causa de otras manifestaciones como la anemia o la esplenomegalia, y está asociado al desarrollo de amiloidosis secundaria, que es la complicación más grave de la FMF. En el caso de que se produzca una afectación renal o de otro órgano por amiloidosis, el diagnóstico diferencial deberá dirigirse a descartar otras causas que cursen con síndrome nefrótico o con una disfunción del territorio u órgano que haya resultado afectado.

6 Tratamiento

A principios de la década de 1970 quedó probada la eficacia de la colchicina por vía oral para impedir la reaparición de los episodios inflamatorios, o en su defecto para disminuir la intensidad de los síntomas y su frecuencia, así como su papel protector en el desarrollo de amiloidosis secundaria.[33] En aquellos trabajos se estableció que dicho tratamiento tiene que ser diario y continuado, que debe iniciarse con dosis de 1 mg/día en los adultos, y que puede incrementarse paulatinamente hasta 2,5 mg/día en casos de respuesta parcial. Algunos pacientes pueden presentar efectos beneficiosos con dosis menores, y otros pueden requerir dosis más altas para alcanzar dichos efectos.[33,34] En los pacientes en edad pediátrica, la dosis debe calcularse según el peso o la superficie corporal; suele utilizarse una dosis de inicio inferior a 0,5 mg/día, que puede aumentarse progresivamente hasta dosis óptimas de 0,5-1 mg/día, y solo en aquellos casos con un fenotipo más grave pueden llegar a utilizarse dosis de 1,5-2 mg/día (siempre según el peso del paciente). No se recomienda que se excedan las dosis máximas toleradas de 3 mg/día en los adultos y 2 mg/día en los niños. La administración intermitente de colchicina puede tener cierto efecto beneficioso en el control de los episodios inflamatorios, pero no en el papel protector del desarrollo de amiloidosis secundaria, sobre todo en aquellos pacientes que mantengan una actividad inflamatoria subclínica elevada.

La administración puntual de la colchicina durante un episodio agudo no suele tener ningún efecto terapéutico.

En cuanto a los efectos secundarios del tratamiento, el más frecuente es la aparición de intolerancia digestiva, en forma de diarrea y dolor abdominal, posiblemente por su efecto sobre la proliferación de las células del epitelio intestinal, que a su vez conlleva la aparición de intolerancia a la lactosa. Los problemas intestinales son una de las causas más frecuentes de abandono del tratamiento en estos pacientes. Para evitar o disminuir este efecto secundario se recomienda la introducción gradual y ascendente del fármaco, junto con una dieta baja en lactosa. Se han dado a conocer otros efectos secundarios del tratamiento con colchicina menos frecuentes, como miopatía, neuropatía y aumento de las concentraciones plasmáticas de creatinina.[33] Aun así, distintos trabajos han demostrado la seguridad de la colchicina a largo plazo, además de su eficacia y seguridad durante el embarazo y la lactancia.[33]

Se considera que un paciente es resistente a la colchicina cuando no presenta respuesta clínica y biológica una vez confirmada una buena adherencia al tratamiento, ya que el mal cumplimiento terapéutico (casi siempre encubierto por el paciente) es una causa que hace que se considere el fallo de esta terapia. Un estudio realizado como parte del proyecto Eurofever (EAHC no. 2007332), con información clínica anonimizada de pacientes afectos de enfermedades autoinflamatorias monogénicas, indica que de 121 pacientes con FMF tratados con colchicina el 62 % mostraron una respuesta completa, el 36 % una respuesta parcial y el 2 % no obtuvo respuesta al tratamiento.[35] Esto demuestra que es muy infrecuente que los pacientes no respondan al tratamiento con colchicina, y por tanto deben diferenciarse de los pacientes tratados con dosis insuficientes del fármaco y de aquellos con un bajo cumplimiento. Para el pequeño porcentaje (inferior al 5 %) de pacientes adecuadamente tratados con colchicina oral que no responden al tratamiento se han propuesto otras opciones terapéuticas, como glucocorticoides, antiinflamatorios no esteroideos (AINE), interferón alfa, colchicina por vía intravenosa en dosis bajas y agentes biológicos bloqueantes del TNF o de la interleucina (IL) 1 beta.[36]

Los glucocorticoides pueden ser efectivos para disminuir los síntomas y el dolor durante un episodio, así como los AINE, que atenúan los signos clínicos y pueden actuar como analgésicos durante un ataque, pero no previenen la aparición de nuevos episodios. En el registro Eurofever, los glucocorticoides aportan beneficio en el 83 % de los pacientes afectos de FMF en combinación con colchicina cuando ésta es insuficiente como tratamiento único. También se han demostrado eficaces en el tratamiento agudo de la pleuritis o la peritonitis intensas, y en el control de la mialgia febril prolongada.

Aunque se desconoce el papel del TNF-alfa en la patogénesis de la FMF, en los últimos años se han utilizado fármacos anti-TNF para el tratamiento de los pacientes con FMF resistentes a la colchicina. En la mayoría de los casos, los fármacos anti-TNF controlan los episodios inflamatorios y mejoran las manifestaciones clínicas y los marcadores de fase aguda. En un estudio reciente, el tratamiento con infliximab de ocho pacientes con proteinuria debida a amiloidosis renal secundaria a FMF normalizó completamente los valores de proteinuria en dos pacientes y mejoraron en el resto. Esto indica que puede haber un efecto del bloqueo del TNF en el control de la enfermedad renal en estos pacientes. Por ello, los fármacos anti-TNF pueden ser una opción terapéutica en aquellos pacientes resistentes o intolerantes a la colchicina, y tener un posible efecto beneficioso en la amiloidosis renal secundaria a la FMF.

Recientemente, dado el papel principal que se ha atribuido a la IL-1 beta en la respuesta inflamatoria y en sus manifestaciones en los pacientes con FMF, se han utilizado con éxito los fármacos bloqueadores de la IL-1, que en la actualidad se consideran el tratamiento de elección en los pacientes resistentes o intolerantes a la colchicina o con vasculitis concomitante, cuando esta no responde a los glucocorticoides. En este sentido, la mayoría de los pacientes tratados con anti-IL-1 (anakinra o canakinumab) han presentado una resolución completa de los ataques y una normalización de los reactantes de fase aguda. En el registro Eurofever, de 31 pacientes tratados con anakinra respondieron el 97 % y se obtuvo una respuesta completa en el 84 %. A pesar de los buenos resultados, y a falta de mayor experiencia a largo plazo en el control de las complicaciones crónicas de la FMF, principalmente de la amiloidosis, la mayoría de los pacientes han recibido tratamiento combinado con colchicina.[35]

Bibliografía

1. Samuels J, Aksentijevich I, Torosyan Y, *et al.* Familial Mediterranean fever at the millennium. Clinical spectrum, ancient mutations, and a survey of 100 American referrals to the National Institutes of Health. Medicine (Balt). 1998; 77: 268-97.

2. Ben-Chetrit E, Levy M. Familial Mediterranean fever. Lancet. 1998; 351: 659-64.

3. La Regina M, Nucera G, Diaco M, *et al.* Familial Mediterranean fever is no longer a rare disease in Italy. Eur J Hum Genet. 2003; 11: 50-6.

4. Konstantopoulos K, Kanta A, Deltas C, *et al.* Familial Mediterranean fever associated pyrin mutations in Greece. Ann Rheum Dis. 2003; 62: 479-81.

5. Aldea A, Calafell F, Arostegui JI, *et al.* The west side story: MEFV haplotype in Spanish FMF patients and controls, and evidence of high LD and a recombination "hot-spot" at the MEFV locus. Hum Mut. 2004; 23: 399.

6. Kotone-Miyahara Y, Takaori-Kondo A, Fukunaga K, *et al.* E148Q/M694I mutation in 3 Japanese patients with familial Mediterranean fever. Int J Hematol. 2004; 79: 235-7.

7. A candidate gene for familial Mediterranean fever. Nat Gen. 1997; 17: 25-31.

8. Ancient missense mutations in a new member of the RoRet gene family are likely to cause familial Mediterranean fever. The International FMF Consortium. Cell. 1997; 90: 797-807.

9. Milhavet F, Cuisset L, Hoffman HM, *et al.* The Infevers autoinflammatory mutation online registry: update with new genes and functions. Hum Mut. 2008; 29: 803-8.

10. Touitou I, Lesage S, McDermott M, *et al.* Infevers: an evolving mutation database for auto-inflammatory syndromes. Hum Mut. 2004; 24: 194-8.

11. Chae JJ, Cho YH, Lee GS, *et al.* Gain-of-function pyrin mutations induce NLRP3 protein-independent interleukin-1beta activation and severe autoinflammation in mice. Immunity. 2011; 34: 755-68.

12. Stoffels M, Szperl A, Simon A, *et al.* MEFV mutations affecting pyrin amino acid 577

cause autosomal dominant autoinflammatory disease. Ann Rheum Dis. 2014; 73: 455-61.

13. Aldea A, Campistol JM, Aróstegui JI, *et al.* A severe autosomal-dominant periodic inflammatory disorder with renal AA amyloidosis and colchicine resistance associated to the MEFV H478Y variant in a Spanish kindred: an unusual familial Mediterranean fever phenotype or another MEFV-associated periodic inflammatory disorder? Am J Med Gen. 2004; 124: 67-73.

14. Shinar Y, Obici L, Aksentijevich I, *et al.* Guidelines for the genetic diagnosis of hereditary recurrent fevers. Ann Rheum Dis. 2012; 71: 1599-605.

15. Comak E, Akman S, Koyun M, *et al.* Clinical evaluation of R202Q alteration of MEFV genes in Turkish children. Clin Rheumatol. 2014; 33: 1765-71.

16. Ryan JG, Masters SL, Booty MG, *et al.* Clinical features and functional significance of the P369S/R408Q variant in pyrin, the familial Mediterranean fever protein. Ann Rheum Dis. 2010; 69: 1383-8.

17. Centola M, Wood G, Frucht DM, *et al.* The gene for familial Mediterranean fever, MEFV, is expressed in early leukocyte development and is regulated in response to inflammatory mediators. Blood. 2000; 95: 3223-31.

18. Matzner Y, Abedat S, Shapiro E, *et al.* Expression of the familial Mediterranean fever gene and activity of the C5a inhibitor in human primary fibroblasts cultures. Blood. 2000; 96: 727-31.

19. Gumucio DL, Díaz A, Schaner P, *et al.* Fire and ICE: the role of pyrin domain-containing proteins in inflammation and apoptosis. Clin Exp Rheumatol. 2002; 20: S45-S53.

20. Ting JP-Y, Kastner DL, Hoffman HM. CATERPILLERs, pyrin and hereditary immunological disorders. Nat Rev Immunol. 2006; 6: 183-95.

21. Chae JJ, Wood G, Masters SL, *et al.* The B30.2 domain of pyrin, the familial Mediterranean fever protein, interacts directly with caspase-1 to modulate IL-1β production. Proc Natl Acad Sci U S A. 2006; 103: 9982-7.

22. Samuels J, Aksentijevich I, Torosyan Y, *et al.* Familial Mediterranean fever at the millennium. Clinical spectrum, ancient mutations, and a survey of 100 American referrals to the National Institutes of Health. Medicine (Balt). 1998; 77: 268-97.

23. Ozen S, Demirkaya E, Amaryan G, *et al.* Results from a multicentre international registry of familial Mediterranean fever: impact of environment on the expression of a monogenic disease in children. Ann Rheum Dis. 2014; 73: 662-7.

24. Ben-Chetrit E, Levy M. Familial Mediterranean fever. Lancet. 1998; 351: 659-64.

25. Pras E, Livneh A, Balow JE Jr, *et al.* Clinical differences between North African and Iraqi Jews with familial Mediterranean fever. Am J Med Genet. 1998; 75: 216-9.

26. Buxbaum JN, Tagoe CE. The genetics of the amyloidoses. Annu Rev Med. 2000; 51: 543-69.

27. Lachmann HJ, Hawkins PN. Systemic amyloidosis. Curr Opin Pharmacol. 2006; 6: 214-20.

28. Berkun Y, Eisenstein EM. Diagnostic criteria of familial Mediterranean fever. Autoimm Rev. 2014; 13: 388-90.

29. Livneh A, Langevitz P, Zemer D, *et al.* Criteria for the diagnosis of familial Mediterranean fever. Arthritis Rheum. 1997; 40: 1879-85.

30. Pras M, Kastner DL. Familial Mediterranean fever. En: Klippel JH, Dieppe PA, editores. Rheumathology. 2nd ed. London: Mosby; 1997. p. 23.1-23.4.

31. Yalçinkaya F, Ozen S, Ozçakar ZB, *et al.* A new set of criteria for the diagnosis of familial Mediterranean fever in childhood. Rheumatology (Oxford). 2009; 48: 395-8.

32. Kondi A, Hentgen V, Piram M, Letierce A, Guillaume-Czitrom S, Koné-Paut I. Validation of the new paediatric criteria for the diagnosis of familial Mediterranean fever: data from a mixed population of 100 children from the French reference centre for auto-inflammatory disorders. Rheumatology (Oxford). 2010; 49: 2200-3.

33. La Regina M, Ben-Chetrit E, Gasparyan AY, Livneh A, Ozdogan H, Manna R. Current trends in colchicine treatment in familial Mediterranean fever. Clin Exp Rheumatol. 2013; 31(3 Suppl 77): 41-6.

34. Hentgen V, Grateau G, Kone-Paut I, *et al.* Evidence-based recommendations for the practical management of familial Mediterranean fever. Semin Arthritis Rheum. 2013; 43: 387-91.

35. Ter Haar N, Lachmann H, Özen S, *et al.* Treatment of autoinflammatory diseases: results from the Eurofever Registry and a literature review. Ann Rheum Dis. 2013; 72: 678-85.

36. Soriano A, Verecchia E, Afeltra A, Landolfi R, Manna R. IL-1β biological treatment of familial Mediterranean fever. Clin Rev Allergy Immunol. 2013; 45: 117-30.

Capítulo 5

Síndrome periódico asociado al receptor 1 del factor de necrosis tumoral

E. Iglesias, R. Bou, J. Antón

Unidad de Reumatología Pediátrica
Servicio de Pediatría
Hospital Sant Joan de Déu
Esplugues de Llobregat (Barcelona)

Correspondencia
Dr. Jordi Antón
janton@hsjdbcn.org

Introducción

El síndrome periódico asociado al receptor 1 del factor de necrosis tumoral (TNF, *tumour necrosis factor*), o TRAPS (*tumor necrosis factor receptor associated periodic syndrome,* OMIM 142680), se caracteriza por la presencia de fiebre recurrente, generalmente de inicio en la infancia, de al menos 7 días de duración, asociada a otros rasgos clínicos como mialgias focales, en ocasiones migratorias, conjuntivitis, edema periorbitario, dolor abdominal, artritis y exantema.[1]

Fue descrito originariamente en 1982 por Williamson *et al.*[2] como fiebre hiberniana familiar, para diferenciar a un grupo de pacientes de una misma familia con fiebre recurrente, distinguible de la ya descrita en ese momento fiebre mediterránea familiar por el patrón de herencia autosómico dominante, y del síndrome de Muckle-Wells por la ausencia de sordera neurosensorial. Más tarde se describieron casos familiares en distintos países, algunos de ellos con desarrollo de amiloidosis secundaria.[3,4] En 1998, Mulley *et al.*[5] acuñaron el término de fiebre periódica familiar autosómica dominante benigna para definir a una familia australiana con síntomas similares a los de la fiebre hiberniana familiar, pero sin asociación de amiloidosis, y describieron la localización del gen implicado en el cromosoma 12p13. De forma paralela, ese mismo año McDermott *et al.*[6] asociaron el *locus* 12p13 con la fiebre hiberniana familiar y sugirieron que ambas eran la misma enfermedad. Un año más tarde, este mismo grupo de investigadores secuenció los diez exones del gen *TNFRSF1A (TNF receptor superfamily; member 1A)* en siete familias con individuos afectos y sanos, y demostraron la existencia de mutaciones con cambio de secuencia *(missense)* en los enfermos, que no estaban presentes en los familiares sanos, lo que apoya la hipótesis de que este gen se encuentra implicado en los dos síndromes, que se definieron como TRAPS.[7]

1   Genética

El TRAPS presenta un patrón de herencia autosómico dominante. El gen implicado en este síndrome *(TNFRSF1A)* se encuentra localizado en la región 13 del brazo corto del cromosoma 12 (12p13) y codifica para el receptor 1 del TNF (55 kDa).[7] La superfamilia de receptores del TNF incluye diferentes proteínas que unen distintos tipos de TNF, cada una de ellas codificadas por un único gen. El receptor 1 del TNF es el menor de los dos receptores que unen TNF-α. Ambos comparten un dominio extracelular común y se diferencian en el dominio intracelular. La región codificadora del gen *TNFRSF1A* está compuesta por diez exones. La mayor parte de las mutaciones descritas asociadas al TRAPS se presentan en los exones 2, 3 y 4 que codifican para los dominios ricos en cisteína (CRD, *cysteine rich domains*) 1 y 2 del componente extracelular del receptor, que son imprescindibles para su correcto funcionamiento.[8] Hasta el momento se han descrito 142 variantes. La mutaciones que afectan a residuos de cisteína conllevan una mayor penetrancia del fenotipo, ya que el 93 % de los individuos portadores de mutaciones que contienen residuos de cisteína presentan síntomas de TRAPS, frente al 82 % de los portadores de mutaciones que no contienen residuos de cisteína. Asimismo, también presentan un mayor riesgo de amiloidosis secundaria.

La implicación de los cambios de secuencia R92Q y P46L en la generación de un fenotipo TRAPS es defendida por Hull *et al.*[1], que afirman que son mutaciones de baja penetrancia y no polimorfismos, ya que están presentes en una mayor proporción de pacientes con TRAPS que en la población general. Por otra parte, no está claro si se trata de (una) verdadera/s mutación/es o de (un) polimorfismo/s que predisponga/n al desarrollo de otras enfermedades inflamatorias como la esclerosis múltiple[9] o la artritis reumatoide.[10]

La serie de pacientes incluida en el registro internacional Eurofever/EUROTRAPS diferencia tres grupos en función de la variante de secuencia que presentan:

- Grupo 1: portadores de variantes que afectan a residuos de cisteína y T50M.
- Grupo 2: portadores de las variantes R92Q y P46L, consideradas como mutaciones de baja penetrancia.
- Grupo 3: portadores de «otras variantes de secuencia».

Los pacientes de los grupos 1 y 3 presentaban con más frecuencia exantema (63 % frente a 30 %; p <0,001) y síntomas oculares (45 % frente a 26 %; p <0,05) que los pacientes del grupo 2, mientras que estos últimos presentaban más cefalea (40 % frente a 13 %; p <0,001) y síntomas orofaríngeos (30 % frente a 19 %). En general, el fenotipo asociado a la variante R92Q es leve y no se ha descrito que ninguno de los pacientes portadores de dicha variante haya desarrollado amiloidosis secundaria.[8]

2 Fisiopatología

El receptor 1 del TNF (TNFR1) es una proteína transmembrana constituida por un dominio extracelular, una región transmembrana y un dominio intracelular. La parte extracelular está formada por cuatro dominios ricos en cisteína (CRD 1-4) con puentes disulfuro imprescindibles para que el receptor adopte una correcta estructura y permita la unión del TNF-α. Tras la unión ligando-receptor tiene lugar un cambio en la configuración de este último y se activan una de las principales vías inflamatorias, la vía del NF-κB, y moléculas implicadas en la apoptosis celular. Posteriormente a la activación del receptor se produce la desestructuración de este, con una liberación del dominio extracelular y un aumento secundario de las concentraciones plasmáticas del receptor, que sigue actuando en su forma libre neutralizando TNF-α y contribuyendo a frenar la inflamación.[11]

La fisiopatología del TRAPS no está totalmente esclarecida. Al principio se creía que los pacientes con TRAPS tenían un TNFR1 hiperactivo que producía una activación exagerada de las vías inflamatorias. Ahora se postula que en función del tipo de mutación existe una alteración diferente del proceso fisiológico. La mayoría de las mutaciones descritas afectan a los CRD 1 y 2, y alteran la estructura tridimensional del receptor que impide su correcto funcionamiento, bien mediante la incorrecta liberación del dominio extracelular tras la activación del receptor *(shedding hypotesis)* o mediante la alteración de su formación, con lo que el receptor es retenido en el retículo endoplásmico y se impide su acción como inductor de la apoptosis, que a su vez comporta un estrés celular con aumento de la producción de citocinas proinflamatorias *(TNF receptor trafficking dysfunction)*.[11-13]

3 Clínica

3.1 General

La mayoría de los pacientes con TRAPS suelen presentar episodios de inflamación recurrentes de al menos 7 días de duración, que pueden prolongarse hasta 3-4 semanas, con una frecuencia variable (entre cuatro y ocho episodios al año). Hasta un 7 % de los pacientes presentan síntomas de manera continua[8], y en algunos de ellos se ha constatado entre episodios la persistencia de inflamación fascial subclínica, lo que sugiere una activación persistente del sistema inmunitario innato.[14] La edad de inicio suele ser antes de los 10 años, aunque se han descrito casos de inicio en la edad adulta,[15] y puede ser muy variable incluso dentro de una misma familia. No se han observado diferencias en función del sexo.[1] Algunos pacientes describen desencadenantes de los episodios (estrés emocional, menstruación, cansancio, infecciones, ejercicio físico, vacunación)[8] y pródromos de las crisis inflamatorias (cefalea, edema periorbitario, malestar general). La mayoría de los pacientes presentan fiebre de hasta 40-41 ºC, de predominio vespertino, normalmente de más de 7 días de duración, pero también se han descrito casos que se presentan sin fiebre.[16]

3.2 Afectación por territorios

Entre los síntomas musculoesqueléticos, las mialgias migratorias son un síntoma característico y casi siempre presente en el TRAPS, producidas por una fascitis monocítica sin miositis, con valores plasmáticos de las enzimas musculares normales. Suelen ser focales (limitadas a una zona corporal) e intermitentes durante el ataque. Las artralgias son más frecuentes que la artritis, que suele ser oligoarticular o poliarticular no erosiva.[1]

Las manifestaciones musculoesqueléticas típicamente se acompañan de un exantema maculopapular, caliente y doloroso a la palpación, que se caracteriza por ser migratorio en sentido centrífugo y adquirir una imagen semejante a una diana conforme el episodio inflamatorio evoluciona en el tiempo (véase la figura 1). Su biopsia se caracteriza por un infiltrado dérmico perivascular de linfocitos y monocitos sin evidencia de granulomas, vasculitis, mastocitos ni eosinófilos[17,18], claramente diferenciable de la infiltración cutánea de la fiebre mediterránea familiar y del síndrome de Muckle-Wells.

El dolor abdominal recurrente presente en estos pacientes se cree secundario a una peritonitis inflamatoria o a la inflamación de la fascia abdominal, y está presente hasta en un 74-92 % de los pacientes.[1,8]

Las manifestaciones oculares aparecen hasta en el 82 % de los pacientes, de forma unilateral o bilateral.[1] Las más habituales son el edema periorbitario, que puede aparecer como pródromo o como síntoma en el propio episodio inflamatorio hasta en un 20 % de los casos,[8] y la conjuntivitis. La uveítis es menos frecuente, pero puede ser grave y necesitar tratamiento crónico.[1]

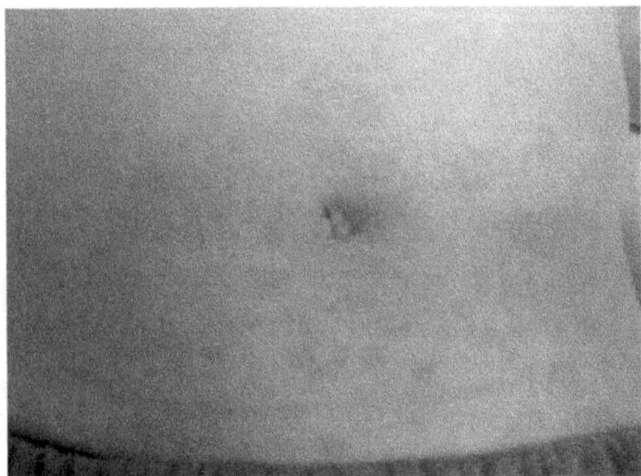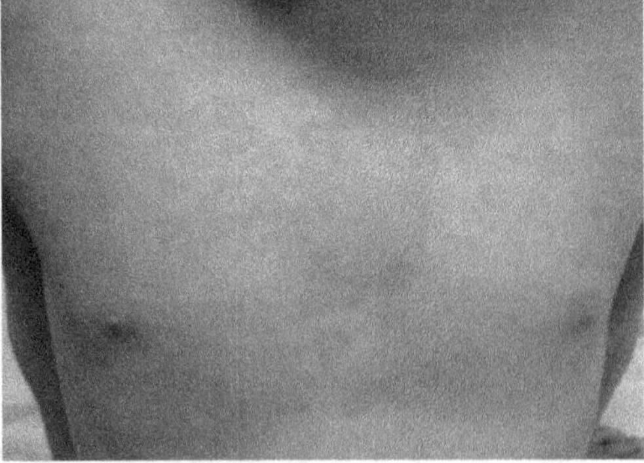

Figura 1. Exantema eritematoso maculopapular y migratorio en el tórax y el abdomen de un paciente con TRAPS.

Otras manifestaciones menos frecuentes son las adenopatías (que suelen limitarse a una única zona corporal), el dolor torácico y el dolor testicular.[1]

3.3 Síntomas en función de la edad de inicio y relación genotipo-fenotipo

Las adenopatías cervicales, el edema periorbitario y el dolor abdominal aparecen con mayor frecuencia en el TRAPS de inicio en la edad infantil que en el adulto. El dolor torácico es más habitual en los adultos y en los pacientes portadores de la mutación T50M.[8] La presencia de pericarditis recurrente con agregación familiar o sin respuesta a la colchicina debe hacer sospechar TRAPS.[19-21] La mutación V173D se ha relacionado con una mayor incidencia de manifestaciones cardiovasculares, como infarto de miocardio y trombosis arterial.[22]

Una de las complicaciones más graves del TRAPS es el desarrollo de amiloidosis secundaria a episodios inflamatorios recurrentes durante años de enfermedad. Como ya se ha mencionado, la incidencia de amiloidosis es mayor en los pacientes portadores de mutaciones que afectan a los residuos de cisteína (24 % frente a 2 %, respectivamente)[1] y con mutaciones estructurales.[23] Los pacientes con mutaciones de baja penetrancia (R92Q, P46L) suelen presentar fenotipos más leves de la enfermedad, con un inicio más tardío y menos riesgo de amiloidosis.[8,23] Se ha descrito un caso de síndrome de activación macrofágica como forma de manifestación inicial del TRAPS que tuvo una buena respuesta con dexametasona, ciclosporina y VP16.[24]

4 Pruebas complementarias de laboratorio

No existen pruebas de laboratorio específicas para el diagnóstico de TRAPS. Habitualmente los pacientes presentan una elevación de los reactantes de fase aguda (velocidad de sedimentación globular, proteína C reactiva, ferritina, proteína amiloide), con leucocitosis, neutrofilia, trombocitosis o anemia durante el episodio inflamatorio que se normalizan entre episodios,[1,8] pero se han descrito casos en los que no se llegan a normalizar estos parámetros a pesar de estar asintomáticos.[1] En el TRAPS, como en otras enfermedades autoinflamatorias, es característica la ausencia de autoinmunidad, aunque el hallazgo de autoanticuerpos no descarta una enfermedad autoinflamatoria.

5 Diagnóstico

El diagnóstico de TRAPS debe sospecharse en todo paciente con fiebre recurrente que cumpla las características clínicas descritas. Como ya se ha comentado, el cuadro clínico puede ser muy variable, por lo que la ausencia de un determinado síntoma, la edad no pediátrica o la pertenencia a una población no característica no deben descartar la sospecha de esta enfermedad. El diagnóstico se confirma con la identifición de mutaciones en el gen *TNFRSF1A*. Hasta el momento se han descrito 142 variantes, la mayoría de ellas implicadas en cambios estructurales del dominio extracelular del receptor (Infeversdatabase: http://fmf.igh.cnrs.fr/ISSAID/infevers/index.php) y localizadas en los exones 2, 3 y 4. La relación genotipo-fenotipo no está clara, aunque se ha descrito la asociación de determinadas variantes con un fenotipo más leve de enfermedad (R92Q, P46L).[8,23]

Se han observado concentraciones plasmáticas disminuidas del receptor soluble del TNF en los periodos intercrisis, probablemente en relación con un defecto de liberación del receptor en estos pacientes.[25] Los valores plasmáticos de leptina se han relacionado con el número de ataques de TRAPS al año, y los de adiponectina, con riesgo de desarrollo de amiloidosis con un valor predictivo positivo del 53,8 % para un punto de corte de 23,16 pg/ml.[26] En un estudio reciente que determinó la presencia de microRNA (miRNA) en pacientes con TRAPS, se detectaron seis miRNA capaces de discriminar entre pacientes con TRAPS y controles sanos, un cambio de la firma plasmática de estos miRNA tras el tratamiento y una relación inversa entre los valores plasmáticos de MiR92b y el número de ataques al año, y directa entre los valores de miR-377-5p y el desarrollo de amiloidosis.[27]

5.1 Diagnóstico diferencial

Debe realizarse el diagnóstico diferencial con el resto de las enfermedades autoinflamatorias, principalmente con la fiebre mediterránea familiar, el síndrome de hiper-IgD y los síndromes periódicos asociados a criopirina.

6 Tratamiento

Los objetivos del tratamiento son controlar los síntomas, prevenir nuevos episodios inflamatorios y evitar el desarrollo de complicaciones, principalmente amiloidosis.

6.1 Antiinflamatorios no esteroideos y glucocorticoides

Son útiles para controlar los síntomas, pero no previenen la aparición de nuevos episodios. La mayoría de los pacientes responden a su administración en el episodio agudo, normalmente a dosis de 0,5 mg/kg/día o superiores. En general, aquellos con mutaciones de baja penetrancia responden mejor que los portadores de mutaciones estructurales.[28]

6.2 Colchicina

Se han descrito casos de buena respuesta, con remisión completa en algunos pacientes, aunque en general la respuesta no es satisfactoria.[28]

6.3 Anti-TNF-α

Su eficacia es variable. La mayoría de los pacientes presentan buena respuesta al tratamiento con etanercept[29], pero la remisión completa solo se ha descrito en un 30 % de los pacientes.[28] En general suele observarse una pérdida de eficacia con el paso del tiempo.[30] Se ha descrito un caso de TRAPS (R92Q) refractario al etanercept que tuvo una buena respuesta al infliximab[31], aunque varios pacientes tratados con infliximab y adalimumab presentaron una respuesta paradójica al tratamiento,[30,32] por lo que se desaconseja su administración en pacientes con TRAPS.

6.4 Anti IL-1

La mayoría de los pacientes tratados con anakinra (79 %) alcanzan la remisión completa de la enfermedad[28,33] y mantienen la respuesta en el tiempo.[34] En el año 2012 se publicó el caso del primer paciente con TRAPS tratado con canakinumab y con buena evolución.[35] Dos años más tarde se describió un segundo caso con buena respuesta inicial, pero con pérdida de eficacia tras 18 meses de tratamiento, que fue controlado con ajuste de dosis de canakinumab y la adición de alendronato oral.[36] En el momento actual existe un ensayo clínico en marcha para valorar la eficacia del canakinumab en estos pacientes.

6.5 Anti IL-6

Se ha descrito un caso de un paciente de 52 años de edad afecto de TRAPS refractario al etanercept y al anakinra que tuvo una buena respuesta al tocilizumab.[37]

6.6 Otros

Se ha observado una buena respuesta de los síntomas de TRAPS en un paciente tras la administración de moxifloxacino, y su reaparición al suspender dicho fármaco, lo que plantea la posibilidad de un control del desencadenante *(trigger)* inflamatorio más que de un efecto antiinflamatorio del antibiótico.[30]

Bibliografía

1. Hull KM, Drewe E, Aksentijevich I, *et al.* The TNF receptor-associated periodic syndrome (TRAPS). Emerging concepts of an autoinflammatory disorder. Medicine. 2002; 81: 349-88.
2. Williamson LM, Hull D, Mehta R, *et al.* Familial Hibernian fever. Q J Med. 1982; 51: 469-80.
3. Gertz MA, Petitt RM, Perrault J, Kyle RA. Autosomal dominant familial Mediterranean fever-like syndrome with amyloidosis. Mayo Clin Proc. 1987; 62: 1095-100.
4. Karenko L, Pettersson T, Roberts P. Autosomal dominant "Mediaterranean fever" in a Finnish family. J Intern Med. 1992; 232: 365-9.
5. Mulley J, Saar K, Hewitt G, *et al.* Gene localization for an autosomal dominant familial periodic fever to 12p13. Am J Hum Genet. 1998; 62: 884-9.
6. McDermott MF, Ogunkolade BW, McDermott EM, *et al.* Linkage of familial Hibernian fever to chromosome 12p13. Am J Hum Genet. 1998; 62: 1446-51.
7. McDermott MF, Aksentijevich I, Galon J, *et al.* Germline mutations in the extracelular domains of the 55 kDa TNF receptor, TNFR1, define a family of dominantly inherited autoinflammatory syndromes. Cell. 1999; 97: 133-44.
8. Lachmann HJ, Papa R, Gerhold K, *et al.* The phenotype of TNF receptor-associated autoinflammatory syndrome (TRAPS) at presentation: a series of 158 cases from the Eurofever/EUROTRAPS international registry. Ann Rheum Dis. 2014; 73: 2160-7.
9. Kümpfel T, Hohlfeld R. Multiple esclerosis. TNFRS1A, TRAPS and multiple esclerosis. Nat Rev Neurol. 2009; 5: 528-9.
10. Dieudé P, Goossens M, Cornélis F, *et al.* The TNFRSF1A R92Q mutation is frequent in rheumatoid arthritis but shows no evidence for association or linkage with the disease. Ann Rheum Dis. 2007; 66: 1113-5.
11. Magnotti F, Vitale A, Rigante D, *et al.* The most recent advances in pathophysiology and management of tumour necrosis factor receptor-associated periodic syndrome (TRAPS): personal experience and literature review. Clin Exp Rheumatol. 2013; 31(Suppl 77): S141-9.
12. Turner MD, Chaudhry A, Nedja B. Tumour necrosis factor receptor trafficking dysfunction opens the TRAPS door to pro-inflamatory cytokine secretion. Biosci Rep. 2012; 32: 105-12.
13. Rigante D, Lopalco G, Vitale A, *et al.* Key facts and hot spots on tumor necrosis factor receptor-associated periodic syndrome. Clin Rheumatol. 2014; 33: 1197-207.
14. Quillinan N, Mohammad A, Mannion G, *et al.* Imaging evidence for persistent subclinical fasciitis and arthritis in tumour necrosis factor receptor-associated periodic syndrome (TRAPS) between febrile attacks. Ann Rheum Dis. 2010; 69: 1408-9.
15. Cantarini L, Vitale A, Lucherini OM, *et al.* Childhood versus adulthood-onset autoinflammatory disorders: myths and truths intertwined. Reumatism. 2013; 65: 55-62.
16. Kallinich T, Haffner D, Rudolph B, *et al.* "Periodic fever" without fever: two cases of non-febrile TRAPS with mutations in the TNFRSF1A gene presenting with episodes of inflammation or monosymptomatic amyloidosis. Ann Rheum Dis. 2006; 65: 958-60.
17. Hull KM, Wong K, Wood GM, Chu WS, Kastner DL. Monocytic fasciitis: a newly recognized clinical feature of tumour necrosis factor receptor dysfunction. Arthritis Rheum. 2002; 46: 2189-94.
18. Toro JR, Aksentijevich I, Hull K, Dean J, Kastener DL. Tumor necrosis factor receptor-associated periodic syndrome: a novel syndrome with cutaneous manifestations. Arch Dermatol. 2000; 136: 1487-94.
19. Cantarini L, Lucherini OM, Brucato A, *et al.* Clues to detect tumor necrosis factor receptor-associated periodic syndrome (TRAPS) among patients with idiopathic recurrent acute pericarditis: results of a multicentre study. Clin Res Cardiol. 2012; 101: 525-31.
20. Cantarini L, Lucherini OM, Baldari CT, LaguiPasini F, Galeazzi M. Familial clustering of recurrent pericarditis may disclose tumour necrosis factor receptor-associated periodic syndrome. Clin Exp Rheumatol. 2010; 28: 405-7.
21. Cantarini L, Lucherini OM, Cimaz R, *et al.* Idiopathic recurrent pericarditis refractory to colchicine treatment can reveal tumour necrosis factor receptor-associated periodic syn-

drome. Int J Immunopathol Pharmacol. 2009; 22: 1051-8.

22. Stojanov S, Dejaco C, Lohse P, *et al.* Clinical and functional characterisation of a novel TN-FRSF1A c.605T>A/V173D cleavage site mutation associated with tumour necrosis factor receptor-associated periodic fever syndrome (TRAPS), cardiovascular complications and excellent response to etanercept treatment. Ann Rheum Dis. 2008; 67: 1292-8.

23. Cantarini L, Rigante D, Merlini G, *et al.* The expanding spectrum of low-penetrance TNFRSF1A gene variants in adults presenting with recurrent inflammatory attacks: clinical manifestations and long-term follow-up. Semin Arthritis Rheum. 2014; 43: 818-26.

24. Horneff G, Rhouma A, Weber C, Lohse P. Macrophage activation syndrome as the initial manifestation of tumour necrosis factor receptor 1-associated periodic syndrome (TRAPS). Clin Exp Rheumatol. 2013; 31(3 Suppl 77): 99-102.

25. Aganna E, Hammond L, Hawkins PN, *et al.* Heterogeneity among patients with tumor necrosis factor receptor-associated periodic syndrome phenotypes. Arthritis Rheum. 2003; 48: 2632-44.

26. Cantarini L, Obici L, Simonini G, *et al.* Serum leptin, resistin, visfatin and adiponectin levels in tumor necrosis factor receptor-associated periodic syndrome (TRAPS). Clin Exp Rheumatol. 2012; 30(3 Suppl 72): S108-14.

27. Lucherini OM, Obici L, Ferracin M, *et al.* First report of circulating microRNAs in tumour necrosis factor receptor-associated periodic syndrome (TRAPS). PLoS One. 2013; 16: e73443

28. NienketerHaar, Lachmann H, Özen S, *et al.* Treatment of autoinflammatory diseases: results from the Eurofever Registry and a literature review. Ann Rheum Dis. 2013; 72: 678-85.

29. Bulua AC, Mogul DB, Aksentijevich I, *et al.* Efficacy of etanercept in the tumor necrosis factor receptor-associated periodic syndrome: a prospective, open-label, dose-escalation study. Arthritis Rheum. 2012; 64: 908-13.

30. Drewe E, Powell RJ, McDermott EM. Comment on: Failure of anti-TNF therapy in TNF receptor 1-associated periodic syndrome (TRAPS). Rheumatology (Oxford). 2007; 46: 1865-6.

31. Krelenbaum M, Chaiton A. Successful treatment with infliximab of a patient with tumor necrosis factor-associated periodic syndrome (TRAPS) who failed to respond to etanercept. J Rheumatol. 2010; 37: 1780-2.

32. Jacobelli S, Andre M, Alexandra J-F, Dodé C, Papo T. Failure of anti-TNF therapy in TNF receptor 1-associated periodic syndrome (TRAPS). Rheumatology. 2007; 46: 1212-3.

33. Gattorno M, Pelagatti MA, Meini A, *et al.* Persistent efficacy of anakinra in patients with tumor necrosis factor receptor–associated periodic syndrome. Arthritis Rheum. 2008; 58: 1516-20

34. Obici L, Meini A, Cattalini M, *et al.* Favourable and sustained response to anakinra in tumour necrosis factor receptor-associated periodic syndrome (TRAPS) with or without AA amyloidosis. Ann Rheum Dis. 2011; 70: 1511-2.

35. Brizi MG, Galeazzi M, Lucherini OM, Cantarini L, Cimaz R. Successful treatment of tumour necrosis factor receptor-associated periodic syndrome with canakinumab. Ann Inter Med. 2012; 156: 907-8.

36. Lopalco G, Rigante D, Vitale A, *et al.* Tumor necrosis factor receptor-associated periodic syndrome managed with the couple canakinumab-alendronate. Clin Rheumatol. 2015; 34: 807-9.

37. Vaitla PM, Radford PM, Tighe PJ, *et al.* Role of interleukin-6 in a patient with tumour necrosis factor receptor-associated periodic syndrome. Assessment of outcomes following treatment with the anti-interleukin-6 receptor monoclonal antibody tocilizumab. Arthritis Rheum. 2011; 63: 1151-5.

Capítulo 6

Deficiencias de mevalonato cinasa: aciduria mevalónica y síndrome de hiperinmunoglobulinemia D y fiebre periódica

I. Calvo, M.I. González, B. López

Unidad de Reumatología Pediátrica
Hospital Universitario y Politécnico La Fe
Valencia

Correspondencia
Dra. Inmaculada Calvo
calvo_inm@gva.es

Introducción

La aciduria mevalónica (MA) y el síndrome de hiperinmunoglobulinemia D y fiebre periódica (HIDS) representan los dos extremos de un espectro clínico causado por el déficit de la enzima mevalonato cinasa (MVK) (véase la figura 1 A), implicada en la biosíntesis del colesterol.

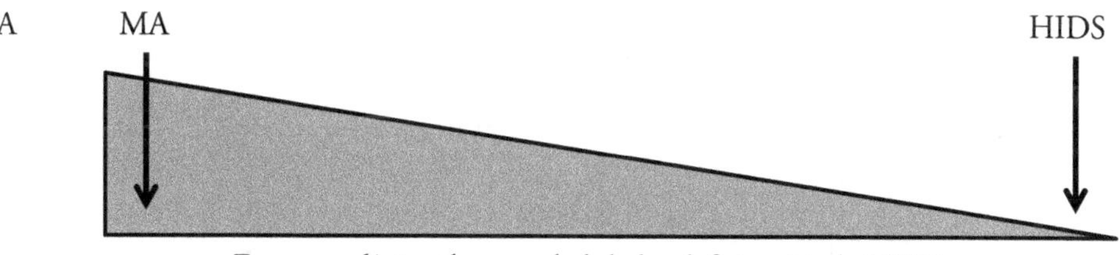

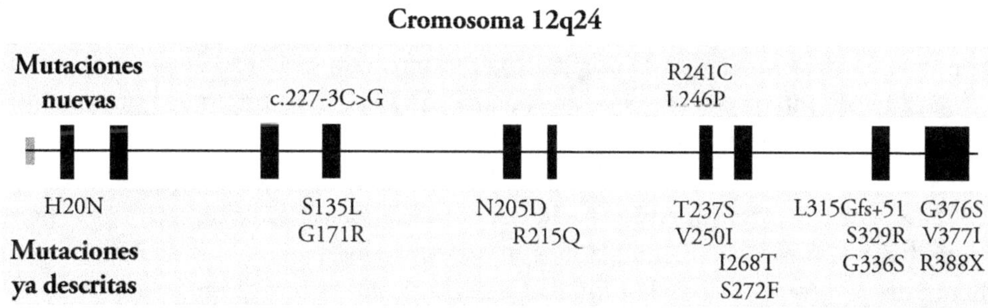

Figura 1. A) Espectro clínico de gravedad de las deficiencias de MVK. B) Organización genómica del gen MVK, asociado a las deficiencias de MVK. Se muestran las mutaciones encontradas en pacientes españoles. En la parte inferior se detalla la localización de las mutaciones ya descritas en la base Infevers, y en la parte superior, la localización de las mutaciones nuevas.

La MA (OMIM 610377) es una enfermedad metabólica grave caracterizada por rasgos dismórficos, retraso del crecimiento, alteraciones neurológicas (ataxia cerebelosa progresiva, retraso psicomotor) y oculares, hepatoesplenomegalia y episodios de fiebre recurrente.[1]

El HIDS (OMIM 260920) es una enfermedad autoinflamatoria monogénica clasificada dentro de los síndromes de fiebre periódica hereditarios. Se caracteriza por episodios de fiebre recurrente, dolor abdominal que suele ir acompañado de diarrea, adenopatías, aftas orales, exantema y artralgias. Se describió inicialmente en 1984 en seis pacientes de ascendencia holandesa con antecedentes de episodios de fiebre recurrente de origen desconocido que recordaban a la fiebre mediterránea familiar. Sin embargo, se encontró como hallazgo distintivo la detección de valores altos de IgD en suero,[2] y por este motivo se denominó hiperinmunoglobulinemia D y fiebre periódica (también se conoce con el nombre de «fiebre holandesa»).[3] Posteriormente, Houten *et al.*[4] propusieron el término «deficiencia de mevalonato cinasa» (MKD).

1   Genética

El gen *MVK* (MIM 251170), causante de la MKD, está localizado en el brazo largo del cromosoma 12 (locus 12q24), y su organización genómica consta de 11 exones de tamaño variable que oscilan entre 46 pb (exón 7) y 837 pb (exón 11). El codón de inicio (+1) se localiza en el exón 2, y el codón final se encuentra en el exón 11.[5]

El gen *MVK* codifica la proteína MVK, de 396 aminoácidos, que se expresa en prácticamente todas las células del organismo. Desde la identificación de la base genética de la MKD[4,6] se han detectado más de 150 variantes localizadas a lo largo de todo el gen *MVK*. En la base de datos Infevers (http://fmf.igh.cnrs.fr/ISSAID/infevers) puede obtenerse información relativamente actualizada sobre todas ellas (véase la figura 1 B).

Existe una correlación entre las variantes del gen *MVK* y la actividad de la enzima resultante.[7] Así, en los estudios genéticos de pacientes con HIDS se observa al menos una mutación del gen *MVK* que origina una proteína con actividad enzimática residual (5-7 %). En esta enfermedad se ha comprobado la presencia incrementada (más del 50 % de todos los alelos mutados) de la mutación *missense* V377I, que presenta cierta actividad enzimática, y suele ocurrir en asociación con una segunda mutación en el otro alelo del gen *MVK*. Por el contrario, en los pacientes con MA los estudios del gen *MVK* ponen de manifiesto la presencia de mutaciones en los dos alelos del gen, que de manera global generan una ausencia total de la actividad de la enzima.

Asimismo, el espectro de mutaciones del gen *MVK* detectadas en la MA es más amplio (*missense, nonsense,* in/del, mutaciones de *splicing*) que el de las identificadas en el HIDS, en el cual suelen ser más frecuentes las mutaciones *missense*. Además, las mutaciones detectadas en la MA tienden a localizarse en los sitios activos de la enzima.

1.1 Patrón de herencia

Se trata de una enfermedad con un patrón de herencia autosómico recesivo. La identificación de mutaciones deletéreas en los dos alelos del gen *MVK* permite establecer de manera inequívoca el diagnóstico definitivo de MKD.

1.2 Tipos de variantes y experiencia en población española

En población española, las mutaciones V377I e I268T son las dos más prevalentes, con una frecuencia del 47,6 % y el 23,2 % de los alelos mutados, respectivamente. Cabe destacar la presencia de la mutación V377I en homocigosis en población de etnia gitana.

Respecto al estudio genético, el análisis mutacional del gen *MVK* debería cubrir la totalidad de sus exones y acompañarse del estudio genético de los padres del paciente, para poder establecer el patrón de segregación de las mutaciones en los dos alelos (materno y paterno) del gen.

2 Fisiopatología

La enzima MVK es clave en la vía del mevalonato, que produce colesterol e isoprenoides no esteroles. La vía del mevalonato comienza con la enzima 3-hidroxil-3-metilglutaril-coenzima A (HMG-CoA) reductasa, que es la enzima limitante de la vía, y que convierte la HMG-CoA a mevalonato. La enzima MVK cataliza la fosforilación dependiente de ATP del mevalonato a 5-fosfo-mevalonato, que después se fosforila a 5-pirofosfo-mevalonato. A partir de este se produce isopentanilpirofosfato (IPP), que es la base de los siguientes productos de la vía.[8] Entre otros metabolitos de esta vía, el IPP es la fuente de los isoprenoles no esteroles, cuya producción está afectada en la MKD.[9] Este hecho parece ser clave en el fenotipo inflamatorio de la MKD.

En la MKD, la disminución de la actividad de la enzima MVK da lugar, por un lado, a la acumulación de su sustrato, el mevalonato, y por otro a una disminución de la producción de al menos algunas de las ramas de la biosíntesis de isoprenoides. Las cifras de colesterol suelen mantenerse en valores normales.[10] El exceso de mevalonato se excreta con la orina.

No se conoce el mecanismo preciso por el cual la disminución de la actividad enzimática de la MVK lleva a brotes inflamatorios y episodios de fiebre, pero principalmente existen dos hipótesis. La hipótesis inicial sugería que la inflamación estaba relacionada con el aumento del ácido mevalónico. Este concepto se derivó de la observación clínica de una reducción de la gravedad y de la frecuencia de los episodios de fiebre en seis pacientes adultos con MKD tratados con simvastatina, que es un inhibidor competitivo de la HMG-CoA reductasa. Sin embargo, en otros casos de MA el tratamiento con simvastatina se ha seguido de exacerbaciones de la enfermedad.[10]

Otros estudios in vitro han encontrado que la respuesta inflamatoria en las MKD estaría mediada por la falta de productos finales de isoprenoides, más que por un exceso de mevalonato. Así, la escasez de productos finales de isoprenoides no esteroles, principalmente de grupos geranil, llevaría a un aumento de la activación de la caspasa 1 en los monocitos circulantes, con la consiguiente secreción incrementada de la forma activa de la interleucina (IL) 1β.[11,12]

3   Clínica

3.1   *Síndrome de hiperinmunoglobulinemia D y fiebre periódica*

3.1.1   *Manifestaciones típicas o frecuentes*

El HIDS se manifiesta habitualmente a una media de edad de 6 meses, y rara vez después de los 5 años de edad.[13,14] Se caracteriza por episodios de fiebre que casi nunca exceden de 40 °C y que se inician de manera brusca y duran entre 3 y 7 días, habitualmente separados por periodos asintomáticos de 4-6 semanas. Como síntomas prodrómicos se han descrito cefalea, irritabilidad y escalofríos. Las vacunas, las infecciones, los traumatismos, la cirugía y el estrés físico se han identificado como factores desencadenantes.

La fiebre se acompaña de una combinación de síntomas que caracterizan a los episodios inflamatorios de los pacientes con HIDS, y también en nuestra serie de 15 pacientes:[15]

- Las adenopatías están presentes en el 90 % de los pacientes, localizadas principalmente en la región cervical, de forma unilateral o bilateral, y dolorosas a la palpación. Las localizaciones axilar, inguinal e intraabdominal son las menos frecuentes. La esplenomegalia se ha encontrado en un 30 % de los pacientes, y todos presentaban adenopatías.
- Entre los síntomas digestivos destacan el dolor abdominal, los vómitos y la diarrea. El dolor abdominal puede ser grave y parecerse a un abdomen agudo, lo que sugiere una peritonitis estéril como causa y conlleva, en ocasiones, la realización de cirugía exploratoria, como ocurrió en uno de nuestros pacientes.
- La manifestación articular en forma de artralgias se presenta en un 83 % de los pacientes, y como artritis no destructiva en un 50 %, tanto oligoarticular como poliarticular y de localización en las grandes articulaciones (véase la figura 2 A y B).

- Las aftas orales son muy prominentes, asociadas o no a ulceras genitales. Pueden presentarse hasta en el 60 % de los casos, lo que contribuye a que algunos pacientes con HIDS hayan sido diagnosticados previamente de enfermedad de Behçet y también de síndrome de PFAPA (estomatitis aftosa, faringitis y adenitis) (véase la figura 2 C).
- Las manifestaciones mucocutáneas son frecuentes y pueden estar presentes hasta en el 60 % de los pacientes, como un exantema maculopapular difuso, nodular, urticarial o morbiliforme, que no es migratorio, a diferencia del síndrome periódico asociado al receptor del factor de necrosis tumoral (TRAPS) (véase la figura 2 D).

Los síntomas persisten durante años, pero habitualmente tienden a ser menos pronunciados con el tiempo. Sin embargo, en algunos casos la enfermedad puede persistir hasta la edad adulta.

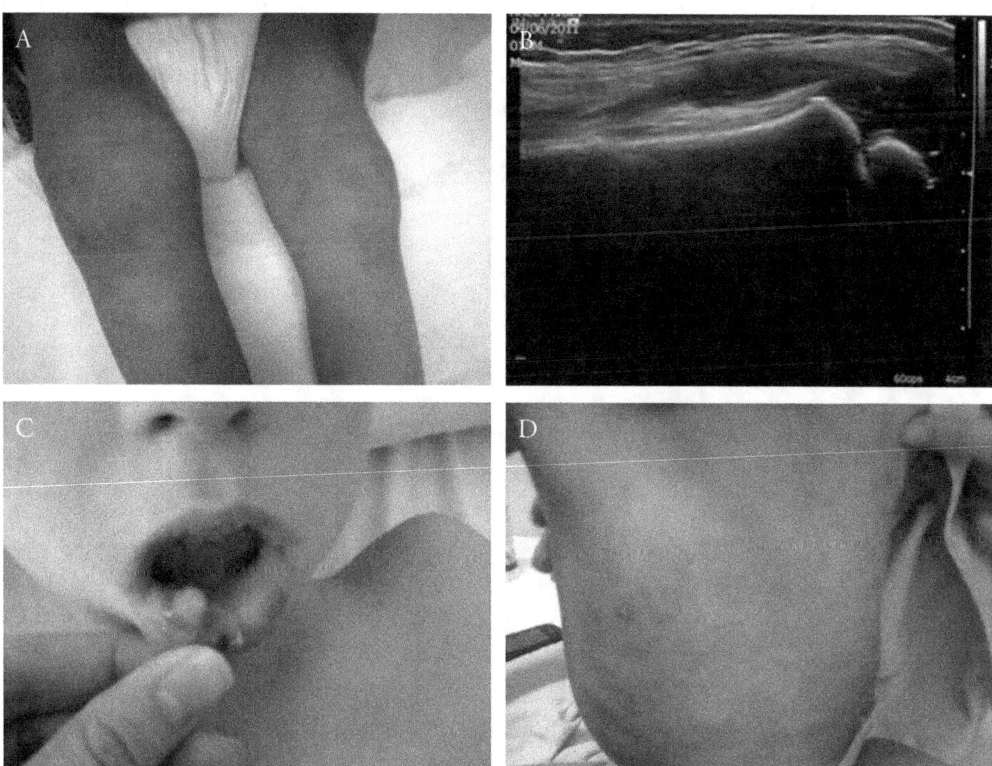

Figura 2. Manifestaciones clínicas frecuentes en los pacientes con HIDS. A) Artritis en rodilla derecha. B) Ecografía de rodilla derecha con derrame articular. C) Aftas orales. D) Afectación cutánea (exantema maculopapular).

3.1.2 Complicaciones a corto, medio y largo plazo

- Amiloidosis secundaria, tipo AA: aunque la amiloidosis no se ha considerado como una posible complicación a largo plazo,[13] se ha descrito en algunos pacientes.[16-20] Se manifiesta principalmente con afectación renal, con evolución a una insuficiencia renal crónica que precisa tratamiento sustitutivo e incluso trasplante renal.
- Síndrome de activación macrofágica: es relativamente frecuente en pacientes con otras enfermedades reumáticas, pero en el HIDS solo se ha descrito un paciente y no fue posible aclarar la relación entre el HIDS y la activación macrofágica, porque la biología que subyace a estas dos afecciones aún es poco conocida.[21]

3.2 Aciduria mevalónica

En 1986, Hoffmann describió por primera vez la MA como una enfermedad metabólica grave.[1] No obstante, en el año 1985 Berger ya había observado un aumento de la excreción urinaria de ácido mevalónico en un paciente con ataxia progresiva. En el momento de su descripción, la MA fue el primer defecto genético conocido de la ruta metabólica de la biosíntesis del colesterol y de los isoprenoides. Está considerada como la forma más grave y menos frecuente de MKD.

Desde un punto de vista clínico, a lo largo de estos años se han podido identificar dos formas de la enfermedad: la clásica, que correspondería al cuadro descrito por Hoffman,[1] y la atípica, de curso ligeramente menos grave.

Los pacientes afectos de la forma clásica de MA presentan un inicio muy temprano de la enfermedad, habitualmente durante el primer año de vida o incluso con manifestaciones intraútero, y se caracterizan por mostrar:

- Manifestaciones neurológicas: aunque pueden ser muy diversas, se observan con frecuencia ataxia cerebelosa progresiva, hipotonía, atrofia cerebelar y retraso del desarrollo psicomotor.
- Defectos en la morfogénesis: evidenciados por unos rasgos dismórficos faciales (microcefalia, facies triangular, anteversión nasal y pabellones auriculares rotados y de implantación baja) y displasia del esqueleto (acortamiento rizomélico de los miembros).
- Retraso grave en el desarrollo estaturoponderal.
- Episodios febriles agudos y recurrentes: semejantes a los ya descritos en el HIDS, que cursan con toda la sintomatología anteriormente expuesta, asociando además anemia intensa y una marcada hepatoesplenomegalia.
- Cataratas.
- Posible aparición de miopatía, uveítis o retinitis pigmentosa durante la evolución de la enfermedad.

Las principales diferencias entre la forma clásica y la forma atípica de la MA radican en la edad de inicio de la enfermedad (ligeramente más tardía en la atípica), el número y la gravedad de las manifestaciones clínicas (menores en la atípica), la respuesta a los tratamientos instaurados y el pronóstico de la enfermedad (peores en la forma clásica).

Asimismo, a diferencia de lo que ocurre en el HIDS, en el que los pacientes habitualmente alcanzan la edad adulta sin desarrollar complicaciones graves, los pacientes con MA tienen un peor pronóstico, en especial aquellos que padecen la forma clásica de la enfermedad, ya que suelen fallecer durante la infancia. Esta breve expectativa de vida quizás pueda cambiar en un futuro próximo, ya que recientemente se han propuesto ciertos abordajes terapéuticos esperanzadores.

No obstante, algunos pacientes con HIDS pueden presentar también alteraciones neurológicas, como retraso mental, ataxia y epilepsia, lo que confirma la existencia de un espectro continuo entre la MA y el HIDS.[22]

4   Pruebas complementarias de laboratorio

En las deficiencias humanas de MVK, durante los episodios inflamatorios agudos se detecta en el hemograma una leucocitosis importante, a expensas de una neutrofilia asociada a un aumento del número de plaquetas circulantes y, ocasionalmente, a una disminución de la hemoglobina, más pronunciada en la aciduria mevalónica, como consecuencia de un proceso inflamatorio crónico.

El análisis bioquímico muestra un aumento importante de la velocidad de sedimentación globular y de las concentraciones plasmáticas de las proteínas de fase aguda, como la proteína C reactiva (PCR), el fibrinógeno, la haptoglobina, la ferritina y la proteína sérica del amiloide. Estos datos, asociados a resultados normales o negativos en los estudios microbiológicos e inmunológicos, son comunes con otras enfermedades autoinflamatorias hereditarias.

No obstante, hay dos datos de laboratorio que merecen ser comentados en la deficiencia humana de MVK, como son las concentraciones séricas de IgD y la excreción urinaria de ácido mevalónico. En primer lugar, alrededor de un 80 % de los pacientes con HIDS presentan un aumento policlonal de IgD (>100 UI/ml). Este aumento debe ser constatado en dos determinaciones separadas por un intervalo mínimo de 1 mes, y en general se acompaña de un aumento también policlonal de IgA.[23] Asimismo, los valores de la IgD pueden fluctuar con la edad. Se ha observado que algunos pacientes con HIDS y valores aumentados de IgD durante la adolescencia o la edad adulta presentaban valores normales durante los primeros años de vida. Finalmente, el aumento policlonal de IgD no debe considerarse específico ni patognomónico del HIDS, pues se han detectado elevaciones por encima de los valores normales en otras enfermedades inflamatorias activas. En la actualidad se tiende a considerar la hiperinmunoglobulinemia D como un epifenómeno del proceso inflamatorio. Por otro lado, en el caso del HIDS, la excreción urinaria de ácido mevalónico está elevada de manera moderada y sólo durante los episodios inflamatorios agudos, siendo normal entre ellos. Por el contrario, en la MA la excreción urinaria de ácido mevalónico está muy aumentada (entre 100 y 1000 veces más que los valores detectados en el HIDS), y además de manera permanente. Esta determinación analítica se considera en la actualidad como el único parámetro bioquímico útil para el diagnóstico definitivo de cualquier forma de deficiencia humana de MVK.[6,13]

5 Diagnóstico

El diagnóstico se basa en la sospecha clínica y se confirma mediante la detección de mutaciones patogénicas en el gen *MVK*. Debe hacerse el diagnóstico diferencial con otras causas de fiebre recurrente: infecciosas, inmunodeficiencias (neutropenia cíclica), oncológicas, autoinmunitarias y autoinflamatorias, tanto no hereditarias como monogénicas. Recientemente se han publicado los criterios clínicos Eurofever provisionales para la clasificación de los pacientes con enfermedades autoinflamatorias hereditarias con fiebre periódica[24] (véase la tabla 1).

La clave del diagnóstico de la MA es la elevación del ácido mevalónico en orina, plasma y líquido cefalorraquídeo, que puede detectarse mediante análisis de ácidos orgánicos.

	Puntuación
Presencia de:	
• Edad menor de 2 años	10
• Estomatitis aftosa	11
• Linfadenopatías generalizadas o esplenomegalia	8
• Linfadenopatías dolorosas	13
• Diarrea (a veces, a menudo)	20
• Diarrea (siempre)	37
Ausencia de:	
• Dolor torácico	11
	Punto de corte ≥ 42

Tabla 1. Criterios clínicos diagnósticos de la clasificación Eurofever para la deficiencia de mevalonato cinasa.

6 Tratamiento y pronóstico

El tratamiento debe tener como objetivo la reducción de los síntomas inflamatorios y con ello mejorar la calidad de vida del paciente, logrando una participación lo más normal posible en las actividades de la vida diaria, así como conseguir la prevención de secuelas a largo plazo y la atención de apoyo en las discapacidades presentadas. Actualmente no existen pautas para el tratamiento de estos pacientes basadas en la evidencia.

Los pacientes son seguidos de manera regular para comprobar si hay actividad de la enfermedad, complicaciones, infecciones asociadas o efectos adversos de los fármacos administrados. Para ello se monitorizan periódicamente los reactantes de fase aguda y las concentraciones séricas de amiloide, cuya presentación elevada de manera persistente nos alertará de la posibilidad de una amiloidosis sistémica progresiva. Con el fin de evitar esta complicación, deberá conseguirse la ausencia completa de episodios inflamatorios.

No existe un tratamiento establecido eficaz para la MA. En el HIDS se intentará encontrar el equilibrio entre los beneficios para el paciente y los riesgos y los costes. Los fármacos antiinflamatorios no esteroideos (AINE) se han utilizado a menudo durante los episodios inflamatorios, con mejoría de los síntomas parcialmente pero sin conseguir la desaparición del brote.[25]

A muchos pacientes con HIDS se les han administrado glucocorticoides, en dosis altas y en especial al inicio del episodio inflamatorio, con respuestas clínicas buenas o parciales y reducción de la duración del episodio y/o de la gravedad de los síntomas presentados. Sin embargo, no se ha observado una disminución en la aparición de nuevos episodios. En una cohorte descrita, un tercio de los pacientes solo utilizaron AINE o glucocorticoides, o ambos, para controlar la enfermedad.[26] Los efectos secundarios debidos a la administración prolongada de glucocorticoides han planteado la necesidad de encontrar otros abordajes terapéuticos.

Basándose en la fisiopatología de la MKD, se pensó en el posible efecto beneficioso que podría tener el empleo de fármacos de la familia de las estatinas. Un pequeño ensayo clínico aleatorizado y controlado en pacientes con HIDS halló que la simvastatina redujo el número de episodios inflamatorios, pero no tuvo efecto sobre el curso de la enfermedad, por lo que estos fármacos no se consideran como primera línea de tratamiento.[15,27]

En contraste con la fiebre mediterránea familiar, la colchicina no logra controlar la enfermedad en los pacientes afectos de MKD.[24]

Desde la llegada de los fármacos biológicos, los bloqueantes del factor de necrosis tumoral se han utilizado en un pequeño número de pacientes. El efecto beneficioso del etanercept, con una respuesta completa, no ha sido comprobado, al igual que los resultados con infliximab y adalimumab, que han sido muy variables.[15,26]

Los fármacos bloqueantes de la IL-1 parecen ser candidatos para su uso como primera línea de tratamiento en los pacientes con HIDS, principalmente en aquellos con mayor gravedad clínica. Se ha observado una respuesta satisfactoria de alrededor del 89 %, pero a pesar de ello no existe, a día de hoy, indicación para su utilización. El anakinra es un antagonista del receptor de la IL-1 que, administrado de manera continua, ha disminuido significativamente la gravedad y la duración de los episodios inflamatorios en dos pequeños ensayos prospectivos.[28,29] Asimismo, se observó una mejoría de los marcadores serológicos de la inflamación, incluyendo la PCR. No obstante, otras aportaciones señalan que el anakinra solo indujo una remisión parcial a pesar de alcanzar dosis de hasta 5 mg/kg al día, sin conseguir una disminución de la frecuencia de los episodios.[30,31] Adicionalmente, se ha comprobado un aumento en la incidencia de infecciones leves y moderadas.[32]

Los estudios con rilonacept y canakinumab, indicados para el tratamiento de los síndromes periódicos asociados a criopirina, muestran un aumento en el número de infecciones de vías respiratorias altas y el desarrollo de anticuerpos durante su administración en el caso del rilonacept.[33,34] Con el canakinumab la experiencia en pacientes con HIDS es escasa, pero en los pocos casos reportados en la literatura se comprueba una excelente respuesta.[35] En un estudio piloto abierto y multicéntrico de tratamiento con canakinumab en nueve pacientes con HIDS se han obtenido unos resultados muy esperanzadores, con una reducción de la frecuencia y la gravedad de los brotes, y con normalización de la PCR y la proteína amiloide sérica en los primeros 15 días de tratamiento. El perfil de seguridad esperado fue similar al reportado en otros estudios.[36,37]

Las formas graves de HIDS tienen una repercusión clínica importante durante la infancia. El retraso en el diagnóstico favorece la presentación de complicaciones, típicas o atípicas, que afectarán gravemente a la calidad de vida de estos pacientes. En un porcentaje de ellos, la aparición de episodios inflamatorios disminuirá al aumentar la edad. En las formas no graves puede observarse la remisión de la enfermedad. La amiloidosis se produce en aproximadamente el 3% de los casos. Las complicaciones infecciosas son en general leves o moderadas, pero en ocasiones pueden ser graves.

El tratamiento deberá ser individualizado considerando la relación entre riesgo y beneficio.

Los pacientes con MA presentan una alta mortalidad durante la infancia, de hasta un 40%, pero estas cifras mejoran con el advenimiento del transplante alogénico de células madre.[26]

Bibliografía

1. Hoffmann G, Gibson KM, Brandt IK, Bader PI, Wappner RS, Sweetman L. Mevalonic aciduria – an inborn error of cholesterol and nonsterol isoprene biosynthesis. N Engl J Med. 1986; 314: 1610-4.

2. Van der Meer JW, Vossen JM, Radl J, Van Nieuwkoop JA, Meyer CJ, Lobatto S, *et al.* Hyperimmunoglobulinaemia D and periodic fever: a new syndrome. Lancet. 1984; 1(8386): 1087-90.

3. Frenkel J, Houten SM, Waterham HR, Wanders RJ, Rijkers GT, Kimpen JL, *et al.* Mevalonate kinase deficiency and Dutch type periodic fever. Clin Exp Rheumatol. 2000; 18: 525-32.

4. Houten SM, Kuis W, Duran M, de Koning TJ, van Royen-Kerkhof A, Romeijn GJ, *et al.* Mutations in MVK, encoding mevalonate kinase, cause hyperimmunoglobulinaemia D and periodic fever syndrome. Nat Genet. 1999; 22: 175-7.

5. Houten SM, Koster J, Romeijn GJ, Frenkel J, Di Rocco M, Caruso U, *et al.* Organisation of the mevalonate kinase (MVK) gene and identification of novel mutations causing mevalonic aciduria and hyperimmunoglobulinaemia D and periodic fever syndrome. Eur J Hum Genet. 2001; 9: 253-9.

6. Drenth JP, Cuisset L, Grateau G, Vasseur C, van de Velde-Visser SD, de Jong JG, *et al.* Mutations in the gene encoding mevalonate kinase cause hyper-IgD and periodic fever syndrome. International Hyper-IgD Study Group. Nat Genet. 1999; 22: 178-81.

7. Mandey SH, Schneiders MS, Koster J, Waterham HR. Mutational spectrum and genotype-phenotype correlations in mevalonate kinase deficiency. Hum Mutat. 2006; 27: 796-802.

8. Miziorko HM. Enzymes of the mevalonate pathway of isoprenoid biosynthesis. Arch Biochem Biophys. 2011; 505: 131-43.

9. Henneman L, Schneiders MS, Turkenburg M, Waterham HR. Compromized geranylgeranylation of RhoA and Rac1 in mevalonate kinase deficiency. J Inherit Metab Dis. 2010; 33: 625-32.

10. Hoffmann GF, Charpentier C, Mayatepek E, Mancini J, Leichsenring M, Gibson KM, *et al.* Clinical and biochemical phenotype in 11 patients with mevalonic aciduria. Pediatrics. 1993; 91: 915-21.

11. Frenkel J, Rijkers GT, Mandey SH, Buurman SW, Houten SM, Wanders RJ, *et al.* Lack of isoprenoid products raises ex vivo interleukin-1 beta secretion in hyperimmunoglobulinemia D and periodic fever syndrome. Arthritis Rheum. 2002; 46: 2794-803.

12. Mandey SH, Kuijk LM, Frenkel J, Waterham HR. A role for geranylgeranylation in interleukin-1 beta secretion. Arthritis Rheum. 2006; 54: 3690-5.

13. Drenth JPH, Haasma CJ, van der Meer JW. Hyperimmunoglobulinemia D and periodic fever syndrome. The clinical spectrum in a series of 50 patients. International Hyper-IgD study group. Medicine (Baltimore). 1994; 73: 133-44.

14. Van der Hilst JCH, Bodar EJ, Barron KS, Frenkel J, Drenth JPH, Van der Meer JWM, *et al.;* International HIDS Study Group. Long-term follow-up, clinical features, and quality of life in a series of 103 patients with hyperimmu-noglobulinemia D syndrome. Medicine (Baltimore). 2008; 87: 301-10.

15. Barder-Meunier B, Florkin B, Sibilia J, Acquaviva C, Hachulla E, Grateau G, *et al.* Mevalonate kinase deficiency: a survey of 50 patients. Pediatrics. 2011; 128: 152-9.

16. Obici L, Manno C, Muda AO, Picco P, D'Osualdo A, Palladini G, *et al.* First report of systemic reactive (AA) amyloidosis in a patient with the hyperimmunoglobulinemia D with periodic fever syndrome. Arthritis Rheum. 2004; 50: 2966-9.

17. D'Osualdo A, Picco P, Caroli F, Gattorno M, Giacchino R, Fortini P, *et al.* MVK mutations and associated clinical features in Italian patients affected with autoinflammatory disorders and recurrent fever. Eur J Hum Genet. 2005; 13: 314-20.

18. Lane T, Loeffler JM, Rowczenio DM, Gilbertson JA, Bybee A, Russell TL, *et al.* AA amyloidosis complicating the hereditary periodic fever syndromes. Arthritis Rheum. 2013; 65: 1116-21.

19. Lachmann HJ, Goodman HJ, Andrews PA, Gallagher H, Marsh J, Breuer S, *et al.* AA amyloidosis complicating hyperimmunoglobulinemia D with periodic fever syndrome; a report of two cases. Arthritis Rheum. 2006; 54: 2010-4.

20. Li Cavoli G, Passantino D, Tortorici C, Bono L, Ferrantelli A, Giammarresi C, *et al.* Renal amyloidosis due to hyper-IgD syndrome. Nefrologia. 2012; 32: 865-6.

21. Rigante D, Capoluongo E, Bertoni B, Ansuini V, Chiaretti A, Piastra M, *et al.* First report of macrophage activation syndrome in hyperimmunoglobulinemia D with periodic fever syndrome. Arthritis Rheum. 2007; 56: 658-61.

22. Simon A, Kremer HP, Wevers RA, Scheffer H, De Jong JG, Van Der Meer JW, *et al.* Mevalonate kinase deficiency – evidence of a phenotypic continuum. Neurology. 2004; 62: 994-7.

23. Saulsbury FT. Hyperimmunoglobulinemia D and periodic fever syndrome (HIDS) in a child with normal serum IgD, but increased serum IgA concentration. J Pediatr. 2003; 143: 127-9.

24. Federici S, Sormani MP, Ozen S, Lachmann HJ, Amaryan G, Woo P, *et al.* Evidence-based provisional clinical classification criteria for autoinflammatory periodic fevers. Ann Rheum Dis. 2015; 74: 799-805.

25. Van der Burgh R, Ter Haar NM, Boes ML, Frenkel J. Mevalonate kinase deficiency, a metabolic autoinflamtory disease. Clin Inmunol. 2013; 147: 197-206.

26. Ter Haar N, Lachmann H, Ozen S, Woo P, Uziel Y, Modesto C, *et al.* Treatment of autoinflammatory diseases: results from the Eurofever Registry and a literature review. Ann Rheum Dis. 2013; 72: 678-85.

27. Simon A, Drewe E, van de Meer JW, Powell RJ, Kelley RI. Simvastatin treatment for inflammatory attacks of the hyperimmunoglobulinemia D and periodic fever syndorme. Clin Pharmacol. 2004; 75: 476-83.

28. Bodar EJ, Kuijk LM, Drenth JP, van der Meer JW, Simon A, Frenkel J. On-demand anakinra treatment is effective in mevalonate kinase deficiency. Ann Rheum Dis. 2011; 70: 2155-8.

29. Galeotti C, Meinzer U, Quartier P, Rossi-Semerano L, Bader-Meunier B, Pillet P, *et al.* Efficacy of interleukin-1 targeting drugs in mevalonate kinase deficiency. Rheumatology. 2012; 51: 1855-9.

30. Campanillo-Marques R, Brogan PA. Mevalonate kinase deficiency in two sisters with therapeutic response to anakinra: case report and review of the literature. Clin Rheumatol. 2014; 33: 1681-4.

31. Calvo I, López B, Isabel M, Fernández L, Benito S. Formas clínicas de presentación, seguimiento y mutaciones del gen MVK en una cohorte de pacientes con síndrome Hiper IgD. Congreso Extraordinario de la AEP; 2014. Disponible en: https://www.congresoaep.org/2014/read-contents.php?file=webstructure/04_comunicaciones_orales.pdf

32. Fernández L, González M, López B, Calvo I. Treatment with anti IL-1 and infectious complications in paediatric patients with systemic juvenile idiophatic arthritis and autoinflammatory diseases. Ann Rheum Dis. 2014; 75; 317.

33. Hoffman HM, Throne ML, Amar NJ, Sebai M, Kivitz AJ, Kavanaugh A, *et al.* Efficacy and safety of rilonacept in patients with cryopyrin-associated periodic syndrome: results from two sequential placebo-controlled studies. Arthritis Rheum. 2008; 58: 2443-52.

34. Hashkes PJ, Huang B. The familial Mediterranean fever (FMF) 50 score: does it work in a controlled clinical trial? Re-analysis of the trial of rilonacept for patients with colchicine-resistant or intolerant FMF. IMAJ. 2015; 17: 137-40.

35. Tsitsami E, Papadopoulou C, Speletas M. A case of hyperimmunoglobulinemia D syndrome successfully treated with canakinumab. Rep Rheumatol. 2013; 2013: 795027.

36. Antón J, Calvo I, Robles A, Yagüe J, Aróstegui JI, Viana R, *et al.* Canakinumab treatment of patients with hyper-IgD syndrome: an open-label, multicenter, pilot study. Ann Rehum Dis. 2013; 72: 329.

37. Arostegui JI, Antón J, Calvo I, Robles A, Speziale A, Joubert Y, *et al.* Final analysis of study of efficacy and safety of canakinumab in active hyper-IgD syndrome. Ann Rheum Dis. 2015; 74: 401.

Capítulo 7

Síndromes periódicos asociados a criopirina

S. Buján,[1] B. Sevilla Pérez,[2] J.L. García-Serrano,[3] F. Martínez-Valle,[1] G. Espinosa,[4] J. Hernández-Rodríguez[4]

[1] Unidad de Enfermedades Sistémicas y Autoinmunes
Servicio de Medicina Interna
Hospital Universitari Vall d'Hebron
Barcelona

[2] Área de Pediatría y Reumatología Pediátrica
Unidad de Gestión Clínica de Pediatría
Hospital San Cecilio
Granada

[3] Unidad de Gestión Clínica de Oftalmología
Hospital San Cecilio
Granada

[4] Unidad Clínica de Enfermedades Autoinflamatorias
Servicio de Enfermedades Autoinmunes
Hospital Clínic
Barcelona

Correspondencia
Dr. José Hernández-Rodríguez
jhernan@clinic.ub.es

Introducción

Los síndromes periódicos asociados a criopirina (CAPS, *cryopirin-associated periodic syndrome*) o criopirinopatías fueron descritos en la segunda mitad del siglo xx como tres enfermedades clínicamente diferentes. En la década de 1950 se describió el síndrome autoinflamatorio familiar inducido por el frío (FCAS, *familial cold-associated periodic syndrome;* OMIN 120100); en 1962, el síndrome de Muckle-Wells (MWS, *Muckle-Wells syndrome;* OMIN 191100); y en 1981, el síndrome infantil crónico neurológico, cutáneo y articular, o enfermedad inflamatoria multisistémica de inicio neonatal (CINCA/NOMID, *chronic infantil neurologic, cutaneous and articular/neonatal onset multisystem inflammatory disease;* OMIM 607115).

Los CAPS afectan por igual a hombres y mujeres, y se incluyen dentro de las enfermedades minoritarias, con una prevalencia estimada de 1-2 casos por cada millón de habitantes en los Estados Unidos[1] y de 1 por cada 360.000 habitantes en Francia.[2]

1 Genética

Las mutaciones del gen *CIAS1 (cold-induced autoinflammatory syndrome 1)*, también llamado *NLRP3 (NOD-like receptor family, pyrin domain containing 3)* o *PYPAF1 (pyrin-containing APAF-1-like protein 1)*, son las causantes de los CAPS. Dicho gen, localizado en el brazo corto del cromosoma 1 (1q44), codifica la proteína NALP3 *(NACHT, LRR and PYD domains-containing protein 3)* o criopirina, que es miembro de la familia de receptores NLR *(NOD-like receptors)* y uno de los constituyentes esenciales del inflamasoma. Su patrón de herencia mendeliano es autosómico dominante.[3]

En el catálogo en línea Infevers (http://fmf.igh.cnrs.fr/ISSAID/infevers/index.php), hasta el momento se han registrado 176 mutaciones repartidas entre seis de los nueve exones y siete de los nueve intrones del gen, aunque casi el 90 % se reparten entre los exones 3 (que codifica el dominio NACHT de la criopirina) y 4 y el intrón 4. No existe una correlación entre mutaciones específicas y fenotipo clínico. En este gen se han descrito mutaciones sin clínica específica asociada, que normalmente corresponden a variantes con penetrancia incompleta o polimorfismos funcionales como la variante Q703K o la V198M.[4] En el 50 % de los pacientes con el fenotipo CINCA/NOMID no existen antecedentes familiares, por lo que son consideradas mutaciones *de novo*. Recientemente se han identificado mutaciones somáticas que conllevan la aparición de mosaicismos (o quimeras, ya que los individuos poseen dos líneas celulares con distinto genotipo) que causan la enfermedad en pacientes sin mutaciones en la línea germinal (o gonadales) del gen *NLRP3*.[5-7]

2 Fisiopatología

En condiciones normales, la activación del inflamasoma NLRP3 está inhibida por el plegamiento de la forma *wild type* de la proteína NALP3 sobre sí misma, lo que impide la activación del dominio efector NACHT/NOD a través del dominio LRR. Se cree que las mutaciones en el gen *NLRP3* generarían una ganancia de función por cambios conformacionales del dominio NACHT/NOD, lo que dificultaría el efecto inhibidor del dominio LRR. Esta ganancia de función parece facilitar la activación del inflamasoma NLRP3, de la caspasa-1 y de la vía del factor nuclear kappa B (NF-κB), con el consiguiente aumento en la producción de citocinas proinflamatorias activas como las interleucinas (IL) 1, 18, 33 y 36.[3] Para ampliar los conceptos implicados en la fisiopatología de estos síndromes autoinflamatorios asociados a criopirina se remite al lector al capítulo 2 de esta monografía.

3 Clínica

Existe una serie de manifestaciones clínicas común a las tres formas de CAPS, como la edad de inicio temprana, la presencia de síntomas sistémicos (fiebre, fatiga, artralgias y dolor muscular) y el aumento de los reactantes de fase aguda. La afectación cutánea y la ocular también pueden estar presentes en todas ellas en un grado variable.[8]

Las lesiones cutáneas características en los CAPS son urticariformes y migratorias (véase la figura 1), y al contrario que en la erupción alérgica, en la que predomina el prurito, éstas suelen ser urentes o dolorosas. En las biopsias cutáneas de las lesiones, a diferencia del infiltrado linfocitario y eosinófilo dérmico que se observa en la urticaria alérgica clásica, en la dermis de los pacientes afectos de CAPS se observa de forma característica un infiltrado inflamatorio perivascular de predominio polimorfonuclear.[9]

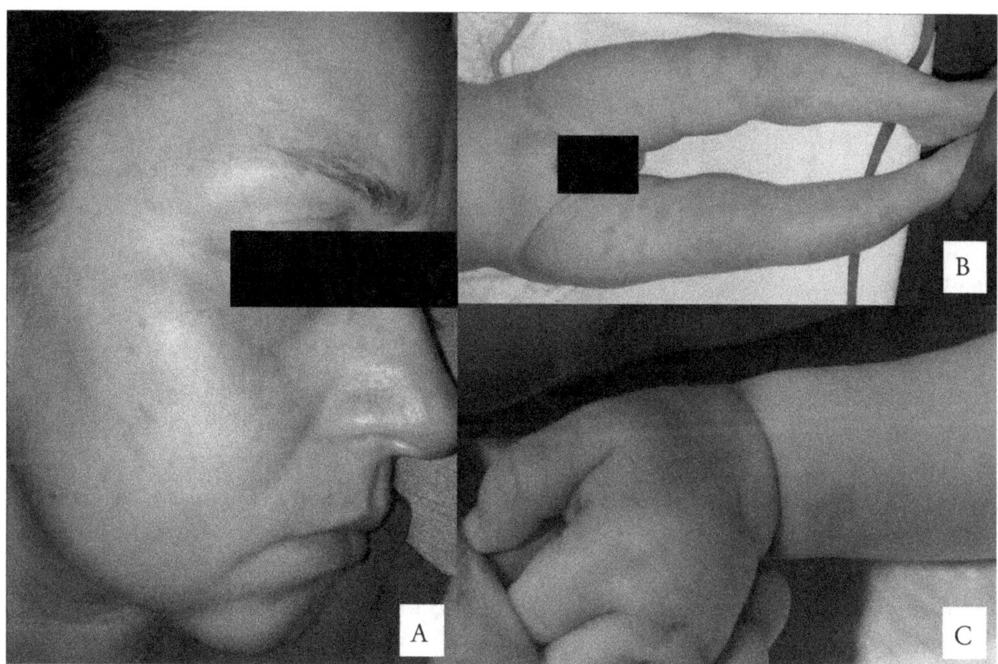

*Figura 1. Manifestaciones cutáneas en pacientes con síndrome de solapamiento FCAS-MWS.
A) Lesiones eritematoedematosas en la cara (malar, palpebral y labial) en una paciente que manifestó
la enfermedad a los 5 años de edad y fue diagnosticada a los 36 años. B y C) Lesiones urticariformes
en un paciente de 6 meses de edad, que empeoran tras la exposición al frío, en los miembros
inferiores y superiores. (Cortesía de J. Hernández-Rodríguez.)*

El patrón de la fiebre en estas enfermedades varía con su gravedad. Mientras que en el FCAS los ataques inflamatorios son inducidos por la exposición al frío, con picos febriles, en ocasiones elevados, pero con desaparición en pocas horas y sin inflamación residual, los pacientes con CINCA/NOMID suelen presentar fiebre persistente, con frecuencia de bajo grado (hasta 39,5 °C), que empeora con las exacerbaciones de la enfermedad.

3.1 Síndrome autoinflamatorio familiar inducido por el frío

El FCAS representa la forma más leve del espectro de los CAPS. Los pacientes con FCAS pueden presentar síntomas desde los primeros días de vida. Clínicamente se caracterizan por episodios recurrentes de fiebre de bajo grado, acompañados a menudo de escalofríos, poliartralgias y urticaria, que se inician tras 1-2 horas de la exposición al frío y tienen una duración de 12-48 horas. La prueba de inducción por el contacto directo con un cubito de hielo suele ser negativa, a diferencia de los individuos afectos de urticaria inducida por el frío. Los pacientes con FCAS también pueden presentar conjuntivitis, sudoración profusa, cefalea, náuseas y sed excesiva. La hipoacusia neurosensorial y la afectación renal por amiloidosis secundaria son infrecuentes (17 % y 2 % de los casos en algunas series, respectivamente).[8,10,11]

El espectro de presentación del FCAS es muy variable e incluye desde escasa sintomatología tras la exposición al frío, incluso ausencia de exantema urticariforme y de fiebre, hasta fiebre elevada, junto a manifestaciones infrecuentes y ocasionalmente graves, como la amiloidosis.[11]

3.2 Síndrome de Muckle-Wells

Los pacientes con MWS suelen manifestar la enfermedad en la infancia, antes de los 5 años de edad, con episodios inflamatorios, sin desencadenante claro, de 2-5 días de duración. Los brotes se caracterizan por un exantema urticariforme y fiebre de bajo grado, acompañados con frecuencia de dolor abdominal, vómitos y afectación musculoesquelética.[12] La artritis (con o sin derrame) de grandes articulaciones (rodillas, tobillos y muñecas) habitualmente no es deformante. La conjuntivitis es la afectación ocular más frecuente,[12,13] aunque los pacientes también pueden presentar queratitis, epiescleritis y uveítis anterior, y más raras veces uveítis posterior. La cefalea es un síntoma común, aunque en ocasiones puede estar causada por una meningitis aséptica y acompañarse de papiledema bilateral.[13]

La hipoacusia neurosensorial es la característica clínica más típica del MWS, presente hasta en un 60 % de los casos.[10] Se debe a la lesión inflamatoria del órgano de Corti y del nervio coclear (sin depósito de amiloide), con aumento local de IL-1, como ocurre en los pacientes afectos de CINCA/NOMID.[13,14] Ciertas mutaciones en el gen *NLRP3* se asocian con el desarrollo de hipoacusia precoz. Con un tratamiento adecuado, administrado en las etapas iniciales, el empeoramiento de la hipoacusia puede ser reversible. A diferencia del FCAS, la amiloidosis se desarrolla hasta en un tercio de los pacientes no tratados, y suele presentarse como un síndrome nefrótico a partir de la segunda década de la vida.[15]

3.3 Síndrome CINCA/NOMID

El acrónimo CINCA se ha acuñado y se utiliza preferentemente en Europa[16], y el de NOMID en los Estados Unidos.[17] Es la forma más grave de los CAPS y se caracteriza por una reacción inflamatoria sistémica mantenida, con un curso crónico y brotes recurrentes sin un desencadenante conocido. Los síntomas pueden iniciarse los primeros días de vida, e incluso durante el periodo perinatal, ya que se han descrito recién nacidos con bajo peso para la edad gestacional, así como alteraciones estructurales, como microcalcificaciones y fenómenos trombóticos placentarios y anomalías del cordón umbilical. La fiebre y un exantema urticariforme permanente suelen ir seguidos por los síntomas neurológicos y articulares.[14]

La afectación neurológica habitualmente es devastadora, y se caracteriza por el desarrollo de una meningitis aséptica neutrofílica crónica que provoca irritabilidad, cefalea, vómitos y, en algunas ocasiones, convulsiones, focalidad neurológica y espasticidad de los miembros.[14,18] También llega a producir hipertensión intracraneal, que si se mantiene conduce al desarrollo de hidrocefalia, atrofia cerebral y edema de papila crónico, con los consiguientes retraso cognitivo y defecto visual.[14,18] La hidrocefalia suele acompañarse de una «facies típica» con abombamiento frontal, perímetro cefálico amplio y más raramente una deformidad nasal en silla de montar. Estos rasgos, junto a otras anomalías musculoesqueléticas características, como acortamiento de las manos y de los pies, y acropaquia de los dedos de las manos, generan un fenotipo común en estos pacientes.[14,18]

Los síntomas articulares varían desde artralgias leves hasta una artropatía deformante (hasta el 40 % de los casos).[19] Esta artropatía grave afecta con mayor frecuencia a las grandes articulaciones y está causada por el crecimiento no controlado y asimétrico del cartílago de epífisis y metáfisis de los huesos largos, con la consiguiente calcificación y el cierre prematuro de las fisis que dan lugar a una asimetría de los miembros con aumento óseo. No se produce un engrosamiento sinovial, y en ocasiones se acompaña de derrame articular y contracturas articulares. Todo ello suele comportar una movilidad limitada y, en casos extremos, una incapacidad total para la deambulación. La osificación prematura de la rótula con sobrecrecimiento rotuliano posterior da lugar a la imagen radiológica típica «en miga de pan».[19] Otras complicaciones osteoarticulares conocidas son la osteítis, la osteopenia y la talla baja.[19] Al contrario que la mayoría de los otros síntomas, la formación ósea anormal en los pacientes con CINCA/NOMID, que se cree que se debe a una progresión anormal de la osificación endocondral (sin fenómenos inflamatorios), no parece responder al tratamiento con bloqueadores de la IL-1.[19]

La inflamación coclear conduce a una hipoacusia neurosensorial hasta en el 25 % de los pacientes, que puede hacerse evidente en la primera década de la vida, a diferencia de los individuos afectos de MWS, en quienes suele presentarse años después.[10,17] La manifestación ocular más común es la conjuntivitis, seguida de la uveítis anterior no granulomatosa y la queratitis intersticial, con la consiguiente opacificación corneal. La uveítis posterior es rara.[17] Todas estas manifestaciones contribuyen a la pérdida progresiva de visión. En los pacientes con meningitis aséptica crónica, la pérdida visual suele estar producida principalmente por el papiledema mantenido que comporta una atrofia del nervio óptico.[17,20]

Con la excepción de las deformidades óseas, la instauración de un tratamiento precoz adecuado puede llegar a evitar la mayoría de las secuelas irreversibles derivadas del daño orgánico permanente que ocasiona la inflamación sistémica mantenida en esta enfermedad, incluido el desarrollo de amiloidosis secundaria.[17,20]

4   Exploraciones complementarias

4.1   Pruebas de laboratorio

Los hallazgos de laboratorio en los pacientes afectos de CAPS son inespecíficos. En todos ellos puede observarse una marcada leucocitosis con neutrofilia, trombocitosis, discreta anemia (en general normocítica e hipocrómica) y una importante elevación de los reactantes de fase aguda, que se agrava durante los brotes. La proteína C reactiva (PCR), la velocidad de sedimentación globular y la proteína amiloide A sérica (SAA) pueden ser útiles para valorar la actividad de la enfermedad y la respuesta al tratamiento. La detección de SAA permanentemente elevada se ha relacionado con el desarrollo de amiloidosis secundaria, que con frecuencia afecta al riñón.[21] Por tanto, la realización de análisis de orina para detectar proteinuria de forma precoz es fundamental en estos pacientes.

Otros biomarcadores que se han estudiado en estas enfermedades son la calprotectina sérica (o MRP8/14) y la proteína S100, cuyos valores se correlacionan con la actividad de la enfermedad, incluso subclínica. También se ha descrito una elevación de la inmunoglobulina (Ig) D (como en otros síndromes autoinflamatorios), y un aumento policlonal de IgM o IgG y de haptoglobina.[16,22]

En las formas con sintomatología neurológica grave debe realizarse un estudio de líquido cefalorraquídeo (LCR) para descartar o confirmar la presencia de meningitis aséptica. Por tanto, los cultivos de LCR deben ser negativos. Los pacientes en quienes se confirma la afectación meníngea suelen cursar con una presión de apertura del LCR elevada, con presencia de leucocitos de predominio polimorfonuclear, glucosa normal y proteinorraquia normal o ligeramente aumentada.

4.2   Pruebas de imagen

La radiología simple puede ser útil para valorar las lesiones óseas características del síndrome CINCA/NOMID. En todos los pacientes con diagnóstico de CAPS y cualquier grado de afectación neurológica debe realizarse una resonancia magnética (RM) con gadolinio, sobre todo en aquellos con CINCA/NOMID y una presentación neurológica más grave. Preferentemente deben explorarse el encéfalo y el oído interno, donde un aumento de realce del contraste en las leptomeninges o en la cóclea indica inflamación de estas estructuras. La afectación del oído interno objetivada en la RM se ha correlacionado con el desarrollo de sordera neurosensorial.[10,17] La RM también es útil para el seguimiento y la valoración de la respuesta al tratamiento, así como para la detección de complicaciones como la hidrocefalia.

4.3　Exploración oftalmológica

La afectación ocular en los CAPS es frecuente y muy variada, por lo que es preciso realizar exámenes oftalmológicos exhaustivos periódicamente. En las formas graves de CAPS con afectación neurológica, la funduscopia es útil para detectar de forma precoz edema de papila (véase la figura 2 A y B).[20] La tomografía de coherencia óptica (OCT, *optical coherence tomography*) es más fiable que el fondo de ojo para el diagnóstico y el seguimiento del papiledema crónico (véase la figura 2 C), ya que permite valorar la capa de fibras nerviosas de la papila con mayor exactitud, de un modo sencillo, reproducible y no invasivo.[17] El edema de papila crónico comporta el desarrollo de una atrofia óptica, que clínicamente se manifiesta como una importante pérdida de agudeza y de campo visual, y en la OCT se observa una reducción del espesor de la capa de fibras nerviosas.[17,20]

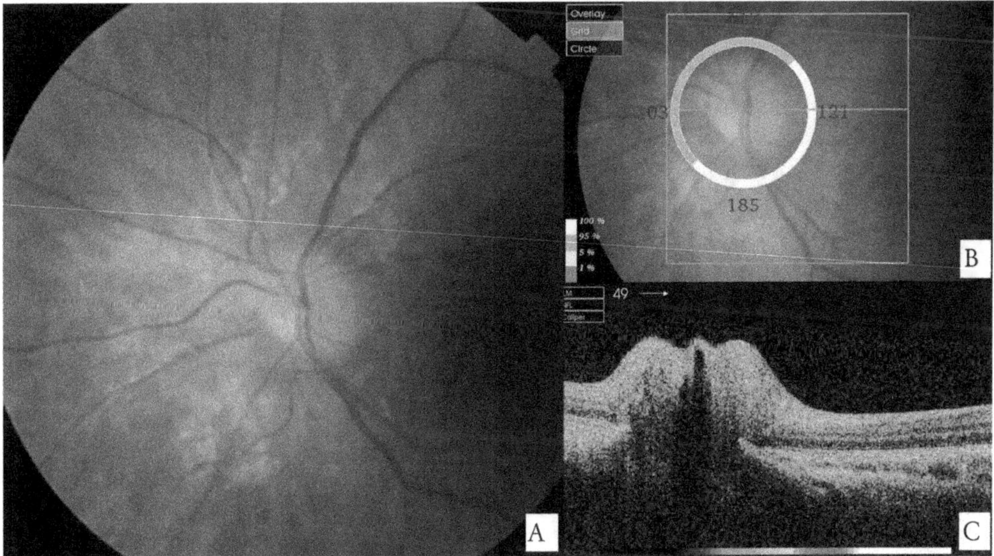

Figura 2. Fondo de ojo de un paciente con CINCA/NOMID. A) Borramiento del borde papilar con halo grisáceo temporal e inferior (edema del disco óptico). B) Tomografía de coherencia óptica: aumento del grosor de la capa de fibras nerviosas en el cuadrante temporal e inferior. C) Elevación del perfil papilar. (Cortesía de B. Sevilla Pérez y J.L. García-Serrano.)

4.4 Exploración otorrinolaringológica

La valoración otorrinolaringológica es fundamental en todos los pacientes afectos de CAPS, en especial en aquellos con MWS o CINCA/NOMID, con un riesgo aumentado de desarrollar sordera neurosensorial.[10] Inicialmente la hipoacusia suele ser más pronunciada para frecuencias altas (4-8 kHz).[10,17] En los pacientes pediátricos de corta edad, la pérdida de audición puede detectarse precozmente mediante potenciales evocados auditivos, que en edades posteriores pueden sustituirse por la audiometría. Las pruebas audiométricas también son importantes durante el seguimiento, ya que pueden mejorar o estabilizarse tras un tratamiento adecuado. En los pacientes con afectación del oído interno en la RM deben intensificarse los controles audiométricos e iniciar un tratamiento precoz en cuanto lo precisen.[10]

5 Diagnóstico

El diagnóstico de los CAPS se basa en la presencia de manifestaciones clínicas sugestivas con el apoyo de pruebas complementarias de laboratorio y de imagen, y de los exámenes audiométricos y oftalmológicos.

5.1 Utilidad del diagnóstico genético

Como los datos clínicos y biológicos, aunque característicos, se consideran inespecíficos, el diagnóstico puede llegar a confirmarse mediante el estudio genético. No obstante, hasta en el 40-50 % de los estudios genéticos (en CINCA/NOMID) no se consigue identificar la mutación en la línea germinal del gen *NLRP3*. Como ya se ha mencionado, en un alto porcentaje de estos casos negativos las mutaciones somáticas (quimeras) constituyen el mecanismo causante de la enfermedad.[4-7] Respecto a las mutaciones diagnósticas, no existe una relación clara entre genotipo y fenotipo, puesto que una misma mutación puede estar asociada a presentaciones de distinta gravedad.[1] Sin embargo, algunas mutaciones, como la T348M y la D303N, se han relacionado con un mayor riesgo de presentar complicaciones neurológicas graves y sordera neurosensorial.[4]

A pesar de que algunos autores han propuesto limitar el estudio genético de los CAPS a los pacientes que hayan iniciado la enfermedad antes de los 20 años de edad, que hayan presentado al menos tres episodios recurrentes con fiebre, lesiones urticariformes y elevación de la PCR,[2] hay que tener en cuenta que existen formas de CAPS, principalmente de FCAS, de inicio en la infancia que se diagnostican tardíamente o incluso que se manifiestan en la edad adulta, y suelen cursar con manifestaciones clínicas desencadenadas o agravadas por el frío.[23] En estos pacientes se han descrito mutaciones de baja penetrancia en el gen *NLRP3*, como Q703K y V198M.[23]

Por tanto, si el paciente presenta una clínica muy sugestiva de CAPS, y sobre todo si corresponde al fenotipo más grave (MWS-CINCA/NOMID), debe iniciarse de forma precoz un tratamiento dirigido, con independencia de que el estudio genético haya resultado negativo. La respuesta al tratamiento con fármacos bloqueadores de la IL-1 también puede ser útil para apoyar el diagnóstico.

5.2 Diagnóstico diferencial

El diagnóstico diferencial de los CAPS, en general, debe incluir otros síndromes autoinflamatorios, como la fiebre mediterránea familiar, el síndrome de hiperinmunoglobulinemia D (HIDS, *hyperimmunoglobulinemia D syndrome*) y el síndrome periódico asociado al receptor del factor de necrosis tumoral (TRAPS, *tumor necrosis factor receptor-associated periodic syndrome*), ya que en ocasiones las manifestaciones clínicas principales sugieren un solapamiento entre varias enfermedades.[24] En el FCAS debe considerarse el diagnóstico diferencial con enfermedades que se presenten con urticaria, como la urticaria alérgica, la vasculitis urticarial (asociada o no a enfermedades autoinmunitarias), el edema angioneurótico y la urticaria adquirida por frío, además de con otros síndromes autoinflamatorios de reciente identificación que también cursan con urticaria, como el FCAS2 (fiebre periódica de Guadalupe) y el FCAS3, también conocido como PLAID *(antibody deficiency and immune dysregulation, PLCG2-associated)* o FACU *(familial atypical cold urticaria)*.[25] Las formas de CINCA/NOMID y las formas graves de MWS, que se producen en la época neonatal y la primera infancia, deben ser diferenciadas de otros cuadros clínicos de comienzo a una edad similar, como la artritis idiopática juvenil sistémica, el síndrome de Alport y el HIDS.[24]

Aunque cada criopirinopatía tiene unas características clínicas más específicas, como la existencia de un antecedente de exposición al frío como desencadenante de las crisis en el FCAS, el alto porcentaje de sordera y amiloidosis en el MWS, y la afectación neurológica grave y la artropatía deformante en el CINCA, muchos pacientes presentan manifestaciones clínicas comunes a las tres enfermedades que hacen difícil su diagnóstico y son catalogados como síndromes de solapamiento FCAS-MWS o MWS-CINCA/NOMID.[24]

6 Tratamiento

Hasta la actualidad, los CAPS son las únicas enfermedades autoinflamatorias con un tratamiento aprobado por las autoridades sanitarias: los agentes bloqueadores de la IL-1. De todas formas, en casos de FCAS o formas leves de MWS (por ejemplo, sin afectación neurológica y con los reactantes de fase aguda controlados), además de la evitación de contacto y de ambientes fríos, durante los brotes pueden utilizarse antiinflamatorios no esteroideos o glucocorticoides como tratamiento sintomático a demanda, que han mostrado beneficio en alrededor del 70-80 % de los pacientes.[26] La mejoría suele ser transitoria, pero suficiente en muchos casos. Los glucocorticoides (por ejemplo, prednisona) suelen utilizarse en dosis de 0,5-1 mg/kg al día durante los días de mayor afectación sistémica. En los pacientes con manifestaciones graves o clínica persistente no se recomienda mantener estas dosis de glucocorticoides, por lo que debe contemplarse la administración de un fármaco anti-IL-1. Otros fármacos, como la colchicina y los inmunodepresores, no han demostrado utilidad en el control sintomático ni en el control a largo plazo.

Los fármacos bloqueadores de la IL-1 son en estos momentos los únicos agentes con indicación reconocida para el tratamiento de las criopirinopatías. Tres fármacos de esta familia, con mecanismos de acción diferentes, han recibido indicación por la Food and Drug Administration de los Estados Unidos y la European Medicines Agency: el canakinumab (anticuerpo monoclonal dirigido contra la IL-1β), el anakinra (antagonista del receptor de la IL-1) y el rilonacept (proteína de fusión dimérica que se fija a la IL-1β y la IL-1α, y bloquea su actividad). Todos ellos se administran por vía subcutánea. La dosis habitual del canakinumab es de 2-4 mg/kg o 150 mg (dosis media comercializada) cada 8 semanas en pacientes de más de 40 kg de peso; la de anakinra, de 1-2 mg/kg o 100 mg al día (dosis media comercializada); y la de rilonacept, de 2,2 mg/kg o 160 mg a la semana (dosis media comercializada, únicamente en los Estados Unidos).

El canakinumab se ha demostrado eficaz en el tratamiento de los CAPS (principalmente MWS) en un ensayo terapéutico aleatorizado con 35 pacientes. En el registro Eurofever, y en otros estudios de cohortes, el canakinumab ha mantenido la remisión clínica y biológica en el 75-90 % de los pacientes.[26] Por otra parte, el rilonacept también se ha demostrado eficaz en un estudio aleatorizado y en otros estudios piloto.[26]

El anakinra, utilizado en 168 pacientes afectos de CAPS en el registro Eurofever y en otros estudios de cohortes, logró una remisión completa en el 73 % de los casos.[26] En algunos pacientes jóvenes, el uso de anakinra mejoró la audición.[10,26] De estos estudios sobre el anakinra cabe destacar la necesidad de aumentar la dosis para inducir y mantener la remisión, y la frecuente aparición de complicaciones locales en los lugares de punción, en forma de eritema pruriginoso.[26]

Un estudio observacional prospectivo de 26 pacientes afectos de MWS ha comparado la eficacia y la seguridad del canakinumab y el anakinra. Ambos disminuyeron por igual la actividad de la enfermedad, tanto clínica como biológica.[27] Algunos pacientes tratados con anakinra necesitaron un aumento de dosis para alcanzar la remisión.[27] En algunos pacientes con CAPS tratados con canakinumab (sobre todo en edad pediátrica y con fenotipo CINCA/NOMID) también se ha descrito como útil la escalada de dosis y el aumento de la frecuencia de su administración para el control de la actividad de la enfermedad.[28]

Existen algunos casos aislados de pacientes afectos de CAPS en quienes se han utilizado otros fármacos biológicos, como el etanercept (antifactor de necrosis tumoral) y el tocilizumab (anti-IL-6), sin eficacia hasta la fecha.[29,30]

Bibliografía

1. Kuemmerle-Deschner JB, Haug I. Canakinumab in patients with cryopyrin-associated periodic syndrome: an update for clinicians. Ther Adv Musculoskelet Dis. 2013; 5: 315-29.
2. Cuisset L, Jeru I, Dumont B, *et al.* Mutations in the autoinflammatory cryopyrin-associated periodic syndrome gene: epidemiological study and lessons from eight years of genetic analysis in France. Ann Rheum Dis. 2011; 70: 495-9.
3. Neven B, Callebaut I, Prieur AM, *et al.* Molecular basis of the spectral expression of CIAS1 mutations associated with phagocytic cell-mediated autoinflammatory disorders CINCA/NOMID, MWS, and FCU. Blood. 2004; 103: 2809-15.
4. Levy R, Gerard L, Kuemmerle-Deschner J, *et al.* Phenotypic and genotypic characteristics of cryopyrin-associated periodic syndrome: a series of 136 patients from the Eurofever Registry. Ann Rheum Dis. 2014 Jul 18. pii: annrheumdis-2013-204991. doi: 10.1136/annrheumdis-2013-204991. [Epub ahead of print]
5. Saito M, Nishikomori R, Kambe N, *et al.* Disease-associated CIAS1 mutations induce monocyte death, revealing low-level mosaicism in mutation-negative cryopyrin-associated periodic syndrome patients. Blood. 2008; 111: 2132-41.
6. Aróstegui JI, López Saldaña MD, Pascal M, *et al.* A somatic NLRP3 mutation as a cause of a sporadic case of chronic infantile neurologic, cutaneous, articular syndrome/neonatal-onset multisystem inflammatory disease: novel evidence of the role of low-level mosaicism as the pathophysiologic mechanism underlying Mendelian inherited diseases. Arthritis Rheum. 2010; 62: 1158-66.
7. Nakagawa K, González-Roca E, Souto A, *et al.* Somatic NLRP3 mosaicism in Muckle-Wells syndrome. A genetic mechanism shared by different phenotypes of cryopyrin-associated periodic syndromes. Ann Rheum Dis. 2015; 74: 603-10.
8. Glaser RL, Goldbach-Mansky R. The spectrum of monogenic autoinflammatory syndromes: understanding disease mechanisms and use of targeted therapies. Curr Allergy Asthma Rep. 2008; 8: 288-98.
9. Aubert P, Suárez-Fariñas M, Mitsui H, *et al.* Homeostatic tissue responses in skin biopsies from NOMID patients with constitutive overproduction of IL-1beta. PLoS One. 2012; 7: e49408.
10. Ahmadi N, Brewer CC, Zalewski C, *et al.* Cryopyrin-associated periodic syndromes: otolaryngologic and audiologic manifestations. Otolaryngol Head Neck Surg. 2011; 145: 295-302.
11. Hoffman HM, Wanderer AA, Broide DH. Familial cold autoinflammatory syndrome: phenotype and genotype of an autosomal dominant periodic fever. J Allergy Clin Immunol. 2001; 108: 615-20.
12. Dode C, Le Du N, Cuisset L, *et al.* New mutations of CIAS1 that are responsible for Muckle-Wells syndrome and familial cold urticaria: a novel mutation underlies both syndromes. Am J Hum Genet. 2002; 70: 1498-506.
13. Hawkins PN, Bybee A, Aganna E, McDermott MF. Response to anakinra in a de novo case of neonatal-onset multisystem inflammatory disease. Arthritis Rheum. 2004; 50: 2708-9.
14. Goldbach-Mansky R, Dailey NJ, Canna SW, *et al.* Neonatal-onset multisystem inflammatory disease responsive to interleukin-1beta inhibition. N Engl J Med. 2006; 355: 581-92.
15. Aganna E, Martinon F, Hawkins PN, *et al.* Association of mutations in the NALP3/CIAS1/PYPAF1 gene with a broad phenotype including recurrent fever, cold sensitivity, sensorineural deafness, and AA amyloidosis. Arthritis Rheum. 2002; 46: 2445-52.
16. Wittkowski H, Kuemmerle-Deschner JB, Austermann J, *et al.* MRP8 and MRP14, phagocyte-specific danger signals, are sensitive biomarkers of disease activity in cryopyrin-associated periodic syndromes. Ann Rheum Dis. 2011; 70: 2075-81.

17. Sibley CH, Plass N, Snow J, *et al.* Sustained response and prevention of damage progression in patients with neonatal-onset multisystem inflammatory disease treated with anakinra: a cohort study to determine three- and five-year outcomes. Arthritis Rheum. 2012; 64: 2375-86.

18. Neven B, Prieur AM, Quartier dit Maire P. Cryopyrinopathies: update on pathogenesis and treatment. Nat Clin Pract Rheumatol. 2008; 4: 481-9.

19. Hill SC, Namde M, Dwyer A, *et al.* Arthropathy of neonatal onset multisystem inflammatory disease (NOMID/CINCA). Pediatr Radiol. 2007; 37: 145-52.

20. Dollfus H, Hafner R, Hofmann HM, *et al.* Chronic infantile neurological cutaneous and articular/neonatal onset multisystem inflammatory disease syndrome: ocular manifestations in a recently recognized chronic inflammatory disease of childhood. Arch Ophthalmol. 2000; 118. 1386-92.

21. Lachmann HJ, Goodman HJ, Gilbertson JA, *et al.* Natural history and outcome in systemic AA amyloidosis. N Engl J Med. 2007; 356: 2361-71.

22. Foell D, Wittkowski H, Vogl T, Roth J. S100 proteins expressed in phagocytes: a novel group of damage-associated molecular pattern molecules. J Leukoc Biol. 2007; 81: 28-37.

23. Cantarini L, Vitale A, Lucherini OM, *et al.* Childhood versus adulthood-onset autoinflammatory disorders: myths and truths intertwined. Reumatismo 2013; 65: 55-62.

24. Calvo Penadés I, López Montesinos B, Marco Puche A. Síndrome de Muckle-Wells y síndrome autoinflamatorio familiar inducido por frío. Med Clin (Barc). 2011; 136(Supl 1): 16-21.

25. Ozen S, Bilginer Y. A clinical guide to autoinflammatory diseases: familial Mediterranean fever and next-of-kin. Nat Rev Rheumatol. 2013; 10: 135-47.

26. Ter Haar N, Lachmann H, Ozen S, *et al.* Treatment of autoinflammatory diseases: results from the Eurofever Registry and a literature review. Ann Rheum Dis. 2012; 72: 678-85.

27. Kuemmerle-Deschner JB, Wittkowski H, Tyrrell PN, *et al.* Treatment of Muckle-Wells syndrome: analysis of two IL-1-blocking regimens. Arthritis Res Ther. 2013; 15: R64.

28. Caorsi R, Lepore L, Zulian F, *et al.* The schedule of administration of canakinumab in cryopyrin associated periodic syndrome is driven by the phenotype severity rather than the age. Arthritis Res Ther. 2013; 15: R33.

29. Matsubara T, Hasegawa M, Shiraishi M, *et al.* A severe case of chronic infantile neurologic, cutaneous, articular syndrome treated with biologic agents. Arthritis Rheum. 2006; 54: 2314-20.

30. Snegireva LS, Kostik MM, Caroli F, *et al.* Failure of tocilizumab treatment in a CINCA patient: clinical and pathogenic implications. Rheumatology (Oxford). 2013; 52: 1731-2.

Capítulo 8

Enfermedades asociadas al gen *CD2BP1:* síndrome de PAPA e hiperzincemia e hipercalprotectinemia

R. Roldán Molina,[1] I. Sologuren Marrero,[2] M. Antón Gamero,[3] M.T. Martínez de Saavedra,[2] C. Rodríguez Gallego[2]

[1] Unidad de Reumatología Pediátrica
Hospital Universitario Reina Sofía
Córdoba

[2] Unidad de Inmunología
Hospital Universitario de Gran Canaria Dr. Negrín
Las Palmas de Gran Canaria

[3] Unidad de Nefrología Pediátrica
Hospital Universitario Reina Sofía
Córdoba

Correspondencia
Dra. Rosa Roldán Molina
rosa.roldan@hotmail.es

Introducción

La primera descripción en la literatura de un paciente con lo que actualmente se conoce como síndrome PAPA *(pyogenic arthritis, pyoderma gangrenosum and acne;* OMIM: 604416*)* data de 1975,[1,2] pero el término se acuñó por primera vez en 1997 al describir una familia en la que trece miembros presentaban las características pleiotrópicas de la enfermedad: episodios intermitentes de artritis pauciarticular estéril piógena y erosiva de inicio en edad temprana, acné quístico y pioderma grangrenoso.[3,4] En el año 2000 se describe otra familia con una presentación clínica similar y denominan a este síndrome «artritis recurrente familiar».[5] En 2002 se publican el gen implicado y las mutaciones asociadas a la enfermedad en ambas familias.[6] Hasta la actualidad se han descrito nueve familias, en las que se ha confirmado mediante estudio genético el diagnóstico de síndrome PAPA,[2-5,7-12] y varios casos esporádicos.[2,10,13-18]

En el año 2002 se describieron cinco pacientes con un síndrome caracterizado por inflamación sistémica crónica, hepatoesplenomegalia, neutropenia, anemia y concentraciones séricas extremadamente altas de zinc y calprotectina (MRP8/MRP14; S100A8/S100A9), por lo que fue denominado síndrome de hiperzincemia e hipercalprotectinemia (Hz/Hc; OMIM: 194470).[19] Los pacientes con Hz/Hc también presentan mutaciones en *PSTPIP1 (proline-serine-threonine phosphatase-interacting protein 1,* también denominado *CD2BP1)* y pueden presentar pioderma gangrenoso y otras manifestaciones cutáneas, aunque sólo excepcionalmente artritis piógena (véase la figura 1).[20]

El síndrome PAPA y la Hz/Hc son diferenciables tanto por la clínica como biológicamente (véase la tabla 1),[21] y se ha propuesto el término PAMI *(PSTPIP1-associated myeloid-related-protaeinemia inflammatory syndrome)* para la Hz/Hc y englobar a ambos con la denominación PAID *(PSTPIP1-associated inflammatory diseases).*

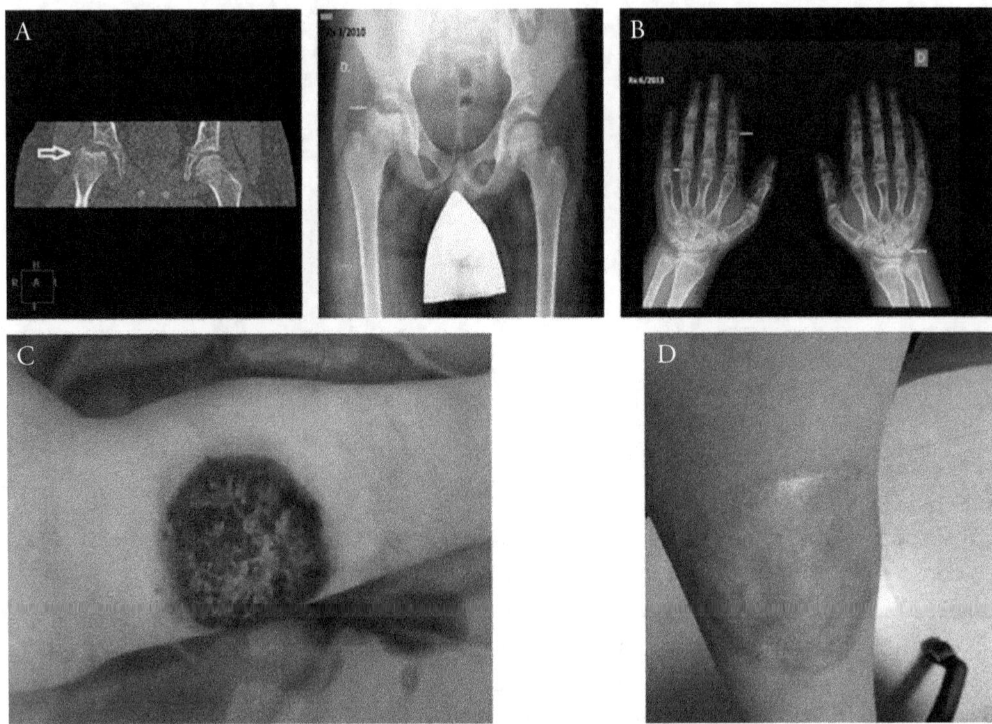

Figura 1. Alteraciones articulares y cutáneas en un paciente con hiperzincemia e hipercalprotectinemia. A) Alteraciones estructurales de la cabeza femoral derecha con signos de necrosis ósea aséptica. B) Lesiones estructurales en las pequeñas articulaciones de las manos, con erosiones en los carpos y las articulaciones metacarpofalángicas e interfalángicas proximales. C) Pioderma gangrenoso en el miembro inferior derecho, antes y 1 año después del tratamiento con ciclosporina.

1   Genética

El síndrome PAPA segrega con un patrón de herencia autosómico dominante. En el año 2002 se confirmó que ciertas mutaciones en heterocigosis en el gen *PSTPIP1* eran las causantes del síndrome.[6] En una familia se identificó en el exón 10 la mutación p.A230T, mientras que la otra familia segregaba con la enfermedad la mutación p.E250Q en el exón 11.[6] Ambas mutaciones son las más frecuentes identificadas hasta la fecha.[2,7-11,13,14,18]

En los últimos años se han descrito otras mutaciones: p.D246N,[17] p.G258A,[15] p.E256G, p.E277D[16] y p.R405C[12]. La mutación p.G258A podría asociarse a formas de PAPA atípicas, leves y con baja penetrancia, y esta podría aumentar al heredarse de forma autosómica recesiva.[15,22] La mutación p.R405C afecta a un dominio diferente al del resto de las mutaciones y podría asociarse a un síndrome PAPA con menor

	Características clínicas del síndrome PAPA y de la Hz/Hc	**Mutaciones del gen *PSTPIP1*[a]**
PAPA		
Frecuentes	Artritis piógena estéril, pioderma gangrenoso, acné (patergia)[b]	p.A230T (p.Ala230Thr) p.D246N (p.Asp246Asn) p.E250Q (p.Glu250Gln) p.E256G (p.Glu257Gly)
Infrecuentes	Osteomielitis, inflamación intestinal, hidradenitis supurativa	p.G258A (p.Gly258Ala) p.E277D (p.Glu277Asp) p.R405G (p.Arg405Cys)
Hz/Hc		
Frecuentes	Inflamación persistente, neutropenia, anemia, artritis o artralgias, trombocitopenia, retraso en el crecimiento, hepatoesplenomegalia, inflamación cutánea[c]	p.E250K (p.Glu250Lys) p.E257K (p.Glu257Lys)
Infrecuentes	Pioderma gangrenoso, artritis piógena estéril, acné[d]	

Respuesta a tratamientos con terapias biológicas[e]				
PAPA	**N.º pacientes**	**Completa**	**Parcial**	**Ausente**
Etanercept	4	2	0	2
Infliximab	4	3	0	1
Adalimumab	3	3	0	0
Anakinra	11	5	4	2
Canakinumab	1	1	0	0

[a] En la base de datos de Infevers (http://fmf.igh.cnrs.fr/ISSAID/infevers/index.php) y en el Eurofever Project[23] se han registrado otras variantes en el gen *PSTPIP1*.

[b] El fenómeno de patergia se ha descrito en menos de la mitad de los pacientes.

[c] Aunque los pacientes con Hz/Hc pueden presentar manifestaciones cutáneas, el acné quístico es raro.

[d] El pioderma gangrenoso se ha diagnosticado en cuatro de los catorce pacientes diagnosticados, y la artritis piógena se ha observado en uno.

[e] Estos agentes biológicos tienen un nivel de evidencia 4 y un grado de recomendación C para el tratamiento del PAPA.[21]

Tabla 1. Características clínicas del síndrome PAPA (pyogenic arthritis, pyoderma gangrenosum and acne) y de la hiperzincemia e hipercalprotectinemia (Hz/Hc), mutaciones publicadas y respuesta al tratamiento con terapias biológicas en el síndrome PAPA.

penetrancia clínica.[12] Además de estas mutaciones, en la base de datos de Infevers (http://fmf.igh.cnrs.fr/ISSAID/infevers/index.php) y en el Eurofever Project[23] se han registrado otras mutaciones en el gen *PSTPIP1*. Trece de catorce pacientes con Hz/Hc presentaron la mutación p.E250K en heterocigosis, y un paciente fue heterocigoto para la mutación p.E257K.

La proteína PSTPIP1 se expresa principalmente en células hematopoyéticas, y en menor medida en el timo, el intestino delgado, el pulmón y la placenta. PSTPIP1 es un adaptador implicado en la activación del inflamasoma y en la formación del citoesqueleto, entre otras funciones.[14]

2   Fisiopatología

PSTPIP1 tiene en su extremo amino terminal un dominio F-BAR mediante el cual se une a fosfatasas tipo PEST, como PTP-PEST (PTPN12), y en su extremo carboxilo un dominio SH3 por medio del cual interacciona con otras proteínas, como la pirina, WASP, FasL, c-Abl y CD2. La unión a PTP-PEST desfosforila a PSTPIP1 y afecta a la interacción con otras proteínas que pueden ser a su vez desfosforiladas, entre ellas la pirina.[14]

Las mutaciones p.A230T y p.E250Q afectan al dominio F-BAR e impiden la interacción con PTP-PEST, lo que resulta en la hiperfosforilación de PSTPIP1 y una mayor avidez por la pirina, liberando a esta de su autoinhibición, y su colocalización con ASC, lo que promueve la activación de la caspasa-1 (véase el capítulo 2). La mayoría de las mutaciones descritas se localizan en los exones 10 y 11, y afectan al dominio F-BAR.

PSTPIP1 también se asocia con los microtúbulos y controla la formación de podosomas, la migración celular y la degradación de la matriz extracelular. Recientemente se ha descrito otra mutación (p.R405C) en el dominio SH3, que disminuye la afinidad de unión de PSTPIP1 con WASP (implicada en la regulación del citoesqueleto de actina), pero sin afectar a la unión con PTP-PEST o con ABL. Los macrófagos de los pacientes con la mutación p.A230T tienen menor número de podosomas y una reducida degradación de la matriz extracelular, mientras que la mutación p.R405C se asocia a una activación excesiva de WASP y a una mayor transición de filopodios a podosomas, que se relaciona con una mayor capacidad invasiva y degradativa. Sin embargo, los pacientes desarrollan las manifestaciones clínicas de PAPA, aunque con una menor penetrancia.[12]

No se conoce cómo el aumento de carga negativa neta causada por las mutaciones p.E250K y p.E257K afecta de manera diferente al fenotipo clínico de los pacientes con Hz/Hc. Las MRP *(myeloid-related proteins)*, liberadas por una vía dependiente de la tubulina, actúan como alarminas debido a su acción agonista sobre el TLR-4 *(Toll-like receptor 4)*.[24,25] El incremento de zinc sérico en los pacientes con Hz/Hc parece deberse a la capacidad de unión al zinc de MRP8/MRP14.[19]

3 Clínica

3.1 Síndrome PAPA

El síndrome PAPA suele presentarse habitualmente antes de los 10 años de edad. Las manifestaciones articulares son las primeras en aparecer, y entre ellas la más frecuente es la artritis piógena estéril recurrente, en general monoarticular o pauciarticular erosiva, que afecta sobre todo a las grandes articulaciones. El líquido sinovial presenta un aspecto purulento, con abundante infiltrado de neutrófilos.

Las manifestaciones cutáneas suelen aparecer antes o durante la adolescencia: el pioderma gangrenoso, preferentemente en los miembros inferiores, se presenta a menudo tras traumatismos menores; el acné, que suele ser quístico o noduloquístico, afecta a extensas zonas corporales; y algunos pacientes desarrollan abscesos estériles o pústulas en el sitio de inyección (fenómeno de patergia).

El fenotipo clínico de la enfermedad es mucho más heterogéneo de lo que se sospechaba inicialmente. Algunos pacientes no presentan pioderma gangrenoso, incluso en la edad adulta, y algunos sólo tienen lesiones cutáneas leves[2,3,7-9,11] También se han descrito pacientes en quienes la artritis piógena ha aparecido en la edad, e individuos adultos que no han presentado nunca episodios de artritis piógena.[2,3,7,11,12,15,18]

Otras manifestaciones observadas sólo ocasionalmente en algunos pacientes son osteomielitis,[2,18] episodios de inflamación intestinal,[4,11] glomerulonefritis membranosa e hidradenitis supurativa.[3,11,16] Algunos pacientes manifiestan trastornos psicosociales causados por las lesiones cutáneas. En la literatura científica no se ha descrito el desarrollo de amiloidosis secundaria en ningún paciente con PAPA.

3.2 Hiperzincemia e hipercalprotectinemia

En el momento de redactar este capítulo hay descritos catorce pacientes con Hz/Hc.[20] La Hz/Hc presenta un inicio muy temprano (mediana de 13 meses), con inflamación crónica sistémica (14/14), (hepato)esplenomegalia (12/14), retraso en el crecimiento (9/14), adenopatías (6/14) y artritis o artralgias, aunque sólo en un paciente se ha constatado artritis piógena estéril. Las alteraciones hematológicas son características: neutropenia (14/14), anemia (hemoglobina <10 mg/l; 13/14) y trombocitopenia (7/14). Doce pacientes han presentado lesiones cutáneas de forma variable y cuatro han desarrollado pioderma gangrenoso.

4   Pruebas complementarias de laboratorio

En el síndrome PAPA no existen marcadores biológicos específicos de la enfermedad. Son frecuentes el aumento de los reactantes de fase aguda, la neutrofilia y la trombocitosis. En la Hz/Hc, la inflamación crónica se acompaña de valores permanentemente elevados de los reactantes de fase aguda, pero en este caso cursa con neutropenia, anemia y, en ocasiones, trombocitopenia. De forma característica hay unas concentraciones séricas extremadamente elevadas de zinc y de calprotectina en comparación con los individuos sanos y con los pacientes con síndrome PAPA y otras enfermedades autoinflamatorias.[20] Al igual que otros pacientes con enfermedades autoinflamatorias, los pacientes con síndrome PAPA o con Hz/Hc presentan valores séricos elevados de citocinas y quimiocinas inflamatorias (interleucina [IL] 6, IL-8, IL-18 y otras), aunque no suelen detectarse alteraciones en los valores séricos de IL-1b.

5   Diagnóstico

El diagnóstico de PAPA debe sospecharse en todo paciente que presente un inicio de la enfermedad antes de los 10 años de edad, enfermedad inflamatoria crónica y, de manera aislada o simultánea, monoartritis u oligoartritis erosiva piógena estéril recurrente, lesiones cutáneas (pioderma gangrenoso, acné quístico) y antecedentes familiares (aunque muchos casos son esporádicos por mutaciones *de novo*).

El diagnóstico definitivo de síndrome PAPA se establece mediante la identificación de las mutaciones en el gen *PSTPIP1*. Se recomienda iniciar el análisis por los exones 10 y 11, y ampliarlo a otros exones en caso de fundada sospecha diagnóstica.

5.1   *Diagnóstico diferencial*

El diagnóstico diferencial debe establecerse con otras enfermedades autoinflamatorias que también pueden cursar con pioderma gangrenoso, como la deficiencia del antagonista del receptor de la IL-1 (véase el capítulo 9), el síndrome SAPHO *(synovitis, acne, pustulosis, hyperostosis, and osteitis)* y otros síndromes que cursan con osteomielitis recurrente crónica, así como con la enfermedad de Behçet, la enfermedad inflamatoria intestinal, el mieloma múltiple y algunos tipos de leucemia, entre otras. Mayor complicación reviste la sospecha de síndrome PAPA en pacientes con pioderma gangrenoso y acné sin episodios de artritis previos y sin antecedentes familiares.

Varias características ayudan en el diagnóstico diferencial de la Hz/Hc frente al síndrome PAPA: en la Hz/Hc, los marcadores inflamatorios (proteína C reactiva) se encuentran permanentemente elevados, mientras que en el síndrome PAPA esto suele ocurrir sólo durante los episodios agudos. El síndrome PAPA se presenta con neutrofilia, mientras que en la Hz/Hc la neutropenia es característica junto con anemia crónica y trombocitopenia. La presencia de artritis piógena o de pioderma gangrenoso, aunque es más frecuente en el síndrome PAPA, no debe excluir la sospecha de Hz/Hc. La detección de concentraciones séricas sumamente elevadas de calprotectina y de zinc ayuda al diagnóstico de Hz/Hc. Sin embargo, el diagnóstico debe confirmarse mediante estudio genético.

6 Tratamiento

El objetivo del tratamiento de las enfermedades autoinflamatorias monogénicas es mejorar la calidad de vida del paciente, controlar los síntomas y evitar las complicaciones a largo plazo.[21]

6.1 Síndrome PAPA

El nivel de evidencia para el tratamiento del síndrome PAPA es bajo, derivado de series pequeñas y de informes de casos, y los estudios observacionales suelen ser cortos, con datos muy limitados sobre la eficacia a largo plazo y la seguridad de los fármacos.[26]

El síndrome PAPA generalmente responde de manera lenta y parcial a los glucocorticoides sistémicos, los cuales parecen ser beneficiosos para el control de la artritis, pero son menos eficaces en el pioderma grangrenoso.[2,3] Las terapias inmunosupresoras, como la ciclosporina, inducen al menos una respuesta parcial del pioderma gangrenoso, mientras que el tratamiento temprano con sulfasalazina o leflunomida ha inducido la remisión en un caso.[3,9]

En cuanto a los agentes biológicos, los resultados son contradictorios y no concluyentes tanto para los dirigidos al factor de necrosis tumoral (anti-TNF; infliximab, etanercept y adalimumab)[2,9,27-29] como para los bloqueantes de la IL-1 (anakinra, canakinumab, rilonacept) (véase la tabla 1). La primera referencia del tratamiento con anakinra en el síndrome PAPA es del año 2003.[30] El anakinra fue completamente efectivo en cinco de diez casos evaluados.[8,11,13,16,18,30] Recientemente, un paciente diagnosticado de síndrome PAPA-*like* con la mutación p.G258A en homocigosis presentó una rápida remisión de la enfermedad al ser tratado con canakinumab.[15] En general, el tratamiento con anti-IL-1 parece más eficaz en el control de las manifestaciones articulares (artritis piógena) y los anti-TNF más efectivos para tratar las manifestaciones cutáneas del síndrome PAPA.[2]

Los cinco pacientes con PAPA inscritos en el registro Eurofever han logrado respuestas completas con etanercept, con la combinación de isotretinoína y anakinra, o con adalimumab.[26]

Hasta la fecha, todos estos agentes biológicos tienen un nivel de evidencia 4 y un grado de recomendación C para el tratamiento del síndrome PAPA (véase la tabla 1).[21]

6.2   Hiperzincemia e hipercalprotectinemia

La experiencia en el tratamiento de la Hz/Hc es bastante limitada, sin que hasta el momento ninguna terapia haya sido efectiva de forma constante. El tratamiento con anti-IL-1 fue parcialmente eficaz en cinco de diez pacientes tratados. Dos pacientes presentaron una respuesta parcial a la ciclosporina A y la prednisolona. El tratamiento con anti-TNF sólo fue eficaz en uno de tres pacientes. Los síntomas cutáneos y articulares, la anemia y la inflamación sistémica mejoraron en la mayoría de los casos, pero la neutropenia se mantuvo en todos a pesar del tratamiento.

Estos datos indican la necesidad de un régimen de tratamiento individualizado para cada paciente y de la búsqueda de nuevas dianas terapéuticas, que van a depender del análisis mutacional de los genes implicados y del fenotipo clínico asociado, de la penetrancia de la mutación y de su variabilidad en la expresión clínica, de su implicación en el inflamasoma y como regulador del citoesqueleto, e incluso del perfil de citocinas en el suero.

Bibliografía

1. Jacobs JC, Goetzl EJ. "Streaking leukocyte factor", arthritis, and pyoderma gangrenosum. Pediatrics. 1975; 56: 570-8.

2. Demidowich AP, Freeman AF, Kuhns DB, et al. Brief report: genotype, phenotype, and clinical course in five patients with PAPA syndrome (pyogenic sterile arthritis, pyoderma gangrenosum, and acne). Arthritis Rheum. 2012; 64: 2022-7.

3. Lindor NM, Arsenault TM, Solomon H, Seidman CE, McEvoy MT. A new autosomal dominant disorder of pyogenic sterile arthritis, pyoderma gangrenosum, and acne: PAPA syndrome. Mayo Clin Proc. 1997; 72: 611-5.

4. Yeon HB, Lindor NM, Seidman JG, Seidman CE. Pyogenic arthritis, pyoderma gangrenosum, and acne syndrome maps to chromosome 15q. Am J Hum Genet. 2000; 66: 1443-8.

5. Wise CA, Bennett LB, Pascual V, Gillum JD, Bowcock AM. Localization of a gene for familial recurrent arthritis. Arthritis Rheum. 2000; 43: 2041-5.

6. Wise CA, Gillum JD, Seidman CE, et al. Mutations in CD2BP1 disrupt binding to PTP PEST and are responsible for PAPA syndrome, an autoinflammatory disorder. Hum Mol Genet. 2002; 11: 961-9.

7. Cortis E, De Benedetti F, Insalaco A, et al. Abnormal production of tumor necrosis factor (TNF)-alpha and clinical efficacy of the TNF inhibitor etanercept in a patient with PAPA syndrome [corrected]. J Pediatr. 2004; 145: 851-5.

8. Dierselhuis MP, Frenkel J, Wulffraat NM, Boelens JJ. Anakinra for flares of pyogenic arthritis in PAPA syndrome. Rheumatology (Oxford). 2005; 44: 406-8.

9. Tallon B, Corkill M. Peculiarities of PAPA syndrome. Rheumatology (Oxford). 2006; 45: 1140-3.

10. Cortesio CL, Wernimont SA, Kastner DL, Cooper KM, Huttenlocher A. Impaired podosome formation and invasive migration of macrophages from patients with a PSTPIP1 mu-

tation and PAPA syndrome. Arthritis Rheum. 2010; 62: 2556-8.

11. Schellevis MA, Stoffels M, Hoppenreijs EP, *et al.* Variable expression and treatment of PAPA syndrome. Ann Rheum Dis. 2011; 70: 1168-70.

12. Starnes TW, Bennin DA, Bing X, *et al.* The F-BAR protein PSTPIP1 controls extracellular matrix degradation and filopodia formation in macrophages. Blood. 2014; 123: 2703-14.

13. Brenner M, Ruzicka T, Plewig G, Thomas P, Herzer P. Targeted treatment of pyoderma gangrenosum in PAPA (pyogenic arthritis, pyoderma gangrenosum and acne) syndrome with the recombinant human interleukin-1 receptor antagonist anakinra. Br J Dermatol. 2009; 161: 1199-201.

14. Smith EJ, Allantaz F, Bennett L, *et al.* Clinical, molecular, and genetic characteristics of PAPA syndrome: a review. Curr Genomics. 2010; 11: 519-27.

15. Geusau A, Mothes-Luksch N, Nahavandi H, *et al.* Identification of a homozygous PSTPIP1 mutation in a patient with a PAPA-like syndrome responding to canakinumab treatment. JAMA Dermatol. 2013; 149: 209-15.

16. Marzano AV, Trevisan V, Gattorno M, *et al.* Pyogenic arthritis, pyoderma gangrenosum, acne, and hidradenitis suppurativa (PAPASH): a new autoinflammatory syndrome associated with a novel mutation of the PSTPIP1 gene. JAMA Dermatol. 2013; 149: 762-4.

17. Fathalla BM, Al-Wahadneh AM, Al-Mutawa M, Kambouris M, El-Shanti H. A novel de novo PSTPIP1 mutation in a boy with pyogenic arthritis, pyoderma gangrenosum, acne (PAPA) syndrome. Clin Exp Rheumatol. 2014; 32: 956-8.

18. Caorsi R, Picco P, Buoncompagni A, Martini A, Gattorno M. Osteolytic lesion in PAPA syndrome responding to anti-interleukin 1 treatment. J Rheumatol. 2014; 41: 2333-4.

19. Sampson B, Fagerhol MK, Sunderkötter C, *et al.* Hyperzincaemia and hypercalprotectinaemia: a new disorder of zinc metabolism. Lancet. 2002; 360: 1742-5.

20. Holzinger D, Fassl SK, de Jager W, *et al.* Single amino acid charge switch defines clinically distinct proline-serine-threonine phosphatase-in-

teracting protein 1 (PSTPIP1)-associated inflammatory diseases. J Allergy Clin Immunol. 2015 [Epub ahead of print].

21. Vitale A, Rigante D, Lucherini OM, *et al.* Biological treatments: new weapons in the management of monogenic autoinflammatory disorders. Mediators Inflamm. 2013; 2013: 939847.

22. Nesterovitch AB, Hoffman MD, Simon M, *et al.* Mutations in the PSTPIP1 gene and aberrant splicing variants in patients with pyoderma gangrenosum. Clin Exp Dermatol. 2011; 36: 889-95.

23. Toplak N, Frenkel J, Ozen S, *et al.* An international registry on autoinflammatory diseases: the Eurofever experience. Ann Rheum Dis. 2012; 71: 1177-82.

24. Vogl T, Tenbrock K, Ludwig S, *et al.* Mrp8 and Mrp14 are endogenous activators of Toll-like receptor 4, promoting lethal, endotoxin-induced shock. Nat Med. 2007; 13: 1042-9.

25. Rammes A, Roth J, Goebeler M, *et al.* Myeloid-related protein (MRP) 8 and MRP14, calcium-binding proteins of the S100 family, are secreted by activated monocytes via a novel, tubulin-dependent pathway. J Biol Chem. 1997; 272: 9496-502.

26. Ter Haar N, Lachmann H, Özen S, *et al.* Treatment of autoinflammatory diseases: results from the Eurofever Registry and a literature review. Ann Rheum Dis. 2013; 72: 678-85.

27. Stichweh DS, Punaro M, Pascual V. Dramatic improvement of pyoderma gangrenosum with infliximab in a patient with PAPA syndrome. Pediatr Dermatol. 2005; 22: 262-5.

28. Tofteland ND, Shaver TS. Clinical efficacy of etanercept for treatment of PAPA syndrome. J Clin Rheumatol. 2010; 16: 244-5.

29. Lee H, Park SH, Kim SK, Choe JY, Park JS. Pyogenic arthritis, pyoderma gangrenosum, and acne syndrome (PAPA syndrome) with E250K mutation in CD2BP1 gene treated with the tumor necrosis factor inhibitor adalimumab. Clin Exp Rheumatol. 2012; 30: 452.

30. Shoham NG, Centola M, Mansfield E, *et al.* Pyrin binds the PSTPIP1/CD2BP1 protein, defining familial Mediterranean fever and PAPA syndrome as disorders in the same pathway. Proc Natl Acad Sci U S A. 2003; 100: 13501-6.

Capítulo 9

Deficiencia del antagonista del receptor de la interleucina 1

A. Mensa-Vilaró, E. Azucena González, A. Llobell, J.I. Aróstegui

Servicio de Inmunología-CDB
Hospital Clínic-IDIBAPS
Barcelona

Correspondencia
Dr. Juan I. Aróstegui
jiaroste@clinic.ub.es

Introducción

La deficiencia del antagonista del receptor de la interleucina (IL) 1 (IL-1Ra; OMIM: 612852), también conocida por el acrónimo DIRA *(deficiency of interleukin-1 receptor antagonist),* es una enfermedad autoinflamatoria hereditaria debida a mutaciones en el gen *IL1RN* que generan la pérdida de la proteína IL1Ra. Como ocurre en la mayoría de las enfermedades hereditarias, el síndrome DIRA es una enfermedad que debe haber existido siempre, afectando a un número muy reducido de pacientes, pero las primeras descripciones son dos casos clínicos publicados en los años 1985 y 1993.[1,2] Sin embargo, la primera descripción de la enfermedad como tal data del año 2009, cuando dos grupos independientes publicaron sendos trabajos en los que presentaban sus principales características clínicas, su base genética y los resultados de los tratamientos administrados.[3,4]

1 Genética

En la actualidad se sabe que el síndrome DIRA se hereda siguiendo un patrón de herencia autosómico recesivo. Este patrón de herencia se dedujo ya en las primeras familias descritas, pues en aquellas en las que había varios miembros afectos, estos se localizaban en la misma generación, estando libres de enfermedad los individuos de la generación inmediatamente anterior.[3]

En los trabajos publicados en el año 2009 se demostró que el gen causante del síndrome DIRA es *IL1RN,* localizado en el brazo largo del cromosoma 2 (2q13). El análisis de las mutaciones en las familias descritas hasta la actualidad (véase la tabla 1) permite extraer las siguientes conclusiones sobre las bases genéticas de esta enfermedad:[3-10]

- La gran mayoría de las familias descritas hasta la fecha (13/14; 92,9 %) portan genotipos homocigotos en el gen *IL1RN,* probablemente como consecuencia de con-

Familia	Nº pacientes	Origen étnico	Cambio de núcleotido	Cambio de aminoácido	Genotipo	Ref.
1	1	Terranova	c.156_157delCA	p.N52KfsX25	Homocigosis	3
2	2	Líbano	c.160C>T	p.Q54X	Homocigosis	3
3	2	Holanda	c.229G>T	p.E77X	Homocigosis	3
4	1	Holanda	c.229G>T	p.E77X	Homocigosis	3
5	2	Holanda	c.229G>T	p.E77X	Homocigosis	3
6	1	Puerto Rico	Deleción genómica 175kB	–	Homocigosis	3
7	1	Puerto Rico	Deleción genómica 175kB	–	Homocigosis	4
8	1	Brasil	Deleción 15bp *in frame*	p.D72_I76del	Homocigosis	5
9	1	Brasil	Deleción 15bp *in frame*	p.D72_I76del	Homocigosis	5
10	1	Estados Unidos	c.140delC	p.T47TfsX4	Heterocigosis compuesta	6
			c.229G>T	p.E77X		
11	1	Puerto Rico	Deleción genómica 175kB	–	Homocigosis	7
12	1	Puerto Rico	Deleción genómica 175kB	–	Homocigosis	8
13	2	Turquía	c.355C>T	p.Q119X	Homocigosis	9
14	1	Puerto Rico	Deleción genómica 175kB	–	Homocigosis	10

Tabla 1. Resumen de los datos genéticos de las familias descritas afectas del síndrome DIRA.

sanguinidad en su seno. No obstante, debemos señalar que este fenómeno de consanguinidad sólo ha podido demostrarse en algunas de ellas.

- Todas las mutaciones identificadas son de tipo *loss-of-function*, es decir, generan una proteína no funcional, y su distribución es la siguiente:

  - Mutaciones que generan un codón stop prematuro: 3/7 (42,9 %).
  - Pequeñas inserciones/deleciones: 3/7 (42,9 %).
  - Deleciones genómicas grandes: 1/7 (14,2 %).

- Existen dos mutaciones con un carácter fundador *(founder)* claramente demostrado: la deleción genómica de 175 kB identificada en población oriunda de la región puertorriqueña de Arecibo,[3,4,7,8,10] y la mutación *nonsense* p.E77X en población holandesa.[3] Además, se sospecha que la deleción *in frame* de 15 bp que genera la mutación p.D72_I76del pueda asimismo tener un carácter *founder* entre la población brasileña, si bien a día de hoy no se ha demostrado experimentalmente.[5]

2   Fisiopatología

Como ha quedado establecido en el capítulo 2, la IL-1α y la IL-1β son dos proteínas diferentes de la superfamilia de la IL-1 que se unen al receptor I de la IL-1 (IL-1RI), reclutan la proteína accesoria del receptor de la IL-1 (IL-1RAcP) y transducen al interior de la célula una señal de carácter proinflamatorio.[11]

El gen *IL1RN* codifica la proteína IL-Ra, una proteína que también pertenece a la superfamilia de la IL-1 y que también se une a la proteína IL-1RI, pero que no recluta la proteína IL-1RAcP y no transduce una señal al interior celular. Por este motivo, se cree que la proteína IL-1Ra compite por un mismo receptor con las proteínas IL-1α e IL-1β. En consecuencia, en condiciones normales, la señal resultante del receptor dependerá de la relación entre los ligandos agonistas (IL-1α y la IL-1β) y el ligando antagonista (IL-1Ra).[11]

En el síndrome DIRA, la ausencia de la proteína IL-1Ra como consecuencia del defecto genético subyacente hace que el equilibrio entre ligandos agonistas y ligandos antagonistas esté totalmente desplazado hacia la acción proinflamatoria ejercida por los ligandos agonistas IL-1α e IL-1β, sin ninguna oposición.

3   Clínica

Las manifestaciones clínicas del síndrome DIRA aparecen durante el periodo neonatal; en las primeras 3 semanas de vida ya están presentes en la gran mayoría de los pacientes.[3-10] En el inicio de la enfermedad se ha descrito la concurrencia de las siguientes manifestaciones:

- Exantema pustular de intensidad moderada o grave.
- Estomatitis vesicular.
- Distrés respiratorio.
- Dolor e inflamación articular.

Conforme la enfermedad progresa se puede ir observando la persistencia de algunos de los síntomas anteriormente comentados y la aparición de algunos nuevos, que se comentan a continuación.

3.1 Manifestaciones cutáneas

La manifestación cutánea más frecuente, presente ya desde el inicio, es el exantema pustular, habitualmente de intensidad moderada o grave. Su extensión puede variar, desde un exantema localizado en algunos pacientes hasta un exantema prácticamente generalizado en otros. Las biopsias de estas lesiones cutáneas demuestran un notable infiltrado de neutrófilos en la dermis y la epidermis, la formación de pústulas alrededor de los folículos pilosos y fenómenos de acantosis e hiperqueratosis.

Asimismo, en algunos pacientes se ha descrito el fenómeno de patergia y la aparición ocasional de pioderma gangrenoso.

3.2 Manifestaciones musculoesqueléticas

Pueden estar presentes desde el primer momento de la enfermedad, en forma de dolor e inflamación articular, si bien lo más frecuente es que vayan apareciendo conforme la enfermedad evoluciona. Entre las manifestaciones esqueléticas descritas en el síndrome DIRA destacan:

- Ensanchamiento en forma de balón del extremo anterior de las costillas.
- Elevación del periostio y erosiones metafisarias de los huesos largos.
- Lesiones osteolíticas multifocales.
- Osificación heterotópica del extremo distal del fémur.
- Ensanchamiento de las clavículas.
- Fusión vertebral a nivel cervical debido al colapso de lesiones osteolíticas vertebrales.
- Artropatía deformante en las epífisis de los huesos largos (en especial del fémur y de la tibia), que provoca una deformación en forma de balón de las articulaciones de la

rodilla y del tobillo, con aparición de dificultad para la deambulación, contracturas en flexión y atrofia muscular.

3.3 Manifestaciones ocasionales

Entre ellas cabe mencionar:

- Vasculitis cerebral.
- Vasculopatías.
- Fibrosis pulmonar progresiva.
- Fallo multiorgánico.

4 Pruebas complementarias de laboratorio

En los pacientes con DIRA pueden encontrarse alterados diversos parámetros analíticos.

4.1 Parámetros hematológicos

- Aumento de los leucocitos circulantes.
- Neutrofilia.
- Trombocitosis.
- Disminución de la hemoglobina.

4.2 Parámetros bioquímicos

- Incremento notable de la velocidad de sedimentación globular.
- Incremento muy notable de las proteínas de fase aguda (proteína C reactiva, proteína sérica del amiloide…).

5 Diagnóstico

En aquellos pacientes con manifestaciones clínicas que hagan sospechar un síndrome DIRA, el diagnóstico de la enfermedad se establece inequívocamente con las siguientes pruebas:

- Análisis mutacional del gen *IL1RN:* deberían identificarse mutaciones en ambos alelos del gen y un patrón de segregación intrafamiliar compatible con un patrón de herencia autosómico recesivo.

- Cuantificación de la concentración plasmática de la proteína IL-1Ra: puede realizarse mediante diferentes metodologías (Western-blot, ELISA, Luminex...), y en los pacientes con DIRA estará ausente o con unos valores extraordinariamente disminuidos en comparación con los sujetos sanos.

- Respuesta clínica y analítica a la administración de dosis estándar de la forma recombinante de la proteína IL-1Ra (véase el apartado 6).

5.1 Diagnóstico diferencial

Para el diagnóstico diferencial hay que tener en cuenta la edad de inicio y las manifestaciones clínicas, y es conveniente realizar un cribado de inmunodeficiencias primarias (especialmente de la inmunodeficiencia grave combinada y del síndrome de Omenn) y de ciertas enfermedades autoinflamatorias (síndrome CINCA-NOMID, psoriasis pustular generalizada por la deficiencia humana del antagonista del receptor de IL-36 y la forma sistémica de la artritis idiopática juvenil).[12-15]

6 Tratamiento

En el momento actual no existen fármacos con indicación médica aprobada para el síndrome DIRA. Con anterioridad al descubrimiento de su base genética, los tratamientos administrados a los pacientes fueron múltiples e incluyeron antibióticos, antivirales, antifúngicos, inmunoglobulinas intravenosas, antiinflamatorios no esteroideos, glucocorticoides, metotrexato, ciclosporina, azatioprina, etanercept, talidomida e interferón gamma.[3] De todos ellos, tan sólo los glucocorticoides parecían lograr un control clínico parcial de la sintomatología y reducían, sin llegar a normalizar, los parámetros inflamatorios analíticos, con dosis que habitualmente tenían que ser altas (prednisona: 2 mg/kg al día).

Cuando en el año 2009 se demostró la ausencia de la proteína IL-1Ra como el mecanismo fisiopatológico subyacente, quedó claro que un posible tratamiento podía ser la administración exógena de la proteína IL-1Ra recombinante mediante la administración de anakinra. Se administró dicho fármaco a la dosis estándar pediátrica (1 mg/kg al día por vía subcutánea), con opción a aumentarla hasta 2,5 mg/kg al día hasta obtener la normalización de los parámetros inflamatorios.[3-10] Se observaron unas respuestas muy positivas en la gran mayoría de los pacientes, y los mensajes principales podrían resumirse en los siguientes puntos:

- La respuesta al anakinra se observa de manera muy rápida: las lesiones cutáneas se resuelven en el plazo de pocos días (habitualmente menos de 1 semana) y las lesiones óseas en unas pocas semanas.
- La administración de anakinra no parece ejercer ningún efecto sobre la artropatía deformante ya instaurada.
- Los parámetros inflamatorios bioquímicos (velocidad de sedimentación globular, proteína C reactiva, proteína sérica del amiloide) y hematológicos (leucocitos, neutrófilos, plaquetas, hemoglobina) se normalizan en el plazo de 2-4 semanas, y permanecen normales mientras se administra el fármaco.
- La buena respuesta clínica y de laboratorio observada con anakinra permitió el descenso de la dosis de glucocorticoides, en la mayoría de los casos hasta su completa retirada.
- La retirada de anakinra, sea intencionada o por error, provoca la recaída de la enfermedad en un plazo inferior a 36 horas. En este escenario, su reintroducción genera una respuesta clínica positiva, similar a la descrita anteriormente.

Los efectos secundarios observados tras la administración de anakinra en los pacientes con DIRA no difieren de los que aparecen en pacientes con otras enfermedades autoinflamatorias hereditarias, siendo el más frecuente la reacción local en el punto de inyección.

Bibliografía

1. Leung VC, Lee KE. Infantile cortical hyperostosis with intramedullary lesions. J Pediatr Orthop. 1985; 5: 354-7.
2. Ivker RA, Grin-Jorgensen CM, Vega VK, Hoss DM, Grant-Kels JM. Infantile generalized pustular psoriasis associated with lytic lesions of the bone. Pediatr Dermatol. 1993; 10: 277-82.
3. Aksentijevich I, Masters SL, Ferguson PJ, *et al.* An autoinflammatory disease with deficiency of the interleukin-1-receptor antagonist. N Engl J Med. 2009; 360: 2426-37.
4. Reddy S, Jia S, Geoffrey R, *et al.* An autoinflammatory disease due to homozygous deletion of the IL1RN locus. N Engl J Med. 2009; 360: 2438-44.
5. Jesus AA, Osman M, Silva CA, *et al.* A novel mutation of *IL1RN* in the deficiency of interleukin-1 receptor antagonist syndrome. Description of two unrelated cases from Brazil. Arthritis Rheum. 2011; 63: 4007-17.
6. Stenerson M, Dufendach K, Aksentijevich I, *et al.* The first reported case of compound heterozygous IL1RN mutations causing deficiency of the interleukin-1 receptor antagonist. Arthritis Rheum. 2011; 63: 4018-22.
7. Brau-Javier CN, Gonzales-Chavez J, Toro JR. Chronic cutaneous pustulosis due to a 175-kb deletion on chromosome 2q13. Arch Dermatol. 2012; 148: 301-4.
8. Minkis K, Aksentijevich I, Goldbach-Mansky R, *et al.* Interleukin 1 receptor antagonist deficiency presenting as infantile pustulosis mimicking infantile pustular psoriasis. Arch Dermatol. 2012; 148: 747-52.
9. Altiok E, Aksoy F, Perk Y, *et al.* A novel mutation in the interleukin-1 receptor antagonist associated with intrauterine disease onset. Clin Immunol. 2012; 145: 77-81.

10. Schnellbacher C, Ciocca G, Menéndez R, *et al.* Deficiency of interleukin-1-receptor antagonist responsive to anakinra. Ped Dermatol. 2013; 30: 758-60.

11. Dinarello CA. Interleukin-1 in the pathogenesis and treatment of inflammatory diseases. Blood. 2011; 117: 3720-32.

12. Sponzilli I, Notarangelo LD. Severe combined immunodeficiency (SCID): from molecular basis to clinical management. Acta Biomed. 2011; 82: 5-13.

13. Goldbach-Mansky R, Kastner DL. Autoinflammation: the prominent role of IL-1 in monogenic autoinflammatory diseases and implications for common illnesses. J Allergy Clin Immunol. 2009; 124: 1141-51.

14. Marrakchi S, Guigue P, Renshaw BR, *et al.* Interleukin-36-receptor antagonist deficiency and generalized pustular psoriasis. N Engl J Med. 2011; 365: 620-8.

15. Prakken B, Albani S, Martini A. Juvenile idiopathic arthritis. Lancet. 2012; 377: 2138-49.

Capítulo 10

Deficiencia del antagonista del receptor de la interleucina 36.
Psoriasis pustular generalizada

A. Vicente

Hospital Sant Joan de Déu
Universitat de Barcelona
Esplugues de Llobregat (Barcelona)

Correspondencia
Dra. Asunción Vicente
avicente@hsjdbcn.org

Introducción

La psoriasis es una enfermedad inflamatoria muy frecuente, con una alta prevalencia, del 0,5-3 %.[1] La psoriasis pustular generalizada (PPG) es una variante de psoriasis muy rara. Se caracteriza por una erupción cutánea eritematosa generalizada con pústulas estériles, acompañada de fiebre alta, leucocitosis y elevación de la proteína C reactiva (PCR). Es una enfermedad potencialmente muy grave, que puede poner en riesgo la vida de los pacientes. El primer caso fue descrito en 1910 por Von Zumbrusch. Hasta hace pocos años, su causa era desconocida; en 2011, Marrakchi *et al.*[2] identificaron mutaciones homocigotas del gen *IL36RN* como causa de la enfermedad. Este gen codifica al antagonista del receptor de la interleucina-36 (IL-36Ra). La PPG también se conoce con el acrónimo DITRA (*deficiency of interkeukin-36 receptor antagonist;* OMIM # 614204).

1   Genética

La PPG es una enfermedad autoinflamatoria de herencia autosómica recesiva. Está causada por mutaciones homocigotas o heterocigotas compuestas en el gen *IL36RN*.

En 2011, Marrakchi *et al.*[2] estudiaron nueve familias tunecinas con esta enfermedad e identificaron un ligamiento con un intervalo de 1,2 megabases en 2q13-q14, y una mutación *missense* en homocigosis (L27P) en el gen *IL36RN* en todos los pacientes. Ese mismo año, Onoufriadis *et al.*[3] estudiaron cinco pacientes europeos afectos de PPG esporádica e identificaron mutaciones *missense* en homocigosis (S113L) en dos de ellos, y en heterocigosis compuesta (S113L y R42W) en otro paciente. Se han descrito nueve mutaciones diferentes en este gen. La mutación es más frecuente en la PPG de inicio en la edad pediátrica. También se han identificado mutaciones en el gen *IL36RN* en formas graves de pustulosis exantemática aguda generalizada (PEAG) y en formas localizadas de psoriasis pustular: acrodermatitis continua de Hallopeau y psoriasis palmoplantar.[4]

El gen *CARD14* también se ha relacionado con la PPG. Este gen codifica la *caspase recruitment domain-containing protein 14,* una proteína localizada en los queratinocitos e implicada en la patogenia de la psoriasis vulgar. En pacientes con PPG asociada a psoriasis vulgar se han descrito mutaciones en este gen determinantes de un aumento de función.[4,5]

La mayoría de los pacientes con PPG aislada no asociada a psoriasis vulgar presentan mutaciones en el gen *IL36RN*.[6] En cambio, los pacientes con PPG asociada a psoriasis vulgar serían genéticamente diferentes, ya que se relacionarían con mutaciones del gen *CARD14* y en ocasiones excepcionales presentarían mutaciones en el gen *IL-36RN*.[4,5]

2 Fisiopatología

El gen *IL36RN* codifica a IL-36Ra. El IL-36Ra, conocido también como IL-1F5, es una citosina antiinflamatoria que se expresa principalmente en la piel. Pertenece a la familia de la IL-1 y está estructuralmente relacionada con la IL-36α (IL-36A), la IL-36β (IL-36B) y la IL-36γ (IL-36G), que son citocinas inflamatorias y no se encuentran en la piel normal, pero están inducidas por otras citocinas inflamatorias, como el factor de necrosis tumoral alfa, la IL-17A y la IL-22. Las IL-36 activan vías de señalización proinflamatoria, como la vía del factor nuclear kappa B y la vía de las MAPK *(mitogen-activated protein kinases)* a través de unirse a su receptor IL-1 receptor-*like* 2. La proteína IL-36Ra actúa como un antagonista de estas tres citocinas (IL-36α, IL-36β y IL-36γ) mediante su interacción con el mismo receptor IL-1 receptor-*like* 2. Las mutaciones del gen *IL36RN* determinan la síntesis defectuosa de un IL-36Ra, menos estable y menos potente en cuanto a su interacción con el receptor. Una proteína IL-36Ra anómala tanto en estructura como en función es menos potente para inhibir una respuesta inducida por citocinas, lo que lleva a un aumento de la producción incontrolada de citocinas inflamatorias por los queratinocitos y da lugar a una inflamación cutánea con acumulación intraepidérmica de polimorfonucleares.[2]

3 Clínica

La PPG es una enfermedad rara, cuya prevalencia real no se conoce. En Japón y Francia se describe una frecuencia de 0,5-0,8 casos por millón de habitantes y año. La enfermedad afecta a ambos sexos y puede aparecer a cualquier edad (es más frecuente en los adultos, pero puede iniciarse ya en las primeras semanas de la vida).

La PPG de inicio agudo, clásicamente conocida como tipo Von Zumbusch, se presenta con un eritema intenso generalizado que se recubre de pústulas estériles múltiples y se acompaña de afectación del estado general, con fiebre alta, escalofríos y dolorimiento cutáneo, prurito o sensación de quemazón. Las pústulas, de 1-3 mm, aparecen sobre la base eritematosa. Las pústulas se identifican mejor en los bordes de la erupción eritematosa, y pueden confluir y formar lagos de pus (véanse las figuras 1 y 2). El signo de Nikolsky puede ser positivo. La erupción pustulosa se sigue de una fase descamativa escarlatiniforme. Este ciclo de lesiones puede ser único, o los ciclos pueden repetirse durante días o semanas. Algunos pacientes presentan lesiones en la mucosa oral en forma de lengua geográfica. El brote se acompaña de leucocitosis, neutrofilia y elevación de los reactantes de fase aguda. Los brotes pueden repetirse con una frecuencia variable. Son factores desencadenantes las infecciones bacterianas y víricas, el embarazo, la menstruación, la hipocalcemia, algunos fármacos (amoxicilina) y la disminución o la suspensión de los fármacos indicados para el control de la psoriasis (glucocorticoides y retinoides). El impétigo herpetiforme es una PPG tipo Von Zumbrusch de presentación durante la gestación.

El curso de la enfermedad varía desde una forma benigna y crónica a formas graves de presentación aguda que pueden poner en peligro la vida del paciente.

La PPG puede aparecer asociada a psoriasis vulgar, antes, durante o después del brote pustuloso. Otros pacientes presentan PPG *de novo* sin asociarse a psoriasis vulgar.

Se reconocen dos tipos de psoriasis pustulosa con lesiones localizadas: la psoriasis pustulosa palmoplantar, que afecta preferentemente a las manos y los pies, y la acrodermatitis continua de Hallopeau, que se caracteriza por lesiones pustulosas crónicas en las zonas distales de los dedos, los pliegues ungueales y el lecho ungueal.

3.1   Complicaciones

La PPG es una enfermedad potencialmente grave, con una mortalidad del 2-16 % en pacientes no tratados. Las complicaciones más frecuentes consisten en infecciones (sobreinfección cutánea bacteriana o fúngica, sepsis), caída del cabello y de las uñas, alteraciones del equilibrio hidroelectrolítico, hipoproteinemia e hipoalbuminemia. La hipocalcemia puede estar asociada a una mayor mortalidad. El 47-90 % de los pacientes presentan alteraciones de la biología hepática, que se normaliza cuando se resuelven las lesiones cutáneas.[7] Son complicaciones más raras la colangitis neutrófila, la neumonitis neutrófila y el distrés respiratorio agudo. Las formas más graves, con despegamiento cutáneo extenso, se acompañan de un cuadro sistémico con hipotensión, insuficiencia cardiorrespiratoria y fallo renal agudo.

3.2   Pruebas de laboratorio

- Analítica: leucocitosis con desviación a la izquierda, aumento de la PCR y de la velocidad de sedimentación globular (VSG), alteración de la biología hepática (aumento de las transaminasas, la bilirrubina y las fosfatasas alcalinas), aumento de los

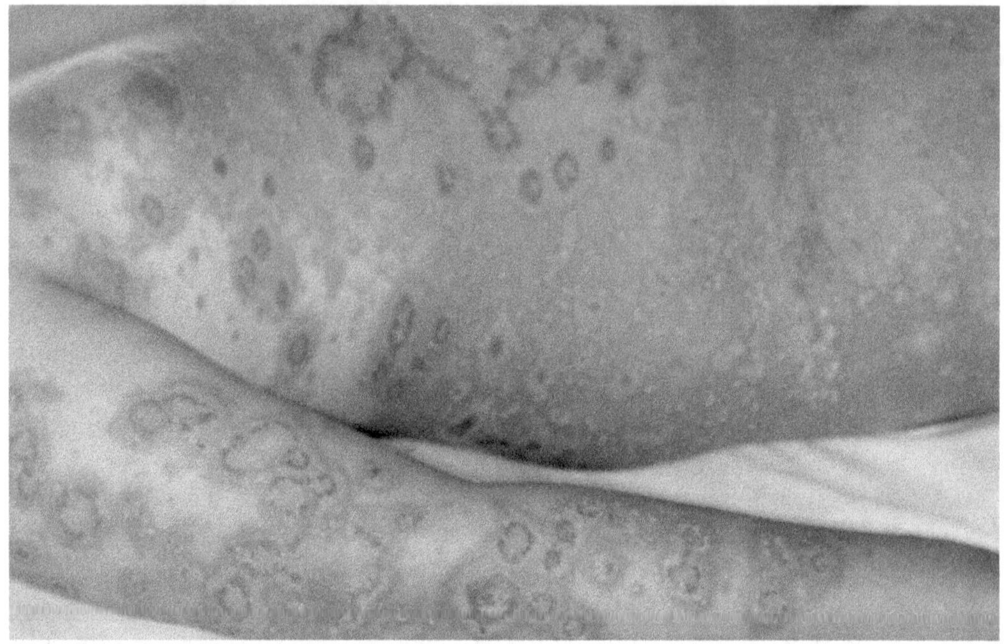

Figura 1. Eritema generalizado con múltiples pústulas en la superficie.

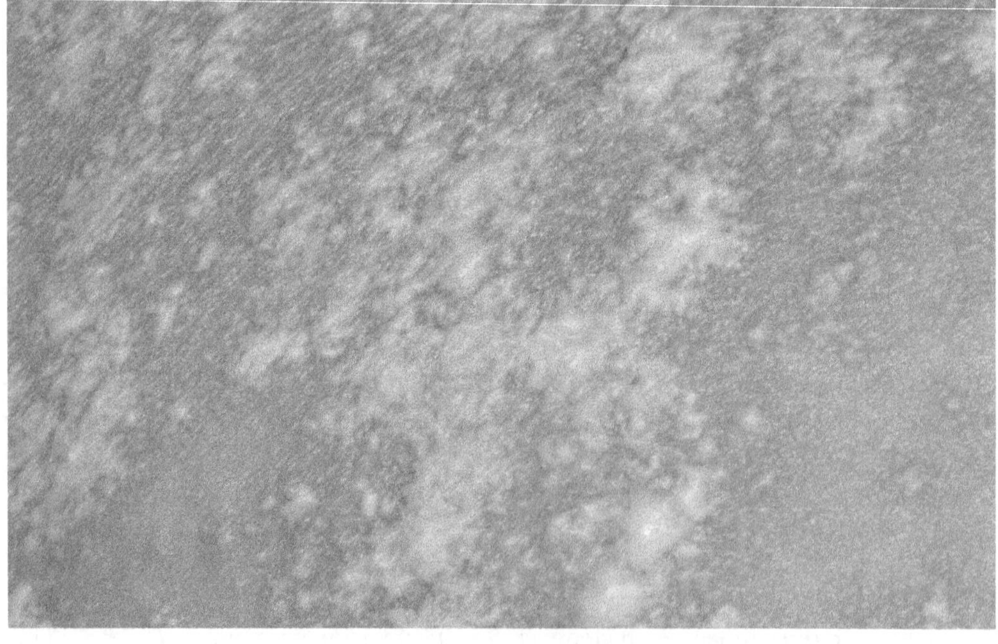

Figura 2. Detalle de las pústulas.

anticuerpos específicos antiestreptolisina O (ASLO), aumento de las inmunoglobulinas A o G, hipoproteinemia, hipoalbuminemia e hipocalcemia.[8]

- Biopsia cutánea: son característicos la presencia de las pústulas espongiformes de
Kojog, la infiltración por neutrófilos en la epidermis y el edema de la dermis. También pueden verse paraqueratosis, elongación de las crestas interpapilares e infiltrado
inflamatorio mixto en la dermis papilar o linfocitario perivascular.

4   Diagnóstico

El diagnóstico de PPG se basa en la clínica, la analítica y la biopsia cutánea. Umezawa *et
al.*[8] han propuesto unos criterios diagnósticos de PPG:

- Pústulas estériles múltiples sobre una base eritematosa.
- Síntomas sistémicos: fiebre y afectación del estado general.
- Biopsia cutánea con pústulas espongiformes.
- Una o más de las siguientes alteraciones de laboratorio: leucocitosis con desviación
a la izquierda, aumento de la VSG, aumento de la PCR, títulos altos de ASLO,
aumento de IgA o IgG, hipoproteinemia o hipocalcemia.
- Recidiva de alguno de los hallazgos clínicos o histopatológicos.

En los casos de PPG de inicio precoz o recalcitrante deberían sospecharse mutaciones
en el gen *IL-36RN*. El estudio genético puede permitir el diagnóstico precoz de DITRA,
incluso en el primer episodio de pustulosis. Además, los individuos con mutaciones en
IL-36RN son susceptibles de desarrollar PPG o pustulosis generalizadas por fármacos
(amoxicilina), infecciones, embarazo o menstruación.[4]

4.1   Diagnóstico diferencial

El diagnóstico diferencial incluye las enfermedades que se caracterizan por erupciones
pustulosas. El DIRA (deficiencia del antagonista del receptor de la interleucina-1) es
un síndrome autoinflamatorio debido a la mutación de gen *IL1RN* (véase el capítulo 9).
La PEAG es una enfermedad de presentación aguda caracterizada por pústulas estériles
generalizadas, de 1-2 mm, que aparecen sobre un eritema generalizado después de
infecciones o fármacos. La necrólisis epidérmica tóxica es una forma de toxicodermia
muy grave caracterizada por fiebre, afectación grave del estado general, eritema generalizado y ampollas con necrosis epidérmica y despegamiento cutáneo más o menos
extenso, y afectación muy frecuente de las mucosas; tiene peor pronóstico y una alta
mortalidad.

5   Tratamiento

No se dispone de ningún tratamiento definitivo para la PPG. En la literatura se han publicado dos guías terapéuticas[8,9] basadas en estudios no controlados o abiertos; no existen estudios basados en la evidencia ni ensayos aleatorizados. Los casos graves pueden requerir ingreso hospitalario para una adecuada hidratación y control hidroelectrolítico. Pueden ser útiles los fomentos y los baños emolientes.

Los tratamientos de primera línea incluyen acitretina (retinoides), ciclosporina y metotrexato. La acitretina sería el fármaco de primera elección, se administra en dosis inicial de 0,75-1 mg/kg al día y la mejoría se produce a los 7-10 días; la dosis de mantenimiento, de 0,125-0,25 mg/kg al día, se mantiene durante meses. En las mujeres en edad fértil, la acitretina es de uso restringido por ser teratógena. El metotrexato está indicado en pacientes que no responden o no toleran los retinoides. Se inicia con una dosis de 5-15 mg a la semana y puede aumentarse hasta 25 mg semanales. La respuesta es más lenta, de hasta varias semanas. La ciclosporina se administra en dosis de 2,5-5 mg/kg al día, y su acción es rápida, antes de las 2 semanas de tratamiento. Para algunos expertos, el infliximab sería la terapia de primera línea en las formas graves. Los glucocorticoides sistémicos son eficaces en los episodios agudos muy graves; deben evitarse por el fenómeno de rebrote al disminuir la dosis, pero pueden indicarse en casos de manejo muy difícil.

Los tratamientos de segunda línea incluyen terapias biológicas con adalimumab y etanercept. La fototerapia es eficaz si se combina con acitretina o ciclosporina. También se ha publicado buena respuesta al ixekizumab y al ustekinumab.

Recientemente, algunos pacientes con PPG con mutaciones del gen *IL36RN* han sido tratados, con buenos resultados, con anakinra, infliximab y aféresis de granulocitos y monocitos.[10-12] Las diferencias en la estrategia terapéutica en los pacientes con PPG con o sin mutación del gen *IN36RD* todavía no están claras.

Bibliografía

1. Griffiths C, Barker J. Pathogenesis and clinical features of psoriasis. Lancet. 2007; 370: 263-71.

2. Marrakchi S, Guigue P, Renshaw BR, *et al.* Interleukin-36-receptor antagonist deficiency and generalized pustular psoriasis. N Engl J Med. 2011; 365: 620-8.

3. Onoufriadis A, Simpson MA, Pink AE, *et al.* Mutations in IL36RN/IL1F5 are associated with the severe episodic inflammatory skin disease known as generalized pustular psoriasis. Am J Hum Genet. 2011; 89: 432-7.

4. Sugiura K. The genetic brackground of generalized pustular psoriasis: IL36RN mutations and CARD14 gain-of-function variants. J Dermatol Sci. 2014; 74: 187-92.

5. Sugiura,K, Muto M, Akiyama M. CARD14 c.526G>C (p.Asp176His) is a significant risk factor for generalized pustular psoriasis with psoriasis vulgaris in the Japanese cohort. J Invest Dermatol. 2014; 134: 1755-7.

6. Sugiura K, Takemoto A, Yamaguchi Mhttp: // www.nature.com/jid/journal/v133/n11/full/jid2013230a.html - aff2, *et al.* The majority of generalized pustular psoriasis without psoriasis vulgaris is caused by deficiency of interleukin-36 receptor antagonist. J Invest Dermatol. 2013; 133: 2514-21.

7. Borges-Costa J, Silva R, Gonçalves L, *et al*. Clinical and laboratory features in acute generalized pustular psoriasis. Am J Clin Dermatol. 2011; 12: 271-6.
8. Umezawa Y, Ozawa A, Kawasima T, *et al*. Therapeutic guidelines for the treatment of generalized pustular psoriasis (GPP) based on proposed classification of disease severity. Arch Dermatol Res. 2003; 295: S43-54.
9. Robinson A, Van Voorhees AS, Hsu S, *et al*. Treatment of pustular psoriasis: from the Medical Board of the National Psoriasis Foundation. J Am Acad Dermatol. 2012; 67: 279-88.
10. Rossi-Semerano L, Piram M, Chiaverini C, *et al*. First clinical description of an infant with interleukin-36-receptor antagonist deficiency successfully treated with anakinra. Pediatrics. 2013; 132: e1043-7.
11. Sugiura K, Haruna K, Suga Y, Akiyama M. Generalized pustular psoriasis caused by deficiency of interleukin-36 receptor antagonist successfully treated with granulocyte and monocyte adsorption apheresis. J Eur Acad Dermatol Venereol. 2014; 28: 1835-6.
12. Sugiura K, Endo K, Akasaka T, Akiyama M. Successful treatment with infliximab of siblings cases with generalized pustular psoriasis caused by deficiency of interleukin-36 receptor antagonist. J Eur Acad Dermatol Venereol. 2014 Jun 9. doi: 10.1111/jdv.12590. [Epub ahead of print]

Capítulo 11

Artritis granulomatosas pediátricas: síndrome de Blau y sarcoidosis de inicio precoz

C. MODESTO

Unidad de Reumatología Pediátrica
Departamento de Reumatología
Hospital Universitari Vall d'Hebron
Universitat Autònoma de Barcelona
Barcelona

Correspondencia
Dra. Consuelo Modesto
cmodesto@vhebron.net

Introducción

En 1985, el Dr. Edward B. Blau describió una nueva enfermedad caracterizada por la presencia de uveítis, artritis y exantema en una familia en la que existían individuos afectos en cuatro generaciones consecutivas.[1] No sabía entonces que daba a conocer a la comunidad científica una enfermedad cuya base genética se conocería 16 años más tarde, ligada a una de las moléculas de fundamental importancia en el complejo funcionamiento del sistema inmunitario innato.[2] Dos afecciones, el síndrome de Blau (OMIM: 186580) y la sarcoidosis de inicio precoz (OMIM: 609464), si bien consideradas inicialmente enfermedades distintas, constituyen la forma familiar y esporádica, respectivamente, de una misma patología conocida como artritis granulomatosa pediátrica o bien como enfermedad sistémica granulomatosa juvenil. Parecía lógico unificarlas bajo un nombre común, aunque los mismos creadores de estos términos reconocen que la comunidad científica no los ha admitido totalmente y sigue refiriéndose a ellas, casi siempre, con los nombres con que fueron descritas.[3] Ambas se producen por la presencia de mutaciones en el gen *NOD2*, anteriormente denominado *CARD15*, situado en el brazo largo del cromosoma 16. La disregulación de la proteína NOD2 da lugar a la aparición de artritis, uveítis y exantema, con presencia de granulomas en los tejidos estudiados. Es la única enfermedad autoinflamatoria que se caracteriza por este hallazgo anatomopatológico. Describiremos brevemente los avances realizados en los últimos años en cuanto a la genética, la fisiopatología, el diagnóstico y el tratamiento de estas dos enfermedades.

1 Genética

En su descripción inicial, el Dr. Blau afirmaba que la enfermedad se heredaba siguiendo un patrón autosómico dominante. En 1996 pudo identificarse que el gen implicado estaba situado en el cromosoma 16 (16p12-q21). En el año 2001, tras el estudio de cuatro familias en las que once de sus miembros presentaban la agrupación de síntomas característicos de la enfermedad de Blau, se estudió el gen *NOD2* como el mejor candidato para explicar la enfermedad.[2] En las cuatro familias se encontraron tres mutaciones que alteraban sustancialmente la función de la proteína NOD2, todas ellas localizadas en el dominio NATCH y ausentes en los más de doscientos individuos sanos tomados como controles. En la familia descrita por el Dr. Blau,[1] a lo largo de las cuatro generaciones parecía observarse una tendencia a una menor frecuencia del gen mutado en la generación más joven; sin embargo, no fue así en las familias reclutadas en el estudio de Miceli-Richard *et al.*[2]

Las primeras mutaciones descritas causantes de la enfermedad se encontraban en la región central del gen, en el dominio NATCH (véase más adelante). Estas mutaciones son p.R334Q, p.R334W y p.L469. Desde entonces se han encontrado cerca de una veintena de mutaciones, la mayoría de ellas, de nuevo, localizadas en el dominio NATCH, en pacientes afectos de síndrome de Blau o de sarcoidosis de inicio precoz. Tres son las mutaciones comunes a las dos enfermedades: p.R334W/Q, p.E383K/G y p.R587C (véase la figura 1). En la sarcoidosis de inicio precoz, el número de mutaciones

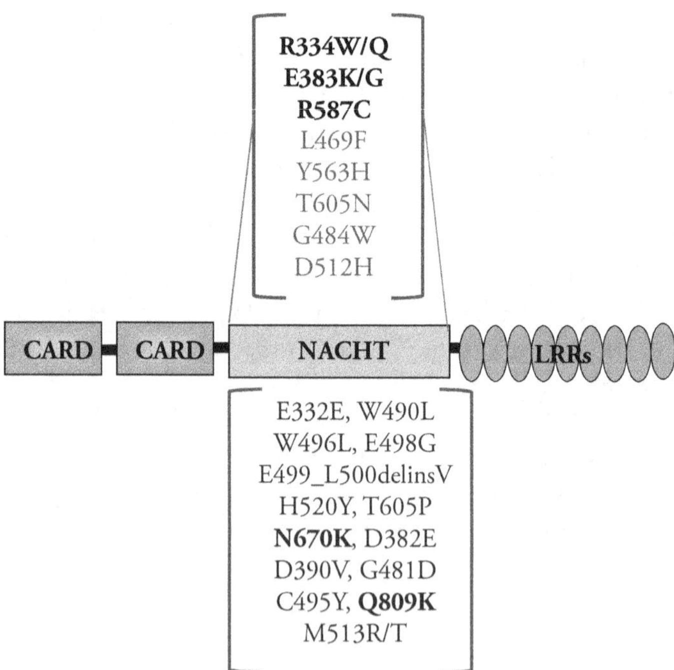

Figura 1. Esquema del gen NOD2 y variaciones genéticas. En negro, las mutaciones comunes al síndrome de Blau y la sarcoidosis de inicio precoz; en rojo, las que se han asociado a síndrome de Blau; en azul, las que se han encontrado en la sarcoidosis de inicio precoz. Se destacan las que quedan fuera del dominio NATCH.

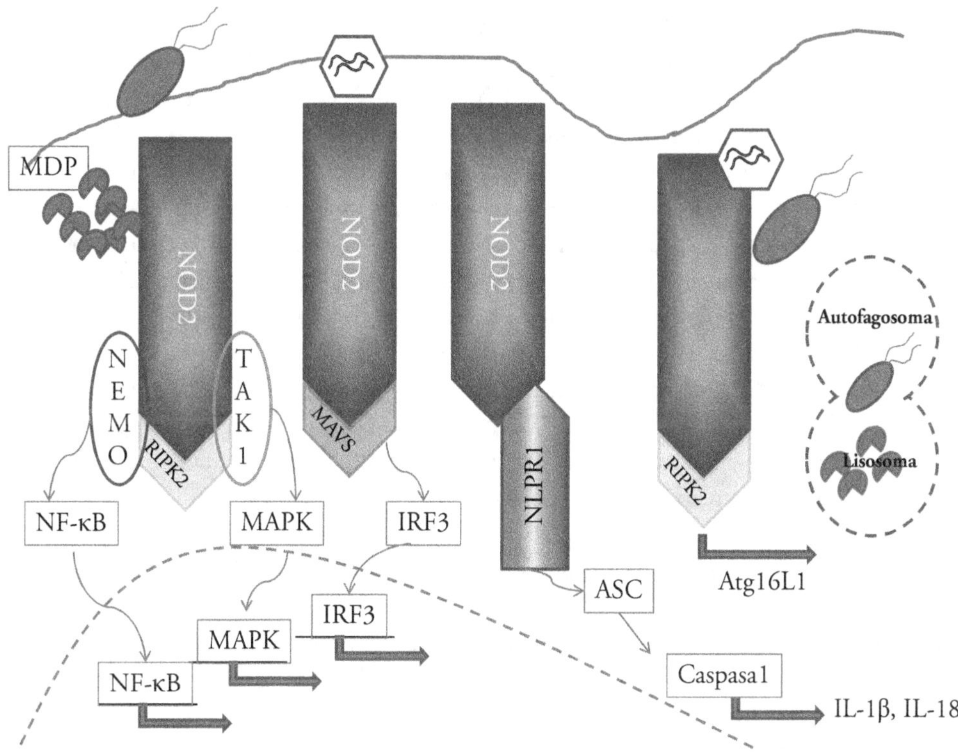

Figura 2. NOD2 reconoce los productos de degradación de las bacterias, entre ellos MDP.
Tras esto la proteína se despliega y se une a la cinasa RIPK2. Se inicia así la activación de la vía
de señalización para el NF-κB y las MAP cinasas. NOD2 también es activado por los virus RNA
de cadena simple que estimulan la respuesta inmunitaria antiviral innata mediante MAVS,
lo que lleva a una producción de IFN de clase I. También se ha implicado en el inicio del proceso
de la autofagia junto con ATLG16L en respuesta a la infección viral, así como en la activación
del inflamasoma 1 (véase el texto).

encontradas es mayor y también la dispersión de estas a lo largo del gen, hecho que no sorprende teniendo en cuenta que se trata de una enfermedad de aparición esporádica, de manera que cada paciente descrito puede presentar un cambio causal diferente en la secuencia genética.

2 Fisiopatología

En la patogenia de la artritis granulomatosa infantil quedan todavía muchos interrogantes debido, sobre todo, a que a pesar de los muchos avances no se conoce por completo la función fisiológica de NOD2. La proteína NOD2 *(nucleotide-binding oligomerization domain-containing protein 2)*, también llamada CARD15 *(caspase recruitment domain family, member 15)* es una proteína citosólica perteneciente a la familia de moléculas de reconocimiento de patrón, un grupo denominado *nucleotide-binding domain and leucine rich repeat-containing family* (receptores Nod-*like* o NLR). Está especialmente presente en los monocitos, los macrófagos, los granulocitos, las células dendríticas, las células de Paneth del intestino y las membranas plasmáticas de las células epiteliales del intestino, donde actúan como receptores para las bacterias en condiciones fisiológicas.[4] La proteína se estructura en tres dominios diferentes, lo cual va a determinar su función: a) dos dominios activadores de caspasa (CAPS) en la región N-terminal, cruciales en la señalización intracelular; b) una región central consistente en un dominio de unión a nucleótido y oligomerización con actividad ATPasa (NATCH); y c) una región C-terminal en la que existe una repetición de nueve dominios ricos en leucina (LRR), que reconocen y unen pequeños péptidos tales como el muramil dipéptido (MDP) y varios productos de degradación de bacterias grampositivas y gramnegativas.[4]

En condiciones normales, la proteína está plegada e inactiva. Tras la estimulación, por ejemplo por MDP, NOD2 se activa y se produce un cambio conformacional que lleva a que la proteína se despliegue e inicie el reclutamiento de otras proteínas, receptores y mediadores necesarios para crear un complejo de señalización intracelular conocido como nodosoma. Este complejo de señalización se inicia por la unión de NOD2 con una cinasa, RIPK2, mediante la interacción de sus dominios CARD. A partir de aquí se produce una reacción en cadena de diferentes cinasas que lleva a la activación del factor nuclear kappa B (NF-κB) y su transferencia al núcleo, con la consecuente inducción de la expresión de genes de moléculas proinflamatorias (véase la figura 2). Por un mecanismo similar, la unión de NOD2-RIPK2 induce la activación de las MAP cinasas, moléculas que tienen un papel clave en la proliferación y la diferenciación celulares.

Se ha sugerido la posibilidad de que NOD2 actúe además en infecciones no bacterianas, ya que tras el reconocimiento de partículas virales RNA de cadena simple es capaz de inducir la respuesta antiviral de interferón beta (IFN-β). El virus sincitial respiratorio, los virus de la gripe y el virus de la estomatitis vesicular desencadenan la activación de NOD2 y la producción de IFN de tipo I a través de una vía diversa de señalización que requiere las proteínas de señalización antiviral mitocondriales (MAVS). Aún se desconoce si la pérdida de función de NOD2 llevaría a una mayor susceptibilidad para las infecciones virales en el ser humano. Además, NOD2 puede interaccionar con NLPR1 (inflamasoma 1), lo que da lugar a la activación de la caspasa 1 y la liberación de las citocinas proinflamatorias interleucina (IL) 1β e IL-18, así como regular el proceso de autofagia, mecanismo por el cual la célula literalmente recicla material no útil, como organelas y componentes celulares para ser utilizados en situaciones de estrés. La maquinaria por la cual se forma el autofagosoma en esta función de limpieza celular es la misma que la célula utiliza en su defensa ante la infección por *Mycobacterium tuberculosis,* caracterizada por la formación de granulomas.[5]

En el síndrome de Blau se ha demostrado que las mutaciones de NOD2 llevan a una ganancia de función del gen. En células transfectadas con NOD2 mutado se produce una hiperactivación de los genes dependientes del NF-κB. Estos resultados son congruentes con las posiciones en las que aparecen las mutaciones ligadas al síndrome de Blau, situadas en localizaciones homólogas a las que en NLPR3 originan las criopirinopatías (véase el capítulo 2). Los investigadores continúan afirmando que no todo lo que ocurre en el síndrome de Blau puede explicarse con el conocimiento del funcionamiento de la proteína. Así, aun sabiendo la función de NOD2 en la regulación del autofagosoma, no se conoce cómo la ganancia de función de la proteína lleva a la formación de granulomas.[3]

3 Clínica

La descripción clínica más detallada del síndrome de Blau se recoge en el artículo original del médico que dio nombre a la enfermedad,[1] en el que describe los hallazgos en una familia de origen neerlandés con once miembros afectos.

La artritis es la manifestación más común y se inicia en la primera década de la vida como inflamación quística moderadamente dolorosa de las muñecas, los tobillos, los codos y las articulaciones pequeñas de las manos. En los varones, la afectación articular es menos intensa que en las mujeres. No hay apenas erosiones, ni tampoco deformidad al inicio. Sólo tras años de enfermedad puede establecerse una flexión irreductible de las articulaciones interfalángicas proximales de los dedos de las manos (camptodactilia) (véase la figura 3).

La afectación ocular es la más grave, y su potencial evolución hacia una pérdida total de visión supone una terrible complicación en algunos pacientes. Los síntomas incluyen con frecuencia fotofobia, hiperemia y dolor ocular, moscas volantes y visión borrosa. La afectación puede ser unilateral o bilateral, y afectar a la cámara anterior o posterior con iridociclitis, precipitados queráticos, sinequias periféricas, vitritis, coriorretinitis, edema macular, papiledema y neuropatía óptica. Como complicaciones pueden aparecer cataratas, queratopatía en banda y glaucoma.[4]

Tres de los once pacientes que el Dr. Blau tuvo oportunidad de explorar habían tenido afectación cutánea. El exantema es maculopapular rosado, generalizado, y con distribución en alas de mariposa cuando afecta a la cara. En otras ocasiones se describe como marronáceo, liquenoide, ictiosiforme o vasculítico y con aparición de úlceras. Las lesiones similares al eritema nudoso forman parte de la enfermedad. Si hay afectación cutánea, la obtención de una muestra para su estudio anatomopatológico tiene una alta rentabilidad.

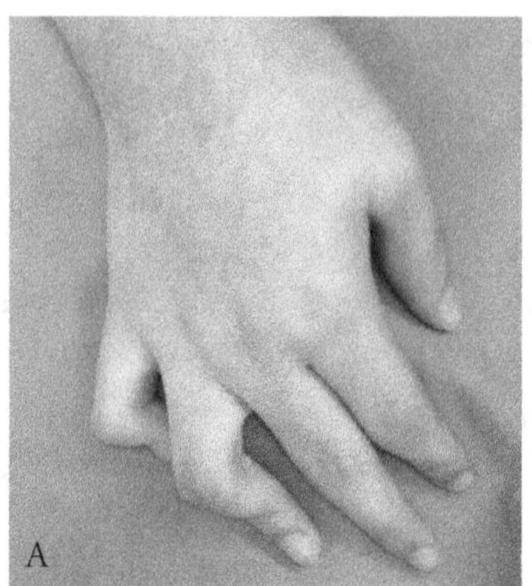

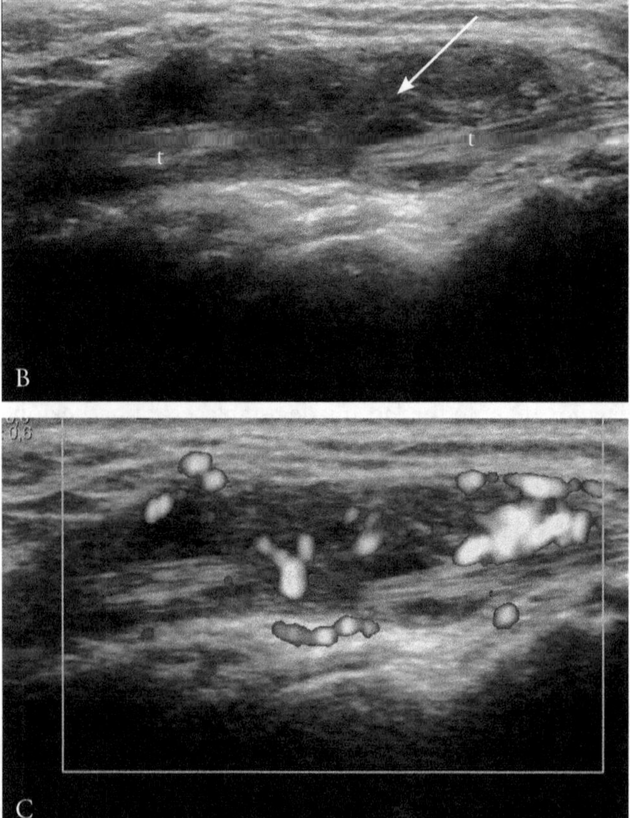

Figura 3. A) Camptodactilia que afecta a los dedos 4 y 5 (anular y meñique) de la mano derecha en una paciente afecta de síndrome de Blau, de larga evoución. B) Ecografía de carpo en escala de grises, longitudinal: tenosinovitis del tendón extensor común de los dedos (t: tendón; flecha: derrame e hipertrofia sinovial peritendón). C) Ecografía de carpo en la misma paciente, estudio Power Doppler, con importante aumento de la señal que indica una rica vascularización del tejido inflamado.

Órgano/sistema	Tipo de afectación	Año de publicación	Autor
Riñón	Glomerulopatía bilateral, calcificaciones renales, fallo renal	2007, 2009	Aróstegui[6], Rosé[7]
Sistema nervioso	Neuropatías craneales, mielitis transversa aguda	1985, 2002, 2011	Jabs[8], Wang[9], Caracseghi[10]
Corazón	Cardiomiopatía hipertrófica, fallo cardíaco, pericarditis	2009	Okada[11], Rosé[7]
Pulmón	Neumonitis intersticial, embolia pulmonar	2004, 2009	Kanazawa[12], Rosé[7]
Sistema vascular	Arteritis de grandes vasos, hipertensión arterial	2002, 2012, 2013	Wang[9], Inoue[13], Khubchandani[14]
Hígado	Hepatoesplenomegalia	2009, 2012	Okada[11], Jesus[15]
Intestino	Inflamación intestinal (con granulomas)	2009	Milman[16]
Glándulas	Parotiditis granulomatosa, sialoadenitis	2009	Milman[16], Okafuji[17]

Tabla 1. Afectación sistémica en el síndrome de Blau.

Aunque la tríada clásica es artritis, exantema y uveítis, el síndrome de Blau puede afectar otros muchos órganos y sistemas. La primera revisión sistemática para mostrar la importancia de estas manifestaciones fue publicada en el año 2007 por Aróstegui et al.[6] La fiebre y el eritema nudoso se detectaron con bastante frecuencia en esta cohorte española. La afectación renal, vascular, pulmonar, hepática y neurológica se ha descrito en casos aislados y en algunas series (véase la tabla 1).[7]

4   Diagnóstico y diagnóstico diferencial

Del síndrome de Blau y la sarcoidosis de inicio precoz puede decirse que, aún hoy, 20 años después de la descripción inicial de la forma familiar, se siguen infradiagnosticando porque no se conocen bien o no se piensa en ellos. Si no se sospechan, nunca podrán diagnosticarse y los pacientes continuarán siendo diagnosticados de artritis idiopática juvenil con afectación ocular o de artritis reumatoide con «especiales deformidades» en las

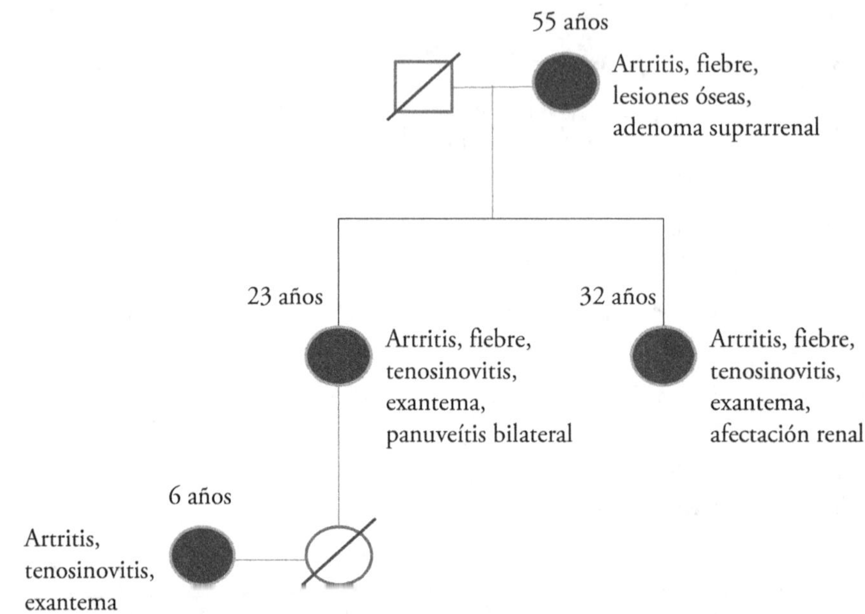

Figura 4. Síntomas presentes en los cuatro miembros afectos de una familia con síndrome de Blau pertenecientes a tres generaciones, portadores de la mutación R587C. Los individuos que aparecen representados con una diagonal están asintomáticos y no han sido estudiados.

manos. No existe una prueba de laboratorio patognomónica, y las determinaciones que se hagan en cuanto a la existencia de enfermedades autoinmunitarias sirven, sobre todo, para descartar afecciones reumatológicas tales como las vasculitis o infecciosas como la toxoplasmosis y la tuberculosis. El mejor instrumento es la sospecha diagnóstica, teniendo en cuenta que los pacientes no inician la enfermedad con toda la tríada característica, o bien esta no aparece nunca en su seguimiento (véase la figura 4).

El diagnóstico de uveítis granulomatosa obliga a descartar otras causas, sobre todo infecciosas, como brucelosis, histoplasmosis, toxoplasmosis, sífilis, toxocariasis y uveítis tuberculosa, mediante las pruebas de laboratorio adecuadas.

La aplicación de la ecografía al estudio de las articulaciones es de gran ayuda. Como ya se ha comentado al hablar de los síntomas clínicos, en el síndrome de Blau y la sarcoidosis de inicio precoz es frecuente encontrar un componente de tenosinovitis que condiciona una mayor inflamación y más alteración de la función que la artritis en sí misma. En este sentido, Ikeda *et al.*[18] demostraron que la ecografía es útil para cuantificar mejor las articulaciones afectadas por el proceso inflamatorio, debido a la gran discrepancia existente entre los síntomas (dolor, limitación) y la actividad inflamatoria articular (véase la figura 3). Junto con las pruebas de laboratorio básicas, la ecografía ayuda a establecer el mejor tratamiento en cada paciente.

5 Tratamiento

No hay estudios que indiquen cuál es el mejor tratamiento en las artritis granulo-matosas pediátricas, dada su baja incidencia y la heterogeneidad de su expresión en cada individuo y en la evolución de la enfermedad. El principal objetivo sería evitar la afectación ocular, dada la gravedad que puede revestir.[19] Existen dos grandes estudios multicéntricos que buscan recabar datos de pacientes con síndrome de Blau o sarcoidosis de inicio precoz: Eurofever (estudio de los datos clínicos recogidos retrospectivamente de diferentes síndromes autoinflamatorios) y el estudio iniciado por Wouters *et al.*[3] en la Universidad de Lovaina, que tiene como objetivos conocer la evolución natural de la enfermedad y el impacto funcional que comporta, buscar un biomarcador y profundizar en el conocimiento de los mecanismos etiopatogénicos. Como fruto de estos dos estudios colaborativos se espera poder diseñar estrategias terapéuticas que contrarresten los errores presentes en el sistema inmunitario de estos pacientes. Por el momento, las terapias utilizadas han sido trasladadas al síndrome de Blau desde otros síndromes autoinflamatorios, y justificadas basándose únicamente en su eficacia empírica.

Los antiinflamatorios no esteroideos y los glucocorticoides en dosis bajas se utilizan sólo como terapia coadyuvante. Los glucocorticoides en dosis altas pueden yugular las crisis febriles y articulares. Los fármacos inmunomoduladores, como el metotrexato y la azatioprina, son útiles en algunos casos; así se recoge en la literatura y lo hemos podido comprobar en nuestros pacientes.

Cuando hay afectación articular grave o uveítis, los fármacos dirigidos contra el factor de necrosis tumoral alfa (anti-TNFα) se han mostrado útiles en combinación con la terapia inmunomoduladora convencional. El infliximab y el adalimumab, anticuerpos monoclonales frente al TNFα, se han mostrado más eficaces que la proteína de fusión bloqueante de esta citocina (etanercept). Por otro lado, el bloqueo de la IL-1 mediante anakinra o canakinumab, solos o en combinación con micofenolato de mofetilo, ha tenido resultados bastante divergentes en cuanto a eficacia, con respuestas prácticamente completas en algunos pacientes y con falta de respuesta en otros.[19,20] En la experiencia de nuestro grupo, los anticuerpos monoclonales anti-TNFα son los fármacos que ofrecen una mayor posibilidad de control de la enfermedad, asociados a inmunomoduladores en el niño pequeño y en monoterapia en el adulto joven.

El Dr. Blau[1] explicaba en su artículo original que la enfermedad no hacía disminuir la esperanza de vida, ya que muchos de los pacientes de aquella primera familia estaban en la sexta década de la vida. Aunque excepcional, como en todos los síndromes auto-inflamatorios, la amiloidosis también puede ocurrir en el síndrome de Blau, hecho que hay que tener presente. Con una estrategia terapéutica mejor definida se busca, sobre todo, mejorar la calidad de vida de los pacientes evitando las limitaciones que conllevan la deformidad articular y el déficit visual.

Introducción

Recientemente se ha descrito el síndrome de deficiencia de adenosina desaminasa 2 (ADA2), o síndrome de DADA2 (OMIM 607575), que cursa con manifestaciones clínicas y lesiones vasculares prácticamente indistinguibles de las de la poliarteritis nudosa (PAN) y está producido por mutaciones con pérdida de función en el gen *CECR1 (cat eye syndrome chromosome region, candidate 1)*, el cual codifica la proteína ADA2.[1,2] De forma similar se acaba de describir la vasculopatía de inicio en la infancia asociada a mutaciones en el estimulador de genes de interferón (STING, *stimulator of interferon genes*), también conocida como síndrome de SAVI *(STING-associated vasculopathy with onset in infancy;* OMIM 615934), que se caracteriza por fiebre, una respuesta de fase aguda, vasculitis cutánea y afectación pulmonar,[3] y está causada por mutaciones con ganancia de función en el gen *TMEM173 (transmembrane protein 173 gene),* que codifica la proteína TMEM173 o STING.[3]

Estos dos nuevos hallazgos suponen un gran avance en el conocimiento de la patogénesis de las enfermedades inflamatorias y de las vasculitis sistémicas. Por una parte, demuestran que las enfermedades autoinflamatorias pueden presentarse con un fenotipo en el que predominan la inflamación vascular y las consecuencias clínicas que esta conlleva. Por otra parte, el descubrimiento de un trastorno genético en enfermedades que, a priori, se habían diagnosticado como vasculitis primarias o idiopáticas (como la PAN, en el caso del síndrome de DADA2), hace que se deba replantear el término «primaria o idiopática» para ciertas vasculitis, ya que parece claro que están producidas por un trastorno genético, o que en cualquier caso este participa en su desarrollo.[4] Tal descubrimiento también abre un campo nuevo por explorar sobre los mecanismos etiopatogénicos que pueden conducir a la inflamación vascular en estas y otras vasculitis sistémicas primarias, y en vasculopatías complejas.

El presente capítulo se centrará en el síndrome de DADA2, y en el último apartado se comentará el síndrome de SAVI.

1   Genética

La identificación del gen *CECR1* tuvo lugar en el año 2000.[5] Este gen contiene nueve exones y está situado en la región crítica q11.2 del *Cat eye syndrome* (síndrome del ojo de gato) en el cromosoma 22.[5] El *Cat eye syndrome* se había descrito previamente como una enfermedad rara caracterizada por diferentes alteraciones estructurales, en la que es típica la aparición de colobomas verticales en los ojos (que proporcionan el aspecto de «ojos de gato») y está causada por una trisomía o tetrasomía del brazo corto y de una pequeña sección del brazo largo del cromosoma 22.[5]

El gen *CECR1* codifica una subfamilia de la familia de la proteína ADA, de la cual se han identificado dos isoformas con actividad ADA (con lugares catalíticos estructuralmente similares, pero no idénticos): ADA1 y ADA2. Ambas catalizan la conversión de adenosina a inosina y de 2'-desoxiadenosina a 2'-desoxiinosina.[6]

La ADA1 es una proteína intracelular producida por muchos tipos celulares que reduce la acumulación intracelular de adenosina. Este acúmulo produce una toxicidad y una marcada inhibición en el desarrollo linfocitario.[6] De hecho, la deficiencia de ADA1 es la segunda causa más frecuente (10-20 % de todos los casos) de inmunodeficiencia combinada grave.[7]

La ADA2 fue identificada como la proteína codificada por *CECR1*,[6] y es secretada por los monocitos y otras células de estirpe mieloide. Aunque era conocida su acción sobre la proliferación y la diferenciación de los macrófagos y de los linfocitos T en los humanos, la primera vez que la deficiencia de ADA2 se vinculó con el desarrollo de inflamación vascular fue en 2014.[1,2] Ese año, dos grupos de investigadores, Navon Elkan *et al.*[1] en Israel y Zhou *et al.*[2] en los Estados Unidos, descubrieron mutaciones de herencia autosómica recesiva con pérdida de función en *CECR1* (encargado de la producción de ADA2) en 33 pacientes con un fenotipo similar que tenían en común una vasculopatía inflamatoria.

En el registro Infevers (http://fmf.igh.cnrs.fr/ISSAID/infevers/search.php?n=20), y en diferentes publicaciones, se han registrado 22 mutaciones del gen *CECR1* presentes entre los exones 2 y 9, y de ellas 16 son con cambio de sentido, asociadas al síndrome de DADA2/PAN, y seis no tienen un significado patológico claro (véase la tabla 1).

2   Fisiopatología

La CECR1 o ADA2 es una enzima que se secreta como homodímero en el plasma.[1] Su expresión en los monocitos se produce durante la diferenciación hacia macrófagos y células dendríticas, y actúa sobre los receptores de los monocitos y de los linfocitos B y T, estimulando la proliferación y la diferenciación de los macrófagos y de los linfocitos T. Por ello, la ADA2 se considera un miembro de la familia de los factores de crecimiento relacionados con ADA.[6] Aunque la ADA2 tiene menor actividad que la ADA1, parece que puede aumentar su actividad en un entorno inflamatorio.[6]

Introducción

El término «osteomielitis crónica multifocal recurrente» (OMCR) refleja un espectro de patología de causa no infecciosa, de mecanismo autoinflamatorio, caracterizado por episodios recurrentes de lesiones inflamatorias estériles en el tejido óseo.[1,2] La mayoría de los casos se presenta de manera esporádica, pero también se ha descrito su asociación en pacientes con otros síndromes y con déficit del antagonista del receptor de la interleucina 1.[3]

La forma sindrómica de la OMCR (OMIM #609628) fue descrita por primera vez por el Dr. Hassan Andel Majeed en 1989, y se denomina síndrome de Majeed.[4] Los individuos afectos presentan episodios de fiebre recurrente, OMCR temprana, anemia diseritropoyética congénita y con frecuencia dermatosis inflamatoria.[4,5] Inicialmente fueron publicados tres casos, dos hermanos y un primo, de una familia consanguínea de Jordania.[6] Actualmente hay publicadas cuatro familias afectadas, todas de Oriente Medio.[7]

1   Genética

El síndrome de Majeed es una enfermedad autosómica recesiva rara, causada por mutaciones en el gen de la lipina 2 *(LPIN2),* localizado en el brazo corto del cromosoma 18.[8,9] Se han identificado tres únicas mutaciones de *LPIN2* en individuos afectos, todas ellas homocigotas: una mutación con cambio de sentido (S734L), una con desplazamiento del marco de lectura (T180fs) y una mutación *splicing* (R776Sfs).[10]

Recientemente se ha identificado una mutación en el gen *PSTPIP2* (codificado en el gen del cromosoma 18p) en individuos con OMCR esporádica, hecho que hace avivar la hipótesis de que esta enfermedad deba incluirse también en el grupo de enfermedades autoinflamatorias.[10]

5   Diagnóstico

El diagnóstico clínico de síndrome de Majeed es sencillo una vez establecida la tríada completa (puede requerir biopsia de médula de una lesión osteolítica, biopsia de médula ósea para documentar diseritropoyesis y biopsia de piel para documentar dermatosis neutrofílica), y puede confirmarse mediante la demostración de cualquiera de las diversas mutaciones en *LPIN2.*

Los portadores son heterocigotos para este trastorno autosómico recesivo y no están en riesgo de desarrollarlo.

El diagnóstico prenatal y el diagnóstico genético preimplante para embarazos de alto riesgo requieren la identificación previa de las mutaciones causantes de la enfermedad en la familia.[7]

Es importante destacar que debe sospecharse este síndrome en presencia de cualquiera de sus componentes, en especial si aparecen en los primeros años de vida (primera infancia), como anemia congénita inexplicable y osteomielitis multifocal.

5.1   *Diagnóstico diferencial*

Puesto que se presenta con un curso episódico febril, el síndrome de Majeed debe incluirse en el diagnóstico diferencial de los síndromes de fiebre periódica. La combinación de afectación ósea y cutánea, en particular, es compartida por diversos trastornos, entre los que se incluyen:

- Síndrome de sinovitis, acné, pustulosis, hiperostosis y osteítis (SAPHO): la diferencia fundamental es el inicio precoz y la presencia de la anemia diseritropoyética congénita, que distinguen al síndrome de Majeed.
- Síndrome de artritis piogénica, pioderma gangrenoso y acné (PAPA), relacionado con mutaciones en *PSTPIP1,* de herencia autosómica dominante: el síndrome de Majeed, por el contrario, se asocia con anemia diseritropoyética congénita y no con pioderma gangrenoso o acné quístico, y la herencia es autosómica recesiva.
- OMCR esporádica, no sindrómica: las diferencias entre la OMCR del síndrome de Majeed y la forma esporádica se muestran en la tabla 1. Además, la anemia diseritropoyética no aparece en la OMCR esporádica.[7]

6   Tratamiento

Debido a la rareza del síndrome de Majeed, el tratamiento es empírico. Para tratar la OMCR se utilizan:

- Antiinflamatorios no esteroideos (AINE) y glucocorticoides: pueden proporcionar una mejora parcial. Si no hay una respuesta adecuada a los AINE, los glucocorticoides pueden ser útiles en el control de la afectación ósea y las manifestaciones cutáneas, pero no pueden constituir un tratamiento a largo plazo en los niños, por sus efectos secundarios.

- Inhibidores del factor de necrosis tumoral (TNF) y bisfosfonatos: se han descrito como efectivos para el tratamiento de la OMCR esporádica. Sin embargo, los dos niños con síndrome de Majeed tratados con inhibidores del TNF-α no presentaron mejoría.[13] Hasta la fecha, los bisfosfonatos no se han usado para tratar a individuos con síndrome de Majeed, por lo que su eficacia en este trastorno es desconocida.

Los dos niños tratados con anti-TNF-α y que no mejoraron respondieron al bloqueo de la IL-1 con anakinra (antagonista de los receptores de la IL-1) y el anticuerpo anti-IL-1β canakinumab, con mejoría de los parámetros clínicos, radiográficos y analíticos.[13]

Se precisa rehabilitación para evitar la atrofia por desuso de los músculos y las contracturas.

La anemia diseritropoyética congénita precisa seguimiento analítico periódico y la realización de transfusión de sangre cuando está indicado. En un paciente se realizó una esplenectomía, tras la cual la anemia mejoró notablemente. En los dos niños afectados tratados con anti-IL-1 no está claro si la anemia también mejoró, ya que no se realizó una biopsia de médula ósea de control.[7,13]

Características	OMCR esporádica	OMCR-Majeed
Edad de inicio	Inicio más tardío (<55 años de edad)	Inicio precoz (1-19 meses de edad)
Frecuencia	2-4/años	1-4/meses
Duración	1-20 años	Toda la vida
Remisión	Frecuente	Rara y de corta duración
A largo plazo	Curso benigno (mayoría)	Retraso en el crecimiento
Contracturas	Infrecuentes	Habituales

Tabla 1. Comparación entre la osteomielitis crónica multifocal recurrente (OMCR) esporádica y la del síndrome de Majeed.

Bibliografía

1. Ferguson PJ, Sandu M. Current understanding of the pathogenesis and management of chronic recurrent multifocal osteomielitis. Curr Rheumatol Rep. 2012; 14: 130.
2. Hedrich CM, Hofmann SR, Pablik J, Morbach H, Girschick HJ. Autoinflammatory bone disorders with special focus on chronic recurrent multifocal osteomyelitis (CRMO). Pediatr Rheumatol Online J. 2013; 11: 47.
3. Sakran W, Shalev SA, Sakran W, *et al.* Chronic recurrent multifocal osteomyelitis and deficiency of interleukin-1-receptor antagonist. Pediatr Infect Dis J. 2013; 32: 94.
4. Majeed HA, Al-Tarawna M, El-Shanti H, Kamel B, Al-Khalaileh F. The syndrome of chronic recurrent multifocal osteomyelitis and congenital dyserythropoietic anaemia. Report of a new family and a review. Eur J Pediatr. 2001; 160: 705-10.
5. El-Shanti H, Ferguson P. Chronic recurrent multifocal osteomyelitis: a concise review and genetic update. Clin Orthop Relat Res. 2007; 462: 11-9.
6. Ferguson PJ, El-Shanti HI. Autoinflammatory bone disorders. Curr Opin Rheumatol. 2007; 19: 492-8.
7. El-Shanti H, Ferguson P. Majeed syndrome. En: Pagon RA, Adam MP, Ardinger HH, *et al.*, editores. GeneReviews® [Internet]. Seattle (WA): University of Washington, Seattle; 1993-2014. [updated 2013 Mar 14]. (Consultado el 12/01/2015.) Disponible en: http://www.ncbi.nlm.nih.gov/books/NBK1974/.
8. Ferguson PJ, Chen S, Tayeh MK, *et al.* Homozygous mutations in LPIN2 are responsible for the syndrome of chronic recurrent multifocal osteomyelitis and congenital dyserythropoietic anaemia (Majeed syndrome). J Med Genet. 2005; 42: 551-7.
9. Touitou I. Infevers: an online database for autoinflammatory mutations. January 2010. Disponible en: http://fmf.igh.cnrs.fr/ ISSAID/infevers/.
10. Glaser RL, Goldbach-Mansky R. The spectrum of monogenic autoinflammatory syndromes: understanding disease mechanisms and use of targeted therapies. Curr Allergy Asthma Rep. 2008; 8: 288-98.
11. Girschick HJ, Mornet E, Beer M, Warmuth-Metz M, Schneider P. Chronic multifocal non-bacterial osteomyelitis in hypophosphatasia mimicking malignancy. BMC Pediatr. 2007; 7: 3.
12. Wickramasinghe SN, Wood WG. Advances in the understanding of the congenital dyserythropoietic anaemias. Br J Haematol. 2005; 131: 431-46.
13. Herlin T, Fiirgaard B, Bjerre M, *et al.* Efficacy of anti-IL-1 treatment in Majeed syndrome. Ann Rheum Dis. 2013; 72: 410-3.

Capítulo 14

Síndrome CANDLE

M. Lera Imbuluzqueta, I. Andrés Ramos, A. Torrelo Fernández

Servicio de Dermatología
Hospital Infantil Universitario Niño Jesús
Madrid

Correspondencia
Dr. Antonio Torrelo Fernández
atorrelo@aedv.es

Introducción

CANDLE es el acrónimo de *Chronic Atypical Neutrophilic Dermatosis with Lipodystrophy and Elevated temperature*.[1-3] Este síndrome se caracteriza por la aparición de fiebre recurrente en los primeros meses de la vida, junto con lesiones cutáneas características, lipodistrofia y manifestaciones de inflamación multisistémica. El aspecto general de los pacientes es de consunción, como si se tratara de una vela consumida, lo que enfatiza el nombre del síndrome (*candle;* en inglés, vela). Es una enfermedad autoinflamatoria con patrón autosómico recesivo que se debe a mutaciones en el gen *PSMB8* que codifica la subunidad inducible beta 5 (β5i) del proteasoma[2] o a otros genes. Se han descrito mutaciones en *PSMB8* en otras dos enfermedades autoinflamatorias: el síndrome JMP *(joint contractures, muscle atrophy, microcytic anemia and paniculitis-induced lipodystrophy syndrome)* y el síndrome de Nakajo-Nishimura, que se ha descrito en pacientes japoneses.[4-6]

Torrelo *et al.*[1] describieron cuatro pacientes y caracterizaron fenotípicamente y dieron el nombre a la enfermedad en 2010.[1] En 2012, Liu *et al.*[2] identificaron mutaciones en el gen *PSMB8* en ocho de nueve pacientes con esta enfermedad. Un caso previo, de 2002, publicado por Mégarbané *et al.*,[7] presentaba rasgos similares. Nakajo en 1939 y Nishimura en 1950 habían presentado casos parecidos, todos ellos en pacientes japoneses,[5] y en 2011 Kitamura *et al.*[5] detectaron la mutación en *PSMB8*. El síndrome JMP fue el último en describirse clínicamente, en 2010, por Garg *et al.*,[8] pero fue el primer síndrome caracterizado por mutaciones en el gen *PSMB8* en ese mismo año.[4]

Desde entonces se han publicado casos aislados de síndrome CANDLE. Se han propuesto términos variados para englobar los tres síndromes, como PRAAS *(proteasome-associated autoinflammatory syndrome)* o ALDD (autoinflamación, lipodistrofia y dermatitis), pero parece que la nomenclatura más aceptada hasta el momento es la de síndrome CANDLE.

1   Genética

El análisis genético de pacientes diagnosticados de síndrome CANDLE demuestra que el origen de la enfermedad se debe, en la mayoría de los casos, a mutaciones en el gen *PSMB8,* que codifica la subunidad β5i («i» de inducible) del inmunoproteasoma, localizado en el cromosoma 6p21. Se transmite como un rasgo autosómico recesivo.

Liu *et al.*[2] demostraron que, de nueve pacientes con diagnóstico clínico de síndrome CANDLE, ocho presentaban mutaciones en al menos un alelo del gen. La mutación más frecuente, c.224C>T, que origina un cambio de una treonina por una metionina y altera la actividad proteolítica quimiotripsina del inmunoproteasoma, se detectó en homocigosis en seis pacientes. En otros dos, dicha mutación sólo se encontró en uno de los alelos. Finalmente, un paciente era homocigoto para la mutación c.405C>A, que origina un codón de terminación de lectura y, por tanto, una proteína truncada, que impide el ensamblado del inmunoproteasoma. Se han publicado tres nuevos casos, dos de los cuales presentan mutaciones en *PSMB8,* uno con la mutación homocigota más común (c.224C>T) y otro con una nueva mutación homocigota p.M117V (c.349A>G).[3,6,9]

Existen otros casos en los que no se encuentra mutación en el gen *PSMB8* o bien sólo se encuentra en uno de los dos alelos. En ellos, se han identificado mutaciones en otros genes que codifican otras subunidades alfa (PSMA4) o beta (PSMB4 y PSMB9) del inmunoproteasoma o en la proteína POMP implicada en la maduración del proteasoma.[10] Esto implica que en algunos casos descritos, CANDLE tiene una herencia digénica, en la que existen mutaciones heterozigotas en dos subunidades diferentes del inmunoproteasoma, cuya presencia induce una disfunción del mismo.

Cabe destacar que la mutación c.224C>T en homocigosis es también causante del síndrome JMP[4]. El síndrome de Nakajo-Nishimura se debe igualmente a mutaciones heterocigotas en *PSMB8,* en concreto debido a sustituciones de una glicina por una valina en las posiciones 197 (G197V) o 201 (G201V).[5] En ambos casos, el resultado es una disfunción del inmunoproteasoma.

2   Fisiopatología

El immunoproteasoma es una isoforma específica del proteasoma inducida por interferón (IFN), que se encarga de la degradación de las proteínas propias o extrañas. Se trata de una estructura implicada en la inmunidad innata, que funciona como eslabón entre esta y la inmunidad adaptativa, ya que el inmunoproteasoma permite la degradación de proteínas para que puedan ser presentadas como antígenos por el complejo principal de histocompatibilidad (MHC, *major histocompatibility complex*) de clase I.[9-12] Aunque hay varios tipos de proteasomas, en general todos constan de una región 19S para el reconocimiento de las proteínas ubiquitinizadas y de un núcleo de 20S que actúa como región proteolítica. Esta última consta de dos anillos α que flanquean dos anillos β, y cada uno de los cuatro anillos está formado por siete subunidades proteicas diferentes. El inmunoproteasoma difiere del proteasoma sólo en tres de las subunidades β, en concreto las subunidades β1i, β2i y β5i.

Las proteínas celulares destinadas a su degradación o a su presentación como antígenos requieren un paso previo, que es la ubiquitinización, para ser procesadas por el proteasoma o el inmunoproteasoma. Una vez degradadas, las cadenas peptídicas son fácilmente eliminadas o presentadas a los linfocitos T por medio del MHC clase I en la superficie celular.[11,12] Ante determinadas agresiones o estrés celular se secreta IFN tipo 1 (α o β), que activa la vía de la Janus cinasa (JAK).[2,9,12] La activación de esta vía origina una gran cantidad de proteínas de desecho que deben ser eliminadas. Si bien el proteasoma se ensambla de manera constitutiva, un esfuerzo extra origina el reclutamiento y el ensamblado del inmunoproteasoma. En los pacientes con síndrome CANDLE, la disfunción del inmunoproteasoma impide que la célula pueda deshacerse del exceso de proteínas de desecho que, además, resultan poliubiquitinizadas. El resultado es un estrés celular, que a su vez da lugar a una mayor producción de IFN tipo 1, que así retroalimenta un círculo vicioso entre estrés celular y liberación secundaria de IFN. Estos pacientes expresan una mayor actividad de genes relacionados con las vías de los IFN tipo 1, como STAT-1, y también muestran concentraciones séricas elevadas de IP-10 (proteína inducida por IFN 10).[2] Esta proteína es una potente sustancia quimiotáctica,[2] lo que conduce al reclutamiento de células del sistema inmunitario en multitud de órganos.

El resultado final es un aumento basal de sustancias proinflamatorias inducidas por la vía de los IFN tipo 1, pero en situaciones de estrés (frío, infecciones víricas, etc.) se produce una mayor actividad del sistema con una escasa regulación a la baja. Así, los pacientes presentan brotes inflamatorios desencadenados por agentes banales, mientras que entre los brotes muestran una actividad proinflamatoria residual.

3 Clínica

Las manifestaciones clínicas comunes del síndrome CANDLE incluyen un inicio temprano de la enfermedad, fiebre recurrente diaria o casi diaria con escasa respuesta a los antiinflamatorios no esteroideos (AINE), y lesiones cutáneas desde las primeras semanas o meses de vida. Las lesiones cutáneas consisten en placas anulares violáceas recurrentes que desaparecen dejando una coloración purpúrea residual. Los pacientes también muestran retraso del crecimiento y artralgias sin artritis. Con el tiempo aparece edema labial y periocular persistente, y se desarrolla una lipodistrofia facial y corporal progresiva que lleva a un abombamiento abdominal. Todos estos rasgos, junto con una pérdida de la masa muscular, confieren al paciente un fenotipo muy característico

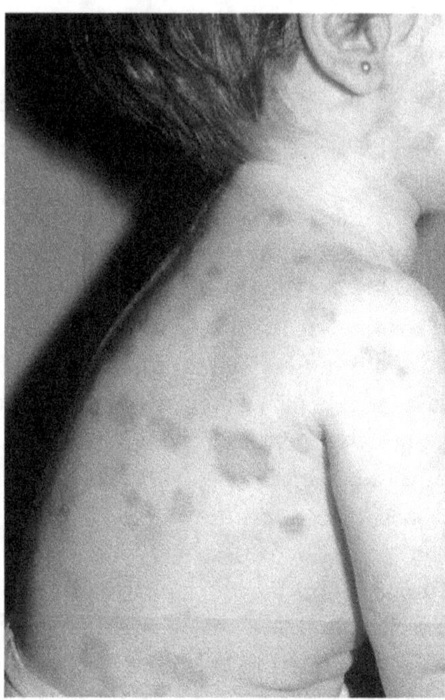

Figura 1. Pápulas y placas anulares infiltradas de color violáceo.

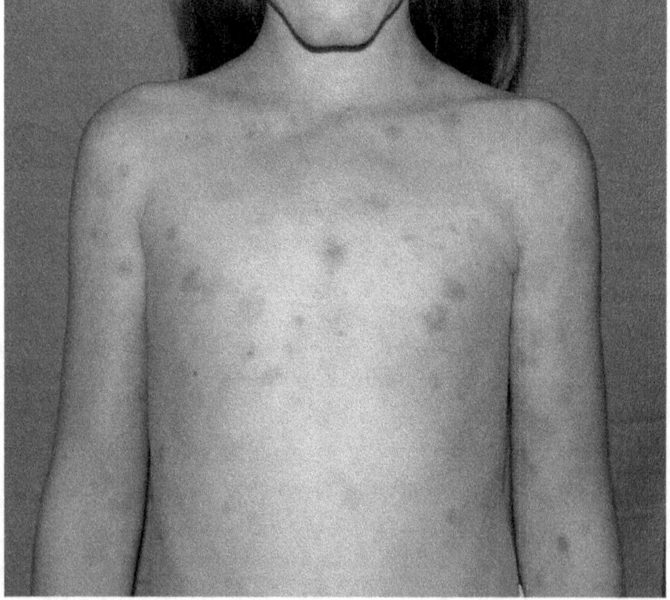

Figura 2. Coexistencia de lesiones violáceas activas con otras purpúricas residuales.

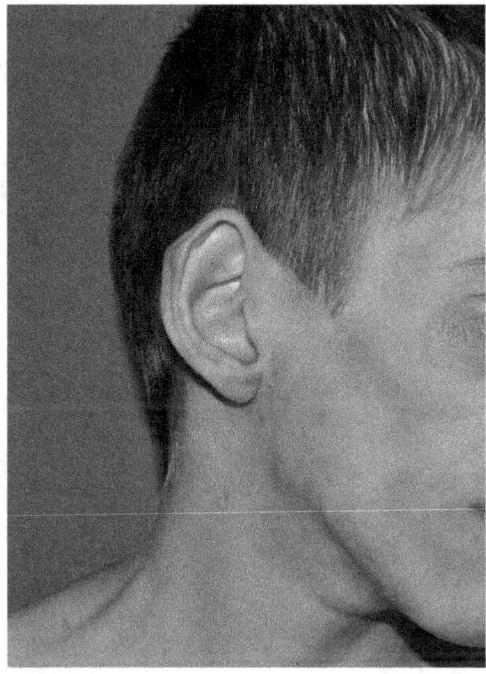

Figura 3. Deformidad auricular por condritis y lipodistrofia.

(véanse las figuras 1 y 2).[1,3,6] Los episodios de inflamación multiorgánica y la inflamación persistente generalizada son la causa de un retraso del crecimiento desde edades muy tempranas. Otras manifestaciones menos frecuentes, reflejo de la actividad autoinflamatoria existente, son la aparición de linfadenopatías, conjuntivitis, epiescleritis nodular, condritis en las orejas (véase la figura 3) y la nariz, meningitis aséptica, nefritis y epididimitis; prácticamente cualquier órgano puede presentar cuadros inflamatorios agudos.[1,3,6] La acantosis *nigricans* y la diabetes probablemente son consecuencia de la extensa lipoatrofia.

Los casos no tratados tienen una pobre expectativa de vida,[2] y la respuesta parcial a los tratamientos actuales hace que esta enfermedad sea potencialmente mortal.[1]

4 Pruebas complementarias

Los hallazgos de laboratorio son poco llamativos.[1,3,6] En todos los casos existe elevación de los reactantes de fase aguda (velocidad de sedimentación globular, proteína C reactiva, trombocitosis) y una anemia hipocrómica de trastorno crónico. Las enzimas hepáticas suelen estar moderadamente elevadas, y con menos frecuencia también las enzimas musculares (creatina-fosfocinasa, aldolasa).[1] Las anomalías de laboratorio y de imagen

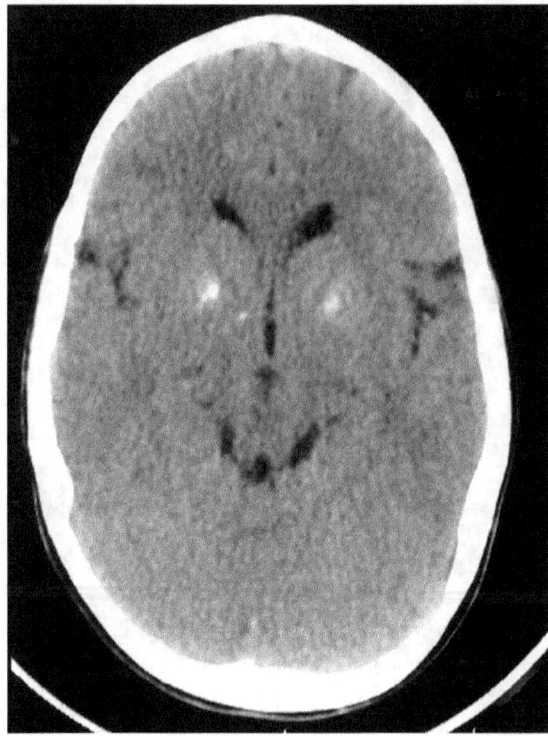

Figura 4. Calcificaciones intracraneales.

durante los brotes agudos de la enfermedad dependen de los órganos afectados. En algunos pacientes se han encontrado calcificaciones de los ganglios basales, probablemente en relación con episodios de meningoencefalitis (véase la figura 4).[1]

El estudio histológico de las lesiones cutáneas muestra unos rasgos muy característicos, que permiten el diagnóstico en fases muy precoces de la enfermedad.[1] Se observa un infiltrado perivascular e intersticial de intensidad variable, que afecta a la dermis papilar y reticular, y que se extiende a la grasa subcutánea en forma de paniculitis lobulillar. Este infiltrado está compuesto predominantemente por células mononucleares, muchas de ellas con núcleos grandes, de forma irregular, que dan la impresión de células mieloides atípicas (véanse las figuras 5 y 6). También hay neutrófilos maduros dispersos, algunos eosinófilos y pocos linfocitos maduros. A menudo hay leucocitoclasia, pero no necrosis fibrinoide de los vasos.[1]

La inmunohistoquímica de las lesiones cutáneas muestra una importante presencia de células mieloides (positivas para mieloperoxidasa) y otra población celular prominente de macrófagos (positivos para CD163 y CD68/PMG1). La presencia de células dendríticas plasmocitoides (CD123) en acúmulos es llamativa, pues estas células son consideradas las más potentes productoras de IFN tipo 1.[13]

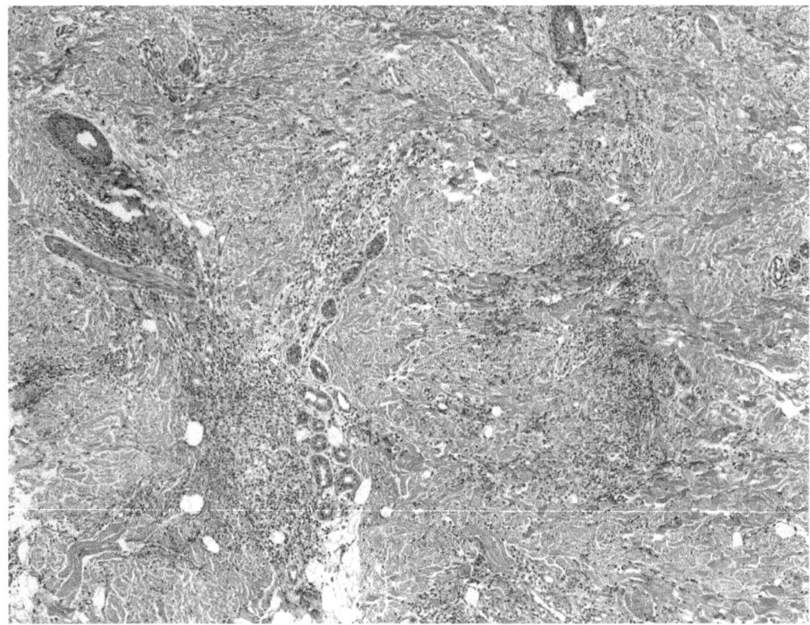

*Figura 5. Infiltrado inflamatorio dérmico intersticial difuso
y perivascular (hematoxilina-eosina, 20×).*

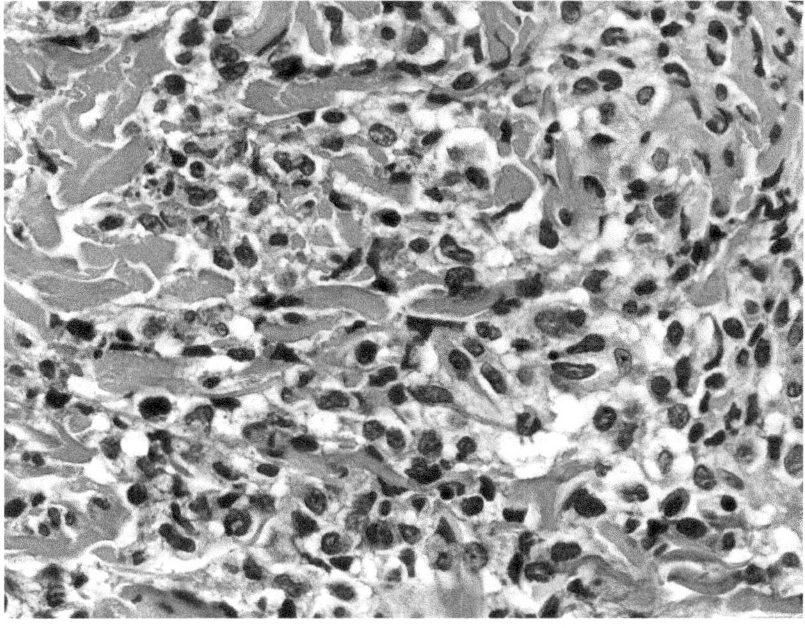

*Figura 6. Detalle del infiltrado con células mononucleares con núcleos irregulares
y atípicos, y ligera leucocitoclasia (hematoxilina-eosina, 100×).*

5 Diagnóstico

La constelación de un inicio muy precoz de fiebre casi a diario, refractaria a fármacos antipiréticos, junto con un desarrollo estatural y ponderal retardado, lesiones cutáneas purpúricas recurrentes, rasgos faciales típicos, lipodistrofia progresiva en la región facial y la parte superior del tronco, y artralgias sin artritis, indica un alto índice de sospecha de la enfermedad. El estudio histológico de la piel con inmunohistoquímica es lo suficientemente característico como para permitir un correcto diagnóstico. El estudio genético del gen *PSMB8* o de otros genes implicados permite establecer un diagnóstico de confirmación.

5.1 *Diagnóstico diferencial*

Otras enfermedades autoinflamatorias pueden asemejarse al síndrome CANDLE, como el síndrome NOMID *(neonatal-onset multisystem inflammatory disease)*, la fiebre mediterránea familiar, el TRAPS *(tumor necrosis factor receptor associated periodic syndrome)* y el síndrome de hiperinmunoglobulinemia D. La lipodistrofia asociada al síndrome CANDLE constituye una de las características más específicas de la enfermedad y obliga a descartar otros procesos que cursan con pérdida del panículo adiposo, como la lipodistrofia generalizada congénita, la lipodisfrofia parcial familiar, el leprechaunismo o la lipodisfrofia parcial adquirida de Barraquer-Simons. El síndrome de Aicardi-Goutières y otras interferonopatías tipo 1 pueden mostrar rasgos parecidos al síndrome CANDLE. El síndrome de Sweet en los lactantes puede cursar con lesiones anulares violáceas que recuerdan a las del síndrome CANDLE, y la histología puede ser confusa en algunos casos.

6 Tratamiento

No existen estudios ni protocolos que avalen una actuación terapéutica concreta en los pacientes con esta enfermedad. En los pocos casos descritos hasta ahora se han probado numerosos tratamientos, con resultados poco alentadores. Se han utilizado AINE para el control de la fiebre, con resultados parciales. Asimismo, los glucocorticoides se han empleado para el control de los síntomas, con una respuesta incompleta. Otros tratamientos antiinflamatorios, como la dapsona y la colchicina, han sido ineficaces. Inmunosupresores como el metotrexato, la ciclosporina, la azatioprina y las inmunoglobulinas intravenosas han ofrecido escasos resultados. Los fármacos dirigidos contra el factor de necrosis tumoral, como el etanercept, no han supuesto una mejoría en el control de la enfermedad e incluso han sido causa de exacerbaciones.[1,14]

Recientemente se han presentado los resultados preliminares con baricitinib en pacientes con síndrome CANDLE. Este fármaco es un inhibidor selectivo de JAK1/2, cuya vía de señalización está activada en los pacientes con CANDLE. Ocho pacientes fueron tratados con él y se evidenció una mejoría, tanto clínica como analítica, en la mayoría de ellos.[15] Estos resultados aportan algo de optimismo en el tratamiento de los pacientes con síndrome CANDLE o con otros síndromes autoinflamatorios mediados por IFN tipo 1, cuyo pronóstico en la actualidad es pobre.

Bibliografía

1. Torrelo A, Patel S, Colmenero I, *et al.* Chronic atypical neutrophilic dermatosis with lipodystrophy and elevated temperature (CANDLE) syndrome. J Am Acad Dermatol. 2010; 62: 489-95.
2. Liu Y, Ramot Y, Torrelo A, *et al.* Mutations in proteasome subunit β type 8 cause chronic atypical neutrophilic dermatosis with lipodystrophy and elevated temperature with evidence of genetic and phenotypic heterogeneity. Arthritis Rheum. 2012; 64: 895-907.
3. Tüfekçi O, Bengoa S, Karapinar TH, *et al.* CANDLE syndrome: a recently described autoinflammatory syndrome. J Pediatr Hematol Oncol. 2015; 37: 296-9.
4. Agarwal AK, Xing C, DeMartino GN, *et al.* PSMB8 encoding the β5i proteasome subunit is mutated in joint contractures, muscle atrophy, microcytic anemia, and panniculitis-induced lipodystrophy syndrome. Am J Hum Genet. 2010; 87: 866-72.
5. Kitamura A, Maekawa Y, Uehara H, *et al.* A mutation in the immunoproteasome subunit PSMB8 causes autoinflammation and lipodystrophy in humans. J Clin Invest. 2012; 121: 4150-60.
6. Wang H, Das L, Tan Hung Tiong J, Vasanwala RF, Arkachaisri T. CANDLE syndrome: an extended clinical spectrum. Rheumatology. 2014; 53: 2119-20.
7. Mégarbané A, Sanders A, Chouery E, *et al.* An unknown autoinflammatory syndrome associated with short stature and dysmorphic features in a young boy. J Rheumatol. 2002; 29: 1084-7.
8. Garg A, Hernández MD, Sousa AB, *et al.* An autosomal recessive syndrome of joint contractures, muscular atrophy, microcytic anemia, and panniculitis-associated lipodystrophy. J Clin Endocrinol Metab. 2010; 95: 58-63.
9. Kluk J, Rustin M, Brogan PA, *et al.* Chronic atypical neutrophilic dermatosis with lipodystrophy and elevated temperature syndrome: a report of a novel mutation and review of the literature. Br J Dermatol. 2014; 170: 215-7.
10. Brehm A, Liu Y, Sheikh A, *et al.* Additive Loss-of-Function Mutations in Proteasome-Subunit-Genes induce Type-I-interferon production in CANDLE/PRAAS. J Clin Invest 2015, in press.
11. Krüger E, Kloetzel PM. Immunoproteasomes at the interface of innate and adaptive immune responses: two faces of one enzyme. Curr Opin Immunol. 2012; 24: 77-83.
12. Gomes AV. Genetics of proteasome diseases. Scientifica (Cairo). 2013; 2013: 637629.
13. Torrelo A, Colmenero I, Requena L, *et al.* Histologic and immunohistochemical features of the skin lesions in CANDLE syndrome. Am J Dermatopathol. 2015;37:517-22.
14. Dávila-Seijo P, Hernández-Martín A, Torrelo A. Autoinflammatory syndromes for the dermatologist. Clin Dermatol. 2014; 32: 488-501.
15. Reinhardt A, Brogan P, Berkun Y, *et al.* Chronic Atypical Neutrophilic Dermatosis with Lipodystrophy and Elevated temperatures (CANDLE): clinical characterization and initial response to Janus kinase inhibition with baricitinib. Arthritis Rheumatol 2013; 65 (Suppl): S758.

Capítulo 15

Enfermedades autoinflamatorias asociadas al gen *PLCG2*

E. Azucena González, A. Llobell, A. Mensa-Vilaró, J.I. Aróstegui

Servicio de Inmunología-CDB
Hospital Clínic-IDIBAPS
Barcelona

Correspondencia
Dr. Juan Ignacio Aróstegui
jiaroste@clinic.ub.es

Introducción

En el grupo de enfermedades autoinflamatorias debidas a mutaciones en el gen *PLCG2* se engloban en la actualidad dos afecciones estrechamente relacionadas entre sí:

- La disregulación inmunitaria y deficiencia humoral asociada al gen *PLCG2* (PLAID, *PLCG2-associated antibody deficiency and immune dysregulation*), también conocida como urticaria familiar atípica o síndrome autoinflamatorio familiar inducido por frío de tipo 3 (FCAS-3) (OMIM: 614468).[1]

- La disregulación inmunitaria, deficiencia humoral y autoinflamación asociada al gen *PCLG2* (APLAID, *autoinflammation and PLCG2-associated antibody deficiency and immune dysregulation*) (OMIM: 614878).[2]

La primera descripción clínica de estas enfermedades data del año 2009, cuando fueron identificadas varias familias afectas de una forma de urticaria familiar inducida por frío que se transmitía siguiendo un patrón de herencia autosómico dominante y cuya base genética no era conocida.[3] Sin embargo, a semejanza de lo que ocurre en la mayoría de las enfermedades hereditarias, es muy probable que estas hayan existido siempre, afectando a un número muy reducido de pacientes.

1 Genética

Estas enfermedades se transmiten siguiendo un patrón de herencia autosómico dominante, que pudo deducirse de las primeras familias estudiadas al observar que ambos sexos estaban afectos por igual y que los pacientes se localizaban en todas las generaciones de la familia.[1-3] En la actualidad se sabe que el defecto genético implicado es la presencia de mutaciones en el gen *PLCG2*, que codifica para la proteína fosfolipasa Cγ2 y que se localiza en el brazo largo del cromosoma 16 (16q23.3). Las principales características genéticas de estas enfermedades podrían resumirse en:

- Al tratarse de enfermedades que se heredan según un patrón de herencia dominante, en todas las familias conocidas se ha detectado sólo un alelo mutado del gen *PLCG2*.
- Todas las mutaciones causantes de enfermedad son de tipo *gain-of-function*, es decir, generan una proteína hiperfuncional.
- Las mutaciones del gen *PLCG2* causantes del síndrome PLAID son deleciones genómicas relativamente grandes (4,8, 5,9 y 8,2 kB), cuya detección es difícil mediante las técnicas de secuenciación convencionales (Sanger, Next-Generation Sequencing) (véase la figura 1).[1]
- La única mutación conocida del gen *PLCG2* causante del síndrome APLAID es la mutación *missense* p.Ser707Tyr (véase la figura 1).[2]

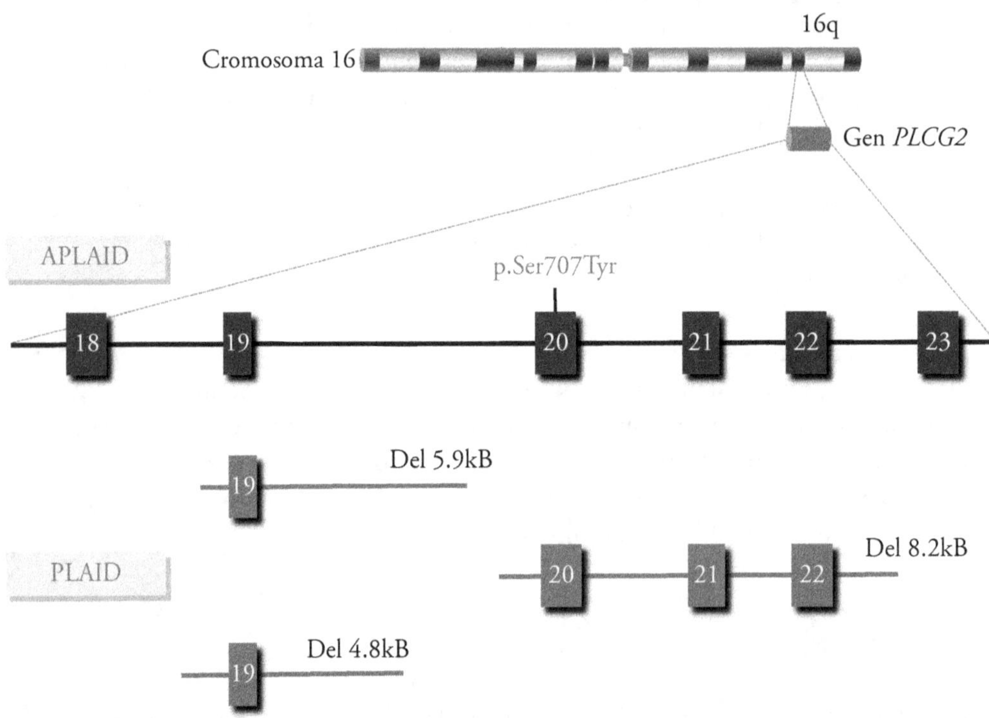

Figura 1. Representación esquemática de la organización genómica del gen PLCG2, de la localización de la mutación p.Ser797Tyr, causante del síndrome APLAID, y de las deleciones genómicas causantes del síndrome PLAID (parte inferior).

2   Fisiopatología

El gen *PLCG2* codifica para la proteína fosfolipasa Cγ2 (PLCγ2) y está altamente expresado en células del sistema hematopoyético, y muy especialmente en aquellas que intervienen en la regulación de la respuesta inmunitaria. Tras su adecuada estimulación a través de diferentes receptores, PLCγ2 provoca la escisión del fosfolípido asociado a las membranas fosfatidil inositol-4,5-bifosfato (PIP_2) en los compuestos inositol-1,4,5-trifosfato (IP_3) y diacilglicerol (DAG).[4] Estos compuestos actúan a modo de segundos mensajeros, de tal manera que IP_3 provoca la liberación de Ca^{2+} desde los depósitos del retículo endoplasmático, produciendo un aumento intracelular de Ca^{2+}, la consecuente activación de la proteína cinasa C (PKC) y la activación de múltiples vías de señalización intracelulares.[5] Por su parte, el DAG permanece asociado a la membrana, pero potenciando la transducción de señales de PKC y otras proteínas, como las de la vía Raf/Mek/Erk, muchas veces a través de la translocación de proteínas.[6]

A semejanza de muchas lipasas, la actividad de la proteína PLCγ2 está estrechamente regulada mediante mecanismos autoinhibidores presentes en determinados dominios de la proteína, de tal manera que en condiciones basales la proteína es inactiva.[7] En circunstancias normales, estos mecanismos de autoinhibición desaparecen tras los cambios conformacionales inducidos por la fosforilación de la proteína por tirosina-cinasas asociadas a los receptores. Sin embargo, en las enfermedades debidas a mutaciones en el gen *PLCG2* se observa una pérdida de estos mecanismos autoinhibidores normales, de modo que la proteína PLCγ2 mutada presenta una actividad anormalmente alta. En el caso del síndrome PLAID, se sabe que las deleciones genómicas detectadas en el gen *PLCG2* provocan la pérdida de los dominios proteicos autoinhibidores y en consecuencia la autoinhibición basal de la proteína PLCγ2.[1] En el caso del síndrome APLAID, causado por la mutación *missense* p.Ser707Tyr, se sabe que esta mutación se localiza en un residuo altamente conservado de la proteína, que provoca una importante alteración de sus mecanismos autoinhibidores, en especial del dominio cSH_2, y que los fenómenos autoinflamatorios observados están mediados, al menos en parte, por la activación del NLRP3 inflamasoma, con la consecuente liberación de citocinas inflamatorias (interleucina [IL] 1β, IL-18 e IL-33).[2,8]

3   Clínica

Las primeras manifestaciones clínicas de estas enfermedades son las cutáneas, presentes ya en edades muy tempranas (por debajo de los 3 años) y que persisten a lo largo de la vida, y pueden aparecer nuevos signos y síntomas conforme la enfermedad progresa. A continuación se comentan de manera detallada las diferentes manifestaciones clínicas de este grupo de enfermedades.

3.1 Manifestaciones cutáneas

La urticaria inducida por contacto directo con objetos o ambientes fríos es la manifestación cutánea más frecuente, y habitualmente es la primera manifestación de la enfermedad. Si bien las lesiones urticariformes pueden ser generalizadas, lo más habitual es que sean localizadas o amplias, en regiones próximas a la de contacto con el frío. Existen ciertas características que permiten diferenciar estas lesiones urticariformes de otras similares que aparecen en otras enfermedades. Así, a diferencia de la urticaria física por frío, estos pacientes presentan resultados negativos en las pruebas cutáneas del cubito de hielo y de inmersión en agua fría. Por otro lado, con respecto a las lesiones urticariformes de los síndromes periódicos asociados a criopirina, en estos pacientes las lesiones urticariformes se presentan de manera muy rápida tras la exposición al frío, pueden ser también desencadenadas por la ingesta de comidas o bebidas frías (inusual en los síndromes periódicos asociados a criopirina), son pruriginosas y no suelen ir acompañadas de febrícula o fiebre ni de malestar general.[3]

En los pocos estudios de anatomía patológica realizados en estos pacientes se observan, tras la exposición al frío, mastocitos desgranulados en la dermis y alrededor de la vasculatura, en comparación con los controles sanos.[3]

3.2 Deficiencia humoral

En el 75 % de los pacientes con estas enfermedades se han detectado deficiencias en la producción de anticuerpos, que se traducen en unas concentraciones plasmáticas bajas de inmunoglobulina (Ig) M e IgA (definidas como inferiores a dos desviaciones estándar de la media de los controles emparejados por edad), valores normales o bajos de IgG y, curiosamente, valores normales o elevados de IgE. Desde un punto de vista clínico, estas concentraciones bajas de inmunoglobulinas circulantes se asocian con frecuencia a infecciones recurrentes sinopulmonares (44 % de los pacientes), que en ocasiones han requerido la administración de inmunoglobulinas intravenosas.[1] Asimismo, hasta el 11 % de estos pacientes han sido diagnosticados de inmunodeficiencia común variable como consecuencia de los defectos inmunitarios observados.[1]

3.3 Autoinmunidad

A pesar de la deficiencia en la producción de anticuerpos observada en esta enfermedad, un porcentaje importante (62 %) de los pacientes presentan pruebas de laboratorio positivas para autoanticuerpos, habitualmente anticuerpos antinucleares, y por lo general a títulos bajos.[1] Sin embargo, no todos llegan a desarrollar una enfermedad autoinmunitaria; la presentan sólo el 26% de los pacientes, y es variable de unos pacientes a otros.[1] Entre las diferentes enfermedades autoinmunitarias detectadas pueden citarse el vitíligo, la tiroiditis autoinmunitaria, la artritis recurrente, la enfermedad mixta del tejido conectivo, la enfermedad granulomatosa y lesiones ampollosas.[1-2]

3.4 Alergia

Como ya se ha comentado, las concentraciones plasmáticas de IgE en estos pacientes están normales o elevadas con respecto a las observadas en controles sanos, y desarrollan manifestaciones alérgicas hasta el 56% de los pacientes. A semejanza de lo ya expuesto para las manifestaciones autoinmunitarias, las alérgicas varían de un paciente a otro, pero las más habituales son la rinitis alérgica, la conjuntivitis alérgica, el asma, el eccema, las alergias alimentarias y las alergias medicamentosas.[1]

3.5 Autoinflamación

Las manifestaciones autoinflamatorias sólo se han detectado en los pacientes con síndrome APLAID, portadores de la mutación *missense* p.Ser707Tyr del gen *PLCG2,* en quienes nunca se detectaron autoanticuerpos circulantes. Las manifestaciones catalogadas como autoinflamatorias observadas en estos pacientes han sido múltiples:

- Exantema generalizado de tipo epidermólisis bullosa, que apareció en la infancia (3 años de edad) y evolucionó a placas eritematosas y lesiones vesiculopustulares recurrentes que empeoraban con el calor y con la exposición a la luz solar.
- Enterocolitis de inicio temprano (6 meses de edad), manifestada como dolor abdominal con diarrea sanguinolenta y catalogada por colonoscopia como colitis ulcerosa.
- Pequeñas ampollas corneales, de inicio temprano (8 meses de edad), que evolucionaron a erosiones y ulceraciones corneales, hipertensión intraocular y cataratas.

4   **Pruebas complementarias de laboratorio**

Los parámetros hematológicos e inmunológicos más importantes en los pacientes afectos de estas enfermedades podrían resumirse en:

- Recuento normal de neutrófilos, monocitos, eosinófilos y basófilos circulantes. Cifras normales o bajas de linfocitos circulantes.

- Recuento normal de linfocitos T circulantes, así como de las subpoblaciones T *naïve* y T memoria.
- Cifras bajas de linfocitos B CD19+ circulantes, con prácticamente ausencia de linfocitos B memoria *class-switched* (CD20+ CD27+ IgM– IgA+ o CD20+ CD27+ IgM– IgG+).
- Recuentos bajos de células *natural killer* (NK) circulantes.
- Inmunoglobulinas circulantes:

  - Valor normal o bajo de IgG.
  - Valor bajo de IgA.
  - Valor bajo de IgM.
  - Valor normal o elevado de IgE.

- Presencia de autoanticuerpos circulantes (antinucleares, anti-ENA, anti-TPO), por lo general en títulos bajos.

5   Diagnóstico

En aquellos pacientes con manifestaciones clínicas sugerentes, el diagnóstico definitivo de estas enfermedades se establecerá mediante la identificación de mutaciones del gen *PLCG2*, cuyo patrón de segregación intrafamiliar sea compatible con un patrón de herencia autosómico dominante.

Como ya se ha comentado, el síndrome PLAID es consecuencia de deleciones genómicas grandes en uno de los dos alelos del gen *PLCG2*. En estos casos, los métodos de amplificación y secuenciación convencionales (Sanger, Next-Generation Sequencing) pueden proporcionar resultados falsamente negativos, y resulta necesario el empleo de otras herramientas de estudio genético para su detección (*long-range PCR*, análisis de cDNA...).

5.1   Diagnóstico diferencial

En el diagnóstico diferencial de estas enfermedades es conveniente realizar un cribado de otras formas de urticarias inducidas por el frío (urticarias físicas, síndromes periódicos asociados a la criopirina, síndrome autoinflamatorio familiar inducido por frío asociado a mutaciones en el gen *NLRP12*), de ciertas inmunodeficiencias primarias (especialmente la enfermedad de Bruton, las agammaglobulinemias autosómicas recesivas y la inmunodeficiencia común variable) y de ciertas enfermedades autoinmunitarias (enfermedades ampollosas, enfermedad inflamatoria intestinal, etc.).

6 Tratamiento

En el momento actual no existen fármacos con indicación médica aprobada para el tratamiento de las enfermedades asociadas a mutaciones en el gen *PLCG2*. Se ha observado refractariedad a los tratamientos con antiinflamatorios no esteroideos y a los fármacos bloqueantes del factor de necrosis tumoral, y respuestas parciales a los bloqueantes de la IL-1.[2] Tan sólo los glucocorticoides en dosis altas parecen mejorar la sintomatología clínica. Sin embargo, los efectos secundarios debidos a las altas dosis empleadas y a la prolongada duración del tratamiento hacen necesario buscar alternativas terapéuticas. En este sentido, algunos autores han sugerido la posibilidad del empleo de inhibidores de la fosfolipasa para el tratamiento del síndrome PLAID.[1]

Bibliografía

1. Ombrello MJ, Remmers EF, Sun G, *et al.* Cold urticaria, immunodeficiency and autoimmunity related to PLCG2 deletions. N Engl J Med. 2012; 366: 330-8.

2. Zhou Q, Lee G-S, Brady J, *et al.* A hypermorphic missense mutation in PLCG2, encoding phospholipase Cγ2, causes a dominantly-inherited autoinflammatory disease with immunodeficiency. Am J Hum Genet. 2012; 91: 713-20.

3. Gandhi C, Healy C, Wanderer AA, Hoffman HM. Familial atypical cold urticaria: description of a new hereditary disease. J Allergy Clin Immunol. 2009; 124: 1245-50.

4. Bunney TD, Katan M. PLC regulation: emerging pictures for molecular mechanisms. Trends Biochem Sci. 2011; 36: 88-96.

5. Wilde JI, Watson SP. Regulation of phospholipase C gamma isoforms in haematopoietic cells: why one, not the other? Cell Signal. 2001; 13: 691-701.

6. Jones DR, Sanjuan MA, Stone JC, Merida I. Expression of a catalytically inactive form of diacylglycerol kinase alpha induces sustained signaling through RasGRP. FASEB J. 2002; 16: 595-7.

7. Gresset A, Hicks SN, Harden TK, Sondek J. Mechanism of phosphorylation-induced activation of phospholipase C-gamma isozymes. J Biol Chem. 2010; 285: 35836-47.

8. Chae JJ, Park YH, Park C, *et al.* Connecting two pathways through Ca2+ signaling: NLRP3 inflammasome activation induced by a hypermorphic PLCG2 mutation. Arthritis Rheumatol. 2015; 67: 563-7.

Capítulo 16

Enfermedad autoinflamatoria asociada al gen *NLRC4*

A. Llobell, A. Mensa-Vilaró, E. Azucena González, J.I. Aróstegui

Servicio de Inmunología-CDB
Hospital Clínic-IDIBAPS
Barcelona

Correspondencia
Dr. Juan Ignacio Aróstegui
jiaroste@clinic.ub.es

Introducción

Las primeras descripciones de la enfermedad autoinflamatoria debida a mutaciones en el gen *NLRC4* datan del año 2014, cuando tres grupos independientes describieron sus manifestaciones clínicas e identificaron tanto el defecto genético subyacente como sus mecanismos fisiopatológicos.[1-3] Por lo tanto, lo que se conoce en la actualidad sobre las manifestaciones clínicas y la diversidad genética de esta enfermedad es muy limitado y procedente de unas pocas familias, si bien es lícito pensar que, como todas las enfermedades minoritarias, esta también haya existido siempre, pero afectando a un número muy reducido de pacientes.

1 Genética

El análisis de la segregación intrafamiliar de la enfermedad en dos de las familias afectas sugería que se transmitía de una generación a otra siguiendo un patrón de herencia autosómico dominante.[1,3] Los estudios realizados no pudieron identificar una causa concreta, motivo por el cual los tres grupos, de manera independiente, plantearon la posibilidad de que se tratase de una enfermedad nueva. Con el propósito de identificar su base genética, las tres familias fueron analizadas mediante estudios de ligamiento genético o de secuenciación del exoma. Los resultados de estos estudios demostraron que las mutaciones causantes de la enfermedad en las tres familias se producían en el gen *NLRC4*, localizado en el brazo corto del cromosoma 2. En lo referente a las mutaciones identificadas, sus principales características podrían resumirse en los siguientes puntos:

- En todos los pacientes se ha detectado la mutación en sólo uno de los dos alelos del gen *NLRC4* (heterocigosis), hecho que concuerda con el patrón de herencia dominante identificado para la enfermedad.

- Existe un patrón de segregación intrafamiliar perfecto entre el genotipo del gen *NLRC4* y el fenotipo clínico.[1,3] En la única familia en que no existían antecedentes familiares de la enfermedad, los estudios revelaron que la mutación identificada en el paciente era una mutación *de novo*.[2]

- Todas las mutaciones identificadas hasta la fecha son del tipo *missense* (cambio de un aminoácido por otro en la secuencia de la proteína), y son las siguientes:

  - p.Thr337Ser
  - p.Val341Ala
  - p.His443Pro

- Los estudios funcionales han demostrado que todas ellas son mutaciones de tipo *gain-of-function*.[1-3]

2 Fisiopatología

La proteína Nlrc4 (denominada antiguamente Ipaf) es un miembro de la familia de receptores de tipo NOD (NLR) del sistema inmunitario innato, de localización citosólica.[4,5] Esta proteína está altamente expresada en los leucocitos, especialmente en los monocitos, y en el pulmón, el colon, el bazo, el cerebro y la próstata.[6] La proteína tiene un tamaño de 1.024 aminoácidos y pueden diferenciarse los siguientes dominios estructurales (véase la figura 1):

- Dominios CARD *(caspase activation and recruitment domain)*.
- Dominio NBD *(nucleotide-binding domain)*.
- Dominio WHD *(winged-helix domain)*.
- Dominio HD1 *(helicase domain-1)*.
- Dominio HD2 *(helicase domain-2)*.
- Dominios LRR *(leucine-rich repeats domain)*.

En el año 2013 se describió la estructura cristalina de la proteína Nlrc4 múrida, que presenta una amplia homología con la proteína humana.[7] En una situación basal, la proteína presenta una conformación cerrada, de autoinhibición, mediante las interacciones NBD-WHD y NBD-HD2/NBD-LRR. La pérdida de estas interacciones da lugar a la pérdida de la autoinhibición y a una proteína activa, que reclutará las proteínas ASC y procaspasa-1. Todas estas proteínas acomplejadas configuran el *NLRC4*-inflamasoma, encargado de generar, mediante proteólisis, la forma activa de la caspasa-1, que a su vez generará la forma activa de las citocinas proinflamatorias interleucina (IL) 1β e IL-18.[5]

Gen *NLRC4*

Crom 2p22

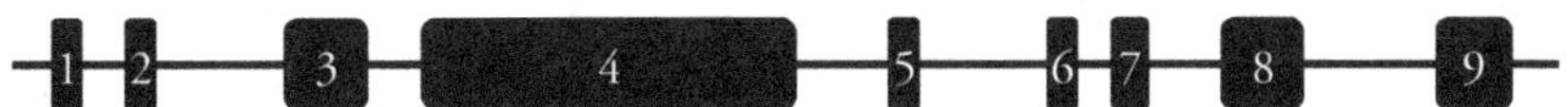

Proteína Nlrc4

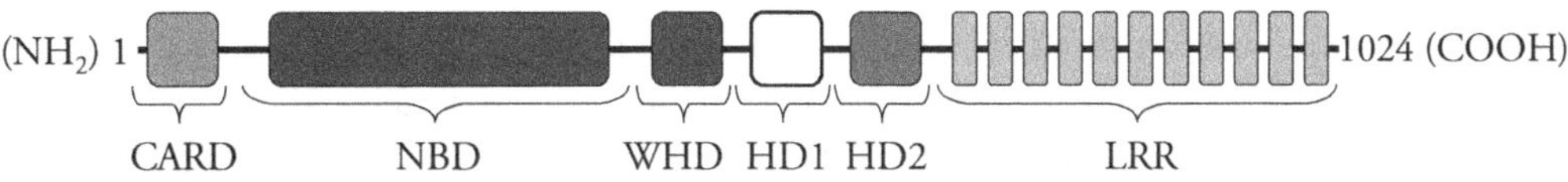

Figura 1. Organización genómica del gen NLRC4 (parte superior) y dominios estructurales de la proteína Nlrc4 (parte inferior). CARD: caspase activation and recruitment domain; COOH: extremo carboxilo terminal; HD1: helicase domain-1; HD2: helicase domain-2; LRR: leucine-rich repeats domain; NBD: nucleotide-binding domain; NH₂: extremo amino terminal; WHD: winged-helix domain.

En el caso de la enfermedad autoinflamatoria que estamos tratando, las mutaciones detectadas en el gen *NLRC4* dan lugar a una proteína con un único cambio en su estructura primaria como consecuencia de un cambio concreto de un aminoácido por otro. Pero este pequeño cambio tiene una repercusión funcional importante, ya que las mutaciones se localizan en aminoácidos que intervienen en las interacciones que determinan los mecanismos autoinhibidores normales de la proteína. Por esta razón, se ha demostrado que los pacientes con esta enfermedad autoinflamatoria tienen una proteína Nlrc4 mutada y activa de manera constitutiva, que ha perdido los mecanismos normales de autoinhibición y que es capaz de generar grandes cantidades de caspasa-1 activa, de IL-1β y muy especialmente grandes cantidades de IL-18.[1-3]

3 Clínica

Como ya se ha comentado, todo lo que se conoce en la actualidad de esta enfermedad procede de los datos obtenidos en tres familias, cada una de ellas portadora de mutaciones diferentes en el gen *NLRC4*. Curiosamente, las manifestaciones clínicas observadas difieren un poco en cada familia, lo que dificulta la diferenciación entre las manifestaciones frecuentes y las ocasionales. Por este motivo, a continuación se describen las manifestaciones clínicas de los pacientes según las familias a las que pertenecen.

3.1 Familia 1: enterocolitis, fiebre recurrente y episodios MAS-like (OMIM 616050)

En esta familia se identificaron tres individuos, un padre y dos de sus hijos, portadores de mutaciones en el gen *NLRC4*. El caso índice era uno de los hijos, que presentó en la primera semana de vida fiebre alta, diarrea secretora no infecciosa y una marcada inflamación sistémica. El cuadro evolucionó rápidamente, con hiperferritinemia (4.840 ng/ml; rango normal: 18-370 ng/ml), hipertrigliceridemia, hipofibrinogenemia, descenso de células *natural killer* (NK) circulantes, coagulopatía y pancitopenia, que desembocaron en la muerte del paciente a los 23 días de edad.[1]

A los pocos días del fallecimiento, probablemente como consecuencia del estrés emocional, el padre (43 años de edad) fue ingresado por fiebre alta, distrés respiratorio agudo y hemorragia subaracnoidea. Durante el ingreso se observó coagulación intravascular diseminada, pancitopenia, hiperferritinemia (29.200 ng/ml), descenso de células NK circulantes, esplenomegalia y elevación notable de la proteína C reactiva. Ante la sospecha de un síndrome de activación macrofágica (MAS, *macrophage activation syndrome*) se le realizó una biopsia de médula ósea, que demostró eritrofagocitosis y mielofagocitosis. Gracias a la administración del tratamiento inmunosupresor pudo salvar la vida. Una posterior anamnesis dirigida reveló la existencia de antecedentes prolongados de episodios recurrentes de fiebre, vómitos y diarrea no sanguinolenta, desencadenados por situaciones de estrés físico o emocional. Curiosamente, las manifestaciones digestivas desaparecieron al año de vida, y durante la edad adulta la fiebre fue acompañada de dolor articular y placas eritematosas.[1]

Asimismo, como consecuencia de la anamnesis dirigida, se identificó también un hermano del paciente índice que presentaba antecedentes de episodios febriles periódicos, que empezaron durante la primera semana de vida después de una cirugía menor. A los 6 meses de edad presentó un episodio febril intenso con vómitos, anemia no hemolítica e insuficiencia renal aguda. A lo largo de su vida, los episodios agudos habían sido desencadenados por estrés físico, y la fiebre se acompañaba de vómitos, dolor abdominal, mialgias, marcada inflamación sistémica y retraso estaturoponderal.

3.2 Familia 2: episodios MAS-like recurrentes

En la segunda familia descrita se identificó un solo individuo enfermo, portador de una mutación *de novo* en el gen *NLRC4*. Se trataba de una niña de 7 años de edad, de ancestros europeos, que desde los 6 meses de edad presentaba episodios recurrentes de fiebre, malestar general, vómitos, diarrea, duodenitis, esplenomegalia y exantema cutáneo. Para el control de estos episodios febriles la paciente requirió colchicina y glucocorticoides, pero la corticodependencia y la inflamación crónica provocaron el fallo de crecimiento observado en esta paciente. A lo largo de la evolución se detectaron diferentes episodios MAS-*like*, caracterizados por una elevación de los reactantes de fase aguda, anemia, hipertransaminasemia, hiperferritinemia, hipertrigliceridemia, leucocitopenia y trombocitopenia, que no pudieron ser explicados por una inmunodeficiencia primaria subyacente (síndromes de linfohistiocitosis hemofagocítica hereditarios), por infecciones ni por una enfermedad autoinflamatoria ya conocida.[2]

3.3   *Familia 3: urticaria familiar inducida por frío (OMIM 616115)*

La tercera de las familias descritas es de origen japonés, con trece individuos afectos (siete varones y seis mujeres) distribuidos en tres generaciones consecutivas. El estudio genético sólo se realizó en cinco pacientes, y confirmó que todos ellos eran portadores de una mutación en el gen *NLRC4*. Asimismo, el estudio de parientes sanos reveló que ninguno era portador de dicha mutación. En los pacientes de esta familia, la enfermedad se había manifestado en la infancia (2-3 meses de edad), y las principales manifestaciones clínicas eran fiebre alta, artralgias y exantema urticariforme. Curiosamente, la exposición a estímulos fríos actúa como factor desencadenante de estos episodios, mientras que no se ha observado esplenomegalia ni lesiones óseas en estos pacientes.[3]

4   Pruebas complementarias de laboratorio

A continuación se resumen los datos analíticos más importantes que pueden detectarse en los pacientes con esta enfermedad autoinflamatoria.

4.1   *Parámetros hematológicos*

- Anemia crónica, probablemente secundaria al proceso inflamatorio crónico.
- Durante los episodios MAS-*like* se han constatado:

  - Leucocitopenia.
  - Trombocitopenia.
  - Pancitopenia.
  - En la médula ósea, eritrofagocitosis y mielofagocitosis.

4.2   *Parámetros bioquímicos*

- Incremento notable de la velocidad de sedimentación globular.
- Incremento muy notable de las proteínas de fase aguda (proteína C reactiva, proteína sérica del amiloide…).
- Incremento muy notable de la concentración plasmática de IL-18.

5   Diagnóstico

En los pacientes con manifestaciones clínicas sugerentes de esta enfermedad autoinflamatoria, el diagnóstico sólo podrá establecerse de manera inequívoca mediante el análisis del gen *NLRC4,* al identificar una mutación en uno de los dos alelos del gen y que segregue de un modo perfecto en el seno de la familia según un patrón de herencia dominante. No obstante, un cuadro clínico compatible, asociado con una concentración plasmática muy alta de IL-18, es muy indicativo de esta enfermedad, aunque no establece su diagnóstico definitivo.

5.1   Diagnóstico diferencial

En lo referente al diagnóstico diferencial, teniendo en cuenta las manifestaciones clínicas descritas, es conveniente realizar el cribado de ciertas inmunodeficiencias primarias, en especial de los síndromes de linfohistiocitosis hemofagocítica primarios, y de algunas enfermedades autoinflamatorias, en particular de las criopirinopatías, la urticaria familiar inducida por frío tipo 2 (por mutaciones en el gen *NALP12*), el síndrome APLAID (*autoinflammation and PLCG2-associated antibody deficiency and immune dysregulation;* por mutaciones en el gen *PLCG2*) y la enfermedad inflamatoria intestinal de inicio temprano por mutaciones en proteínas del eje de la IL-10.[8-12]

6   Tratamiento

En el momento actual no existen fármacos con indicación médica aprobada para la enfermedad autoinflamatoria asociada a mutaciones del gen *NLRC4*. En algunos casos, probablemente aquellos con manifestaciones más leves, los síntomas se han autolimitado y los pacientes han recibido antiinflamatorios no esteroideos como tratamiento sintomático.[3] Por el contrario, los pacientes que han presentado episodios tipo MAS-*like* han necesitado inmunosupresión (dexametasona, ciclosporina e inmunoglobulinas intravenosas) para controlar el cuadro, ya que no debe olvidarse que algún caso ha tenido un desenlace fatal.[1] Finalmente, los datos obtenidos sobre el papel desempeñado por la IL-1β y la IL-18 en la fisiopatología de esta enfermedad han abierto la puerta a la administración de bloqueantes de estas citocinas para el tratamiento de los pacientes. El bloqueo de la IL-18 se ha propuesto sólo como un tratamiento futuro, al no existir fármacos disponibles en el momento actual.[2] Por el contrario, el bloqueo de la citocina IL-1β con anakinra, realizado en un único paciente, ha demostrado un buen control clínico, un control parcial de los parámetros bioquímicos de la inflamación y una clara utilidad para lograr reducir las dosis de glucocorticoides y evitar de esta manera efectos secundarios indeseados.[2]

Bibliografía

1. Romberg N, Al Moussawi K, Nelson-Williams C, *et al*. Mutation in *NLRC4* causes a syndrome of enterocolitis and autoinflammation. Nat Genet. 2014; 46: 1135-39.

2. Canna SW, de Jesus AA, Gouni S, *et al*. An activating NLRC4 inflammasome mutation causes autoinflammation with recurrent macrophage activation syndrome. Nat Genet. 2014; 46: 1140-46.

3. Kitamura A, Sasaki Y, Abe T, Kano H, Yasutomo K. An inherited mutation in NLRC4 causes autoinflammation in human and mice. J Exp Med. 2014; 211: 2385-96.

4. Kanneganti T-D, Lamkanfi M, Núñez G. Intracellular NOD-like receptors in host defense and disease. Immunity. 2007; 27: 549-59.

5. Davis BH, Wen H, Ting JP. The inflammsome NLRs in immunity, inflammation and associated diseases. Ann Rev Immunol. 2011; 29: 707-35.

6. Damiano JS, Stehlik C, Pio F, Godzik A, Reed JC. CLAN, a novel human CED-4-like gene. Genomics. 2001; 75: 77-83.

7. Hu Z, Yan C, Liu P, *et al*. Crystal structure of NLRC4 reveals its autoinhibition mechanism. Science. 2013; 341: 172-5.

8. Janka GE. Familial and acquired hemophagocytic lymphohistiocytosis. Annu Rev Med. 2012; 63: 33-46.

9. Goldbach-Mansky R, Kastner DL. Autoinflammation: the prominent role of IL-1 in monogenic autoinflammatory diseases and implications for common illnesses. J Allergy Clin Immunol. 2009; 124: 1141-51.

10. Jeru I, Duquesnoy P, Fernandes-Alnemri T, *et al*. Mutations in NALP12 cause hereditary periodic fever syndromes. Proc Natl Acad Sci USA. 2008; 105: 1614-9.

11. Zhou Q, Lee G-S, Brady J, *et al*. A hypermorphic missense mutation in PLCG2, encoding phospholipase Cγ2, causes a dominantly-inherited autoinflammatory disease with immunodeficiency. Am J Hum Genet. 2012; 91: 713-20.

12. Glocker E-O, Kotlarz D, Boztug K, *et al*. Inflammatory bowel disease and mutations affecting the interleukin-10 receptor. N Engl J Med. 2009; 361: 2033-45.

Capítulo 17

Artritis idiopática juvenil de inicio sistémico

R. Merino,[1] M. Camacho,[2] A. Remesal,[1] S. Murias,[3] R. Alcobendas[3]

[1] Sección de Reumatología Pediátrica
Hospital Universitario La Paz
Madrid

[2] Servicio de Pediatría
Hospital Universitario Virgen del Rocío
Sevilla

[3] Hospital Infantil La Paz
Madrid

Correspondencia
Dra. Rosa Merino
mrosa.merino@salud.madrid.org

Introducción

La artritis idiopática juvenil (AIJ) es la enfermedad reumática crónica más frecuente en la infancia afectando a uno de cada mil niños. Se trata de una entidad heterogénea con distintas formas de presentación y evolución, que comparten la presencia de artritis crónica de causa desconocida. La denominación AIJ fue propuesta por la *International League of Associations for Rheumatology* (ILAR) para reemplazar a las de artritis reumatoide juvenil y artritis crónica juvenil. Así mismo, ILAR definió los criterios para su diagnóstico[1] y la clasificó en siete categorías,[2] una de las cuales es la de comienzo sistémico (AIJs) que se aborda en este capítulo. Se considera una enfermedad autoinflamatoria y no autoinmunitaria por varias razones: presenta manifestaciones clínicas que la diferencian de las otras categorías (fiebre diaria en picos, exantema eritematoso evanescente, adenomegalias, visceromegalia y serositis), se ha demostrado el papel patogénico de la interleucina (IL)-1β y de la IL-6, y responde favorablemente al tratamiento con inhibidores de estas ILs.[3]

1   Genética

Es destacable la escasa asociación de AIJs con genes de los antígenos leucocitarios humanos, aunque se han descrito polimorfismos en genes de IL-6, del factor de inhibición del macrófago, del factor de necrosis tumoral alfa (TNF-α) y de la superfamilia de IL-1.[4]

En pacientes con AIJs y actividad sistémica se ha identificado mediante chips *(microarrays)* una señal más pronunciada de IL-1 que en aquellos con AIJs sin actividad sistémica, infecciones o leucemias, y en controles sanos.[5,6]

2 Fisiopatología

La fisiopatología no es conocida en su totalidad, pero los estudios demuestran una alteración preferente de la inmunidad innata.[7] En las categorías de AIJ oligoarticular y poliarticular, enfermedades autoinmunitarias, hay un fallo de tolerancia de los linfocitos T a los autoantígenos que determina la aparición de autoanticuerpos. Por el contrario, en la AIJs no existen autoanticuerpos y las células implicadas son los fagocitos (monocitos, macrófagos y neutrófilos), cuya activación favorece la secreción de ILs proinflamatorias (IL-1, IL-6, IL-18) y de proteínas proinflamatorias (S100A8, S100A9 y S100A12). Estas moléculas parecen producidas por la vía de secreción alternativa y no por el mecanismo clásico de transporte intracelular del resto de las citocinas, lo que apoya la teoría de que una pérdida de control en la vía alternativa origina la enfermedad.[8]

2.1 Interleucinas proinflamatorias

Los monocitos de los pacientes con AIJs secretan grandes cantidades de IL-1 cuando se comparan con los de individuos sanos. La función de IL-1 es múltiple, interviene en la médula ósea estimulando a los neutrófilos, activa los receptores termorreguladores del hipotálamo y produce fiebre, al tiempo que actúa en las células del endotelio vascular que ocasionan el exantema y favorece la secreción de IL-6. En AIJs, las concentraciones de IL-6 en suero y líquido sinovial superan a las que se encuentran en cualquiera de los otros subtipos de AIJ y se asocian con actividad inflamatoria y con diversas manifestaciones (trombocitosis, anemia, retraso del crecimiento, destrucción articular y osteopenia). Además, IL-6 influye sobre los hepatocitos y propicia el incremento de los reactantes de fase aguda. Por último, IL-18, un miembro de la superfamilia de IL-1, también se encuentra elevada y se valora como un posible marcador de actividad.[9]

2.2 Proteínas proinflamatorias

Las proteínas S-100 son secretadas por los neutrófilos y los monocitos activados del sistema inmunitario innato, y se conocen como *myeloid-related proteins* (MRP), S100A8 (MRP8), S100A9 (MRP14) y S100A12. En AIJs, al igual que en la fiebre mediterránea familiar y en los síndromes periódicos asociados a criopirina (CAPS), las concentraciones séricas de MRP se relacionan con la actividad y son superiores a las observadas en otras enfermedades inflamatorias. Se ha propuesto que estas proteínas puedan convertirse en biomarcadores para el diagnóstico diferencial de la fiebre de origen desconocido; los resultados preliminares indican que son capaces de detectar la inflamación subclínica y de predecir recaídas.[10]

3   Clínica

La categoría AIJs supone alrededor del 10 % de total de AIJ y afecta por igual a niños y niñas, sin preferencia de edad. La tabla 1 muestra los criterios de definición y de exclusión de ILAR. La enfermedad sigue un curso clínico monocíclico o intermitente en aproximadamente la mitad de los casos, y persistente en la otra mitad. En el segundo grupo, las manifestaciones sistémicas, incluido el exantema (véase la figura 1) suelen

Definición de artritis idiopática juvenil de comienzo sistémico	Criterios de exclusión
Artritis de una o más articulaciones, fiebre de hasta 39 ºC diaria en picos durante al menos 2 semanas, objetivada 3 días, y uno o más de los criterios siguientes: 1. Exantema eritematoso, evanescente 2. Adenopatías 3. Hepatomegalia o esplenomegalia 4. Serositis	1. Psoriasis o antecedente de psoriasis en el paciente o en algún familiar de primer grado 2. Artritis en paciente varón mayor de 6 años con HLA B27 positivo 3. Espondilitis anquilosante, artritis relacionada con entesitis, sacroilitis asociada a enfermedad inflamatoria intestinal, síndrome de Reiter o uveítis anterior aguda en el paciente o en algún familiar de primer grado 4. Factor reumatoide positivo en dos determinaciones con 3 meses de intervalo

Tabla 1. Clasificación de la categoría de artritis idiopática juvenil de comienzo sistémico según la International League of Associations for Rheumatology.[2]

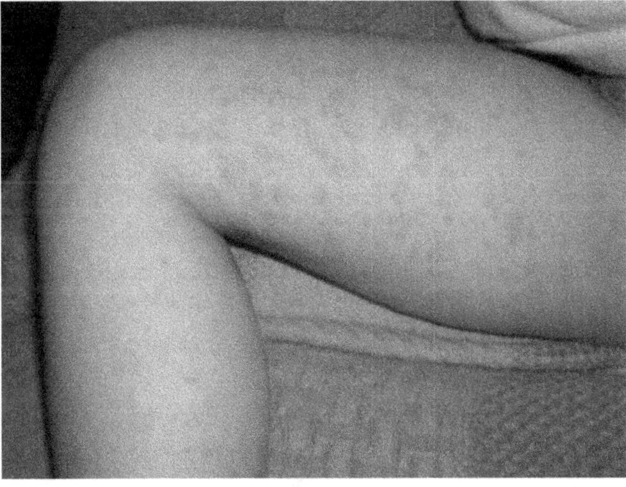

Figura 1. Exantema.

desaparecer, y la artritis crónica es el principal problema. En la práctica se reconocen al menos dos escenarios: AIJs con actividad sistémica y AIJs sin actividad sistémica con poliartritis activa.

3.1 Complicaciones

3.1.1 Síndrome de activación del macrófago

En reumatología se utiliza la denominación de síndrome de activación del macrófago (SAM) para referirse a la linfohistiocitosis hemofagocítica (HLH) secundaria o reactiva que se asocia a AIJs. No es un diagnóstico de exclusión, pues también aparece como complicación de otras patologías reumáticas infecciosas y en procesos oncológicos. Ocurre en cualquier época de la vida, mientras que HLH suele comenzar poco después del nacimiento.

Se observa SAM en el 10 % de los afectados por AIJs, y de forma subclínica en más del 30 % de los casos, lo que sugiere que puede tratarse de una manifestación más de la enfermedad. La sospecha clínica se establece cuando el paciente sufre un empeoramiento brusco con fiebre persistente, junto a hepatoesplenomegalia y síntomas neurológicos. En la analítica se aprecian tendencia a la citopenia, descenso paradójico de la velocidad de sedimentación globular (VSG), hiperferritinemia, alteración de la función hepática y coagulopatía. La demostración de hemofagocitosis en la médula ósea es habitual, pero su ausencia no excluye el diagnóstico.

Las directrices para el diagnóstico de HLH primaria[11] a veces no resultan útiles para el de SAM asociado a AIJs, porque aquí se parte de una situación de inflamación.[12] Para mejorar la sensibilidad y la especificidad del diagnóstico de SAM se ha propuesto una guía preliminar.[13]

Tanto en HLH como en SAM, la alteración inmunitaria es similar y consiste en: 1) proliferación incontrolada de células T, 2) activación exagerada de macrófagos, y 3) hipersecreción de citocinas proinflamatorias IL-1β, IL-6, interferón gamma y TNF-α, lo que se conoce como «tormenta de citocinas». En resumen, fallan los mecanismos de citotoxicidad (apoptosis y eliminación de estímulos nocivos) por disminución de las células *natural killer* (NK) y de los linfocitos T con función citotóxica. Esto se atribuye a mutaciones en el gen que codifica la perforina o en genes relacionados con ella, y cada vez son más los trabajos que encuentran que los genes clásicos de la HLH están mutados en los pacientes que desarrollan SAM.

Algunos autores señalan que hay una creciente evidencia de que el desorden hiperinflamatorio en realidad es el estadio final común de numerosas enfermedades reumáticas, infecciosas, oncológicas e inmunodeficiencias. De igual forma, entienden que es frecuente, que no siempre se diagnostica y que conlleva un riesgo vital importante. Por ello, recomiendan que en todos los pacientes graves con fiebre se determinen los valores de ferritina, hasta que otras pruebas diagnósticas de SAM se generalicen.[14,15]

La disminución de las células NK y de la actividad de la perforina, y el incremento de los receptores solubles de las células T, sCD25/sIL2Rα (receptor soluble de la cadena α de IL-2) y de los macrófagos sCD163, ayudan a realizar el diagnóstico de SAM, pero no están disponibles en todos los centros.

3.1.2 *Otras complicaciones de la artritis idiopática juvenil de comienzo sistémico*

Una característica a tener en cuenta es que la inflamación articular prolongada en un organismo en desarrollo acaba originando retrasos de talla y trastornos locales del crecimiento, tales como dismetría, micrognatia (véase la figura 2) y alteraciones musculoesqueléticas. Además, la propia AIJs, la inmovilidad y el tratamiento con corticoides favorecen la osteopenia y la osteoporosis. El riesgo actual de amiloidosis es escaso.[16]

Por otra parte, hasta la llegada de los fármacos biológicos alrededor de la mitad de los pacientes con AIJs seguían un curso poliarticular crónico con cambios destructivos precoces y anquilosis de las articulaciones, pero la impresión general es que el pronóstico ha mejorado con los nuevos tratamientos.[17] La figura 3 es un ejemplo de prótesis de cadera en un paciente con afectación articular irreversible.

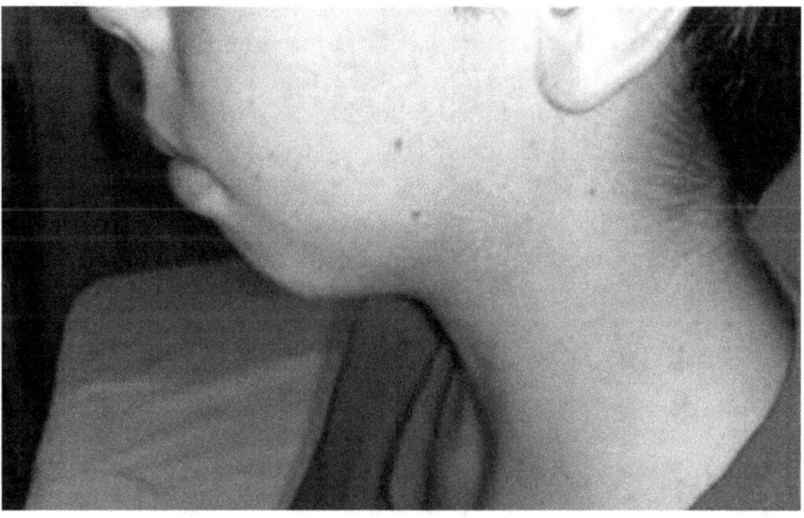

Figura 2. Micrognatia.

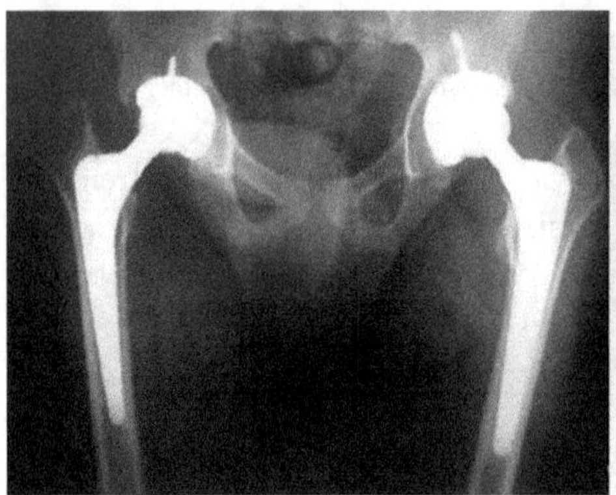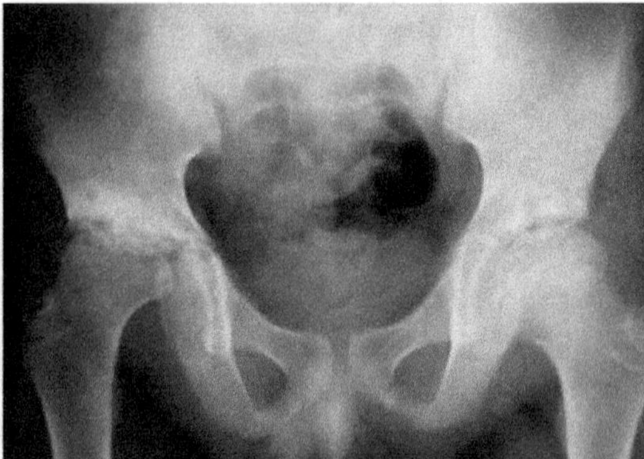

Figura 3. Prótesis de cadera en afectación articular irreversible.

4 Pruebas complementarias

Las pruebas clásicas de laboratorio son inespecíficas: leucocitosis, neutrofilia, trombocitosis, anemia, hiperferritinemia, hipotrigliceridemia y aumento de la VSG y de los reactantes de fase aguda. Las técnicas de imagen (radiología convencional, resonancia magnética y ecografía) confirman la existencia de artritis o sus secuelas, aunque en general no distinguen entre etiologías. Los índices de actividad elaborados con datos clínicos y analíticos, como el JADAS *(Juvenile Arthritis Disease Activity Score),*[18] también tienen limitaciones.

Un campo en expansión es la investigación en biomarcadores séricos, que persigue objetivos ambiciosos. Se aspira a poder clasificar correctamente los subtipos de AIJ, predecir su curso y gravedad, evitar la exposición a fármacos inútiles, obtener una remisión rápida y lograr la retirada del tratamiento de forma segura. Para ello, las pruebas deberán ser fiables, fáciles, robustas, rentables y validadas en cohortes amplias de pacientes.[19]

Se han comparado biomarcadores en AIJs y CAPS (véase la tabla 2).[20] Ambas patologías tienen semejanzas clínicas y responden mejor al bloqueo de IL-1 o de IL-6 que al de TNF-α. Su principal diferencia radica en que CAPS son una familia de enfermedades monogénicas con mutaciones en *NLRP3,* mientras que AIJs no tiene una base genética conocida.

5 Diagnóstico

La propuesta de ILAR para diagnosticar AIJ requiere que la artritis comience antes de los 16 años de edad y persista más de 6 semanas, una vez excluidas otras causas como: 1) infecciones bacterianas y víricas, 2) tumores (leucemia, linfoma, neuroblastoma) y 3) lupus

	AIJs	AIJs/SAM	CAPS	FMF
Ferritina	↑↑	↑↑↑↑		
Proteínas S100 (S100A8, S100A9, S100A12)	↑↑↑		↑↑↑	↑↑↑
Interleucina 18	↑↑	↑↑↑	↑	↑
Forma soluble de la cadena alfa del receptor de la IL-2 (sIL2Rα/sCD25)		↑↑↑		
Receptor soluble de los macrófagos (sCD163)		↑↑↑		
Neopterina		↑↑↑		

Tabla 2. Biomarcadores séricos respecto a controles sanos en la artritis idiopática juvenil sistémica (AIJs) con y sin síndrome de activación del macrófago (SAM), en síndromes periódicos asociados a criopirina (CAPS) y en fiebre mediterránea familiar (FMF).[20]

eritematoso sistémico, enfermedad de Kawasaki, poliarteritis nudosa y síndromes autoinflamatorios (CAPS, fiebre mediterránea familiar, etc.). Del mismo modo, para clasificar la enfermedad en la categoría de AIJs, la ILAR exige reunir los criterios de definición en ausencia de los de exclusión (véase la tabla 1). No obstante, todos estos criterios se sustentan en datos clínicos y analíticos poco específicos, y en concreto en AIJs cabe un retraso del diagnóstico si las manifestaciones sistémicas preceden a la artritis, algo que se observa con relativa frecuencia. Para concluir y a la luz de los avances proporcionados por los estudios inmunológicos, genómicos y proteómicos, es probable que se reconsideren aspectos de la clasificación y la nomenclatura de AIJ.[21]

6 Tratamiento

La finalidad del tratamiento es lograr el control de la actividad y evitar consecuencias indeseables. La British Society of Paediatric and Adolescent Rheumatology publicó unas normas mínimas para la atención médica de los pacientes, que se resumen en: 1) reconocimiento precoz de los síntomas, 2) envío sin demora a un centro con reumatólogos pediátricos experimentados, y 3) transición planeada y coordinada a reumatología de adultos.[22]

Los fármacos tradicionales incluyen los glucocorticoides, que en dosis altas y durante periodos largos de tiempo producen efectos adversos graves, y el metotrexato, ineficaz en AIJs con actividad sistémica. La incorporación de los nuevos fármacos biológicos supuso un cambio profundo en el campo de la reumatología, aunque los inhibidores del TNF-α tampoco han resultado útiles cuando hay actividad sistémica.[23] Sin embargo, después de que IL-1 e IL-6 se identificaran como potenciales dianas terapéuticas, su bloqueo ha demostrado ser efectivo, lo que ha confirmado su papel patogénico.

Las recomendaciones del *American College of Rheumatology* proponen utilizar los agentes inhibidores de IL-1 o de IL-6 en los pacientes con AIJs con actividad sistémica como tratamiento de primera línea.[24]

6.1   *Inhibidores de la interleucina 1*

Anakinra, un antagonista del receptor de IL-1, administrado a nueve pacientes, logró una mejoría espectacular en siete de ellos.[5] Más tarde, un estudio con 21 niños obtuvo una respuesta total en diez.[25] Estos resultados se han confirmado incluso con anakinra en monoterapia.[26]

Igualmente eficaces son los inhibidores de IL-1: canakinumab, un anticuerpo monoclonal humanizado frente a IL-1β,[27] y rilonacept, una proteína de fusión con alta afinidad por IL-1.[28]

6.2   *Inhibidor de la interleucina 6*

Tocilizumab es un anticuerpo monoclonal antagonista del receptor de IL-6 desarrollado en Japón, donde demostró eficacia en diez de los once casos en que fue utilizado. A su vez, el estudio TENDER, en 112 niños europeos y americanos, corroboró una mejoría de al menos un 70 % en el 71 % de los participantes en los primeros 3 meses de tratamiento.[29]

En definitiva, y a pesar de los indudables avances, quedan preguntas sin respuesta: ¿qué factor o factores determinan la aparición de AIJs?, ¿qué diferencia a los pacientes con curso monocíclico de los que tienen curso persistente?, ¿por qué no todos responden al bloqueo de IL-1?, ¿existen diferentes mediadores inflamatorios según la fase de la enfermedad o se trata de diferentes enfermedades?, ¿representa SAM una complicación o es una manifestación más de AIJs?[30]

Bibliografía

1. Fink CW, and the ILAR Task Force for Classification Criteria. Proposal for the development of classification criteria for idiopathic arthritides of childhood. J Rheumatol. 1995; 22: 1566-9.

2. Petty RE, Southwood TR, Manners P, *et al.* International League of Associations for Rheumatology classification of juvenile idiopathic arthritis: second revision, Edmonton 2001. J Rheumatol. 2004; 31: 390-2.

3. Sikora KA, Grom AA. Update on the pathogenesis and treatment of systemic idiopathic arthritis. Curr Opin Pediatr. 2011; 23: 640-6.

4. Stock CJ, Ogilvie EM, Samuel JM, et al. Comprehensive association study of genetic variants in the IL-1 gene family in systemic juvenile idiopathic arthritis. Genes Immun. 2008; 9: 349-57.

5. Pascual V, Allantaz F, Arce E, Punaro M, Banchereau J. Role of interleukin-1 (IL-1) in the pathogenesis of systemic onset juvenile idiopathic arthritis and clinic response to IL-1 blockade. J Exp Med. 2005; 201: 1479-86.

6. Allantaz F, Chaussabel D, Stichweh D, *et al.* Blood leukocyte microarrays to diagnose systemic onset juvenile idiopathic arthritis and follow the response to IL-1 blockade. J Exp Med. 2007; 204: 2131-44.

7. Prakken B, Albani S, Martini A. Juvenile idiopathic arthritis. Lancet. 2011; 377: 2138-49.

8. Lin YT, Wang ChT, Gershwin ME, Chiang BL. The pathogenesis of oligo/polyarticular vs systemic juvenile idiopathic arthritis. Autoimmun Rev. 2011; 10: 482-9.

9. Shimizu M, Yokoyama T, Yamada K, *et al.* Distinct cytokine profiles of systemic-onset juvenile idiopathic arthritis-associated macrophage activation syndrome with particular emphasis on the role of interleukin-18 in its pathogenesis. Rheumatology (Oxford). 2010; 49: 1645-53.

10. Kessel C, Holzinguer D, Foell D. Phagocite-derived S100 proteins in autoinflammation: putative role in pathogenesis and usefulness as biomarkers. Clin Immunol. 2013; 147: 229-41.

11. Henter JI, Horne A, Aricó M, *et al.* HLH-2004: diagnostic and therapeutic guidelines for hemophagocytic lymphohistiocytosis. Pediatr Blood Cancer. 2007; 48: 124-31.

12. Minoia F, Davi S, Horne AC, *et al.* Clinical features, treatment and outcome of macrophage activation syndrome complicating systemic juvenile idiopathic arthritis. A multinational multicenter study of 362 patients. Arthritis Rheum. 2014; 66: 3160-9.

13. Davi S, Minoia F, Pistorio A, *et al.* Performance of current guidelines for diagnosis of macrophage activation syndrome complicating systemic juvenile idiopathic arthritis. Arthritis Rheumatol. 2014; 66: 2871-80.

14. Zhang M, Behrens EM, Atkinson TP, *et al.* Genetic defects in cytolysis in macrophage activation syndrome. Curr Rheumatol Rep. 2014; 16: 439.

15. Kaufman KM, Linghu B, Szustakowski JD, *et al.* Whole-exome sequencing reveals overlap between macrophage activation syndrome in systemic juvenile idiopathic arthritis and familial hemophagocytic lymphohistiocytosis. Arthritis Rheumatol. 2014; 66: 3486-95.

16. Ravelli A, Martini A. Juvenile idiopathic arthritis. Lancet. 2007; 369: 767-78.

17. Petty RE, Cassidy JT. Chronic arthritis in childhood. En: Cassidy JT, Petty RE, Laxer RM, Lindsley CB, editores. Textbook of pediatric rheumatology. 6th ed. Philadelphia: Elsevier Saunders; 2011. p. 211-35.

18. Consolaro A, Ruperto N, Bazso A, *et al.* Development and validation of a composite disease activity score for juvenile idiopathic arthritis. Arthritis Rheum. 2009; 61: 658-66.

19. Duurland CL, Wedderbum LR. Current developments in the use of biomarkers for juvenile idiopathic arthritis. Curr Rheumatol Rep. 2014; 16: 406.

20. Nirmala N, Grom A, Gram H. Biomarkers in systemic juvenile idiopathic arthritis: a comparison whith biomarkers in cryopyrin-associated periodic syndromes. Curr Opin Rheumatol. 2014; 26: 543-52.

21. Martini A. It is time to rethink juvenile idiopathic arthritis classification and nomenclature. Ann Rheum Dis. 2012; 71: 1437-9.

22. Davies K, Cleary G, Foster H, Hutchinson E, Baildam E; British Society of Paediatric and Adolescent Rheumatology. BSPAR standards of care for children and young people with juvenile idiopathic arthritis. Rheumatology (Oxford). 2010; 49: 1406-8.

23. Kimura Y, Pinho P, Walco G, *et al.* Etanercept treatment in patients with refractory systemic onset juvenile rheumatoid arthritis. J Rheumatol. 2005; 32: 935-42.

24. Ringold S, Weiss PF, Beukelman T, *et al.* 2013 update of the 2011 American College of Rheumatology recommendations for the treatment of juvenile idiopathic arthritis: recommendations for the medical therapy of children with systemic juvenile idiopathic arthritis and tuberculosis screening among children receiving biologic medications. Arthritis Care Res (Hoboken). 2013; 65: 1551-63.

25. Gattorno M, Piccini A, Lasigliè D, *et al.* The pattern of response to anti-interleukin-1 treatment distinguishes two subsets of patients with systemic-onset juvenile idiopathic arthritis. Arthritis Rheum. 2008; 58: 1505-15.

26. Nigrovic PA, Mannion M, Prince FH, *et al.* Anakinra as first-line disease-modifying therapy in systemic juvenile idiopathic arthritis: report of forty-six patients from an international multicenter series. Arthritis Rheum. 2011; 63: 545-55.

27. Ruperto N, Brunner HI, Quartier P, *et al.* Two randomized trials of canakinumab in systemic juvenile idiopathic arthritis N Engl J Med. 2012; 367: 2396-406.

28. Ilovite NT, Prather K, Lokhnygina Y, *et al.* Randomized, double-blind, placebo-controlled trial of the efficacy and safety of rilonacept in the treatment of systemic juvenile idiopathic arthritis. Arthritis Rheumatol. 2014; 66: 2570-9.

29. De Benedetti F, Brunner HI, Ruperto N, *et al.* Randomized trial of tocilizumab in systemic juvenile idiopathic arthritis. N Engl J Med. 2012; 367: 2385-95.

30. Mellins DE, Macaubas C, Grom AA. Pathogenesis of systemic juvenile idiopathic arthritis: some answers, more questions. Nat Rev Rheumatol. 2011; 7: 416-26.

Capítulo 18

Artropatías microcristalinas: gota y artritis por pirofosfato

E. García-Melchor,[1] F. Pérez-Ruiz[2]

[1] Servicio de Inmunología-CDB
Hospital Clínic
Barcelona

[2] Servicio de Reumatología
Hospital Universitario Cruces
e Instituto de Investigación Biomédica Biocruces
Barakaldo (Vizcaya)

Correspondencia
Dr. Fernando Pérez-Ruiz
fernando.perezruiz@osakidetza.net

Introducción

La gota y la artritis por pirofosfato son las formas de artritis más frecuentes en la población adulta. En los niños y adolescentes son raras,[1,2] y suelen estar asociadas a alteraciones genéticas. Ambas son enfermedades en las que la inflamación y el daño estructural articular están inducidos por la liberación al espacio sinovial de cristales preformados de urato monosódico (UMS) o pirofosfato cálcico dihidratado (PFCa), respectivamente, y comparten en general los mismos mecanismos fisiopatológicos que inducen inflamación. En un pequeño porcentaje de pacientes, en especial los de mayor edad, pueden coexistir o presentarse de manera secuencial.

1 Genética

La principal causa del depósito de cristales de UMS en los tejidos es la concentración elevada de urato en sangre, hecho que se conoce como hiperuricemia. Sin embargo, por razones aún desconocidas, sólo una pequeña parte de los individuos con hiperuricemia desarrollan manifestaciones clínicas de gota. El riñón es el principal órgano excretor de este urato, por lo que su funcionalidad desempeña un papel importante en la regulación de la uricemia. No es de extrañar, pues, que la principal causa de hiperuricemia sea la disminución de la excreción renal de ácido úrico. En el túbulo proximal renal existen una serie de transportadores que se encargan de la excreción y la posterior reabsorción del ácido úrico. Variaciones genéticas en algunos de estos transportadores se han relacionado con un mayor riesgo de hiperuricemia y, por tanto, de gota. Ejemplos de ello son los polimorfismos en los transportadores GLUT-9, URAT-1 y ABCG2, codificados por los genes *SLC2A9, SLC22A12* y *ABCG2,* respectivamente.[3]

La presencia de cristales de PFCa se asocia a alteraciones metabólicas como el hiperparatiroidismo primario (en el cual el aumento de hormona paratiroidea resulta en hipercalcemia e hipofosfatemia), la hipofosfatasia (ausencia de expresión de la fosfatasa alcalina, una pirofosfatasa), la hipomagnesemia y la hemocromatosis (en las que la actividad de las fosfatasas alcalinas se ve alterada, ya que el magnesio y el hierro actúan como cofactores). Ciertas mutaciones en proteínas involucradas en el metabolismo del pirofosfato se han asociado con la formación de estos cristales. Entre ellas, las mutaciones que confieren una mayor funcionalidad del gen *ANKH (ankylosis human),* que codifica una proteína transmembrana que transporta pirofosfato hacia el espacio extracelular, o una menor función del gen *TNAP (tissue nonspecific alkaline phosphatase),* que transforma el pirofosfato en ortofosfato, resultan en concentraciones elevadas de pirofosfato y en la formación de cristales.[4] Otras mutaciones que inducen pérdida tubular de magnesio, como en los síndromes de Bartter y de Gitelman, pueden asociarse a condrocalcinosis y artritis por pirofosfato.

2 Fisiopatología

El ácido úrico es el producto final del metabolismo de las purinas absorbidas por la dieta y las producidas endógenamente tras la degradación de moléculas como los ácidos nucleicos. Se trata de un ácido débil, por lo que al pH fisiológico de 7,4 la mayor parte de este ácido úrico se encuentra en la forma ionizada de urato, principalmente UMS, ya que el sodio es el principal ion presente en el medio extracelular. Cuando las concentraciones de UMS exceden su límite de solubilidad (380 μmol/l o 6,8 mg/dl a 37 °C), este urato precipita en los tejidos y forma cristales que son los causantes de la patología. En el caso de la artritis por PFCa, estos cristales se forman en el contexto de alteraciones del metabolismo del calcio o de acúmulo de pirofosfato.

Una vez formados los depósitos de cristales, estos se encuentran en contacto directo con los macrófagos residentes en las articulaciones, que ejercen un papel central en el inicio de los brotes de artritis, tal como ha quedado demostrado en modelos animales.[5] Los macrófagos, una vez activados, producen citocinas inflamatorias (interleucina [IL] 1β, IL-6 y factor de necrosis tumoral alfa) y quimiocinas (IL-8, CXCL1, CXCL2, CCL3, CCL4 y CCL2) que resultan en la activación de las células endoteliales y en el reclutamiento de monocitos y neutrófilos, que a su vez amplifican la respuesta inflamatoria.

Sin embargo, la experiencia clínica ha demostrado que el contacto entre los macrófagos y los cristales no es suficiente para iniciar un brote de artritis, ya que se han observado cristales de UMS intracelulares en articulaciones asintomáticas de pacientes gotosos,[6] así como depósitos en individuos con hiperuricemia asintomática.[7] Dos condicionantes pueden influir en el inicio de la respuesta inflamatoria. Por un lado, el estado de maduración de los macrófagos parece condicionar la respuesta a los cristales: in vitro, monocitos del torrente sanguíneo producen citocinas inflamatorias induciendo activación endotelial, mientras que su maduración hacia macrófagos resulta en la producción de factor de crecimiento transformante beta (TGF-β), una citocina antiinflamatoria.[8] Además del estado de maduración, se ha sugerido la necesidad de un segundo estímulo para el inicio de la respuesta inflamatoria. Este hecho explicaría el carácter episódico de los brotes de artritis gotosa y la identificación de desencadenantes como traumatismos, alcohol o infecciones. Siguiendo esta línea, algunos autores[9] ha demostrado que la inyección intraarticular de cristales de UMS en ratones no se traduce en una repuesta inflamatoria. Sin embargo, la adición de ácidos grasos libres, presentes en ingestas importantes o consumo de alcohol, resulta en la producción de IL-1β in vitro y en infiltración celular in vivo.

Por su carácter recurrente y autolimitado, y por la participación del sistema inmunitario innato (monocitos, macrófagos y neutrófilos) y de la citocina inflamatoria IL-1β en los brotes de artritis, la gota figuró como enfermedad autoinflamatoria ya en las primeras clasificaciones de este tipo de enfermedades. Sin embargo, la confirmación del concepto de artropatías por microcristales como enfermedades autoinflamatorias no llegó hasta 2006, cuando Martinon *et al.*[10] demostraron que tanto los cristales de UMS como los de PFCa son capaces de activar el inflamasoma NLRP3, dando lugar a la producción de IL-1β. En el modelo de dos señales propuesto por Netea,[9] los cristales de urato serían los causantes de la activación del inflamasoma, mientras que los ácidos grasos libres se unirían a receptores *Toll-like* (TLR; en concreto TLR2), activando el eje NF-κB y promoviendo la producción de pro-IL-1β para ser activada posteriormente por el inflamasoma, tal como se muestra en la figura 1.

En la actualidad se desconoce el mecanismo exacto de activación del inflamasoma por parte de estos cristales. Para ello, parece ser necesaria la presencia de la proteína de membrana CD14,[11] lo que sugiere que los cristales de UMS podrían unirse a este receptor, mientras que el papel de los TLR, en particular de TLR2 y TLR4, es controvertido. Lo que parece claro es que la presencia del receptor de IL-1β (IL-1R1) y MyD88, posiblemente como adaptador de IL-1R1, en células no hematopoyéticas, sería necesaria para la amplificación de la respuesta a la IL-1β y la reacción inflamatoria in vivo.[12-14] Además de estos receptores, otros mecanismos como la disrupción de lisosomas con salida al citoplasma de proteasas como las catepsinas[15], o la producción asociada de ATP[16] o de especies reactivas de oxígeno, se han propuesto como posibles mecanismos a través de los cuales los cristales podrían activar el inflamasoma NLRP3 (véase la figura 2). Un modelo interesante es el propuesto por Schorn *et al.*,[17] según el cual las células fagocitarían los cristales de UMS en vesículas endocíticas, que se unirían posteriormente con lisosomas, acidificando su contenido. Este cambio de pH provocaría la conversión de los cristales de UMS en ácido úrico, liberando sodio al citoplasma que incrementaría su osmolaridad. Este hecho provocaría la apertura de los canales de la membrana denominados acuaporinas, que promoverían el flujo de agua al interior de la célula, disminuyendo de forma secundaria las concentraciones de potasio intracitoplasmáticas, mecanismo que es capaz de activar el inflamasoma NLRP3.

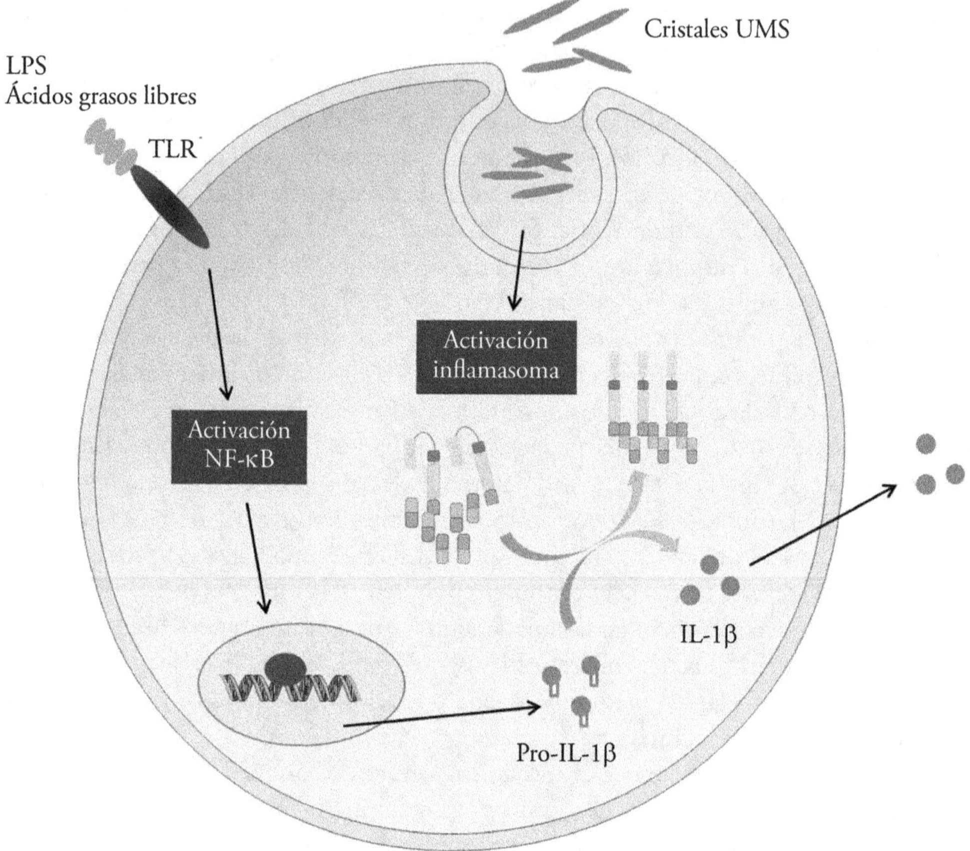

Figura 1. Necesidad de dos señales para la producción de IL-1β. Una señal a través de los receptores TLR y de la activación del eje NF-κB induciría la transcripción y la traducción de la citocina inactiva pro-IL-1β. Una segunda señal, en este caso los cristales de UMS, sería la encargada de la activación del inflamasoma, resultando en la activación de la enzima caspasa-1, que a su vez activaría la IL-1β.

3   Clínica

Las manifestaciones clínicas de la gota y de la artritis por pirofosfato pueden ser indistinguibles, y de ahí que la artritis aguda por pirofosfato recibiera el apelativo de «pseudogota». Los episodios agudos son de aparición brusca, afectan a una o varias articulaciones de manera simultánea, con eritema periarticular cuando están implicadas pequeñas articulaciones acras, y pueden acompañarse de síntomas de afectación del estado general y de fiebre. Generalmente son autolimitados y responden al tratamiento con antiinflamatorios (esteroideos o no esteroideos) o colchicina. No obstante, hay rasgos diferenciadores, como se detalla a continuación.

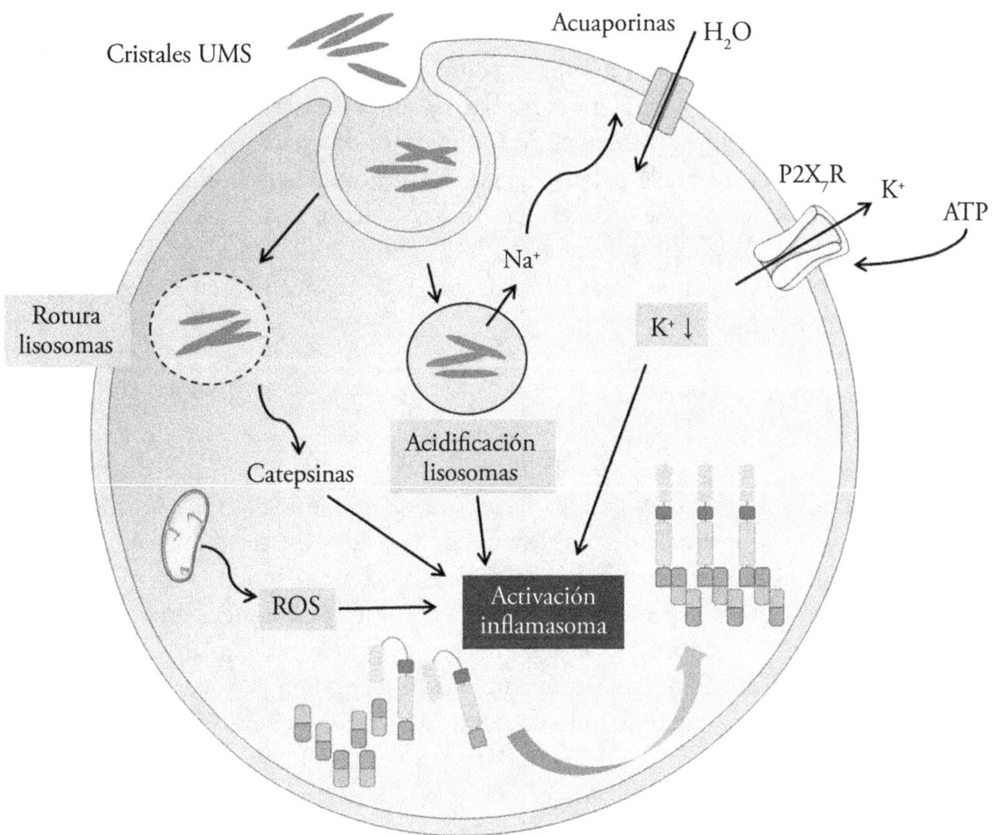

Figura 2. Posibles mecanismos de activación del inflamasoma
por parte de los cristales de urato monosódico.

3.1 Gota

En los pacientes con hiperuricemia persistente, el depósito de urato puede apreciarse con anterioridad a la aparición de los primeros síntomas mediante técnicas de imagen sofisticadas, como la ecografía y la tomografía computarizada de doble haz (DECT, *dual-energy computed tomography*), lo que recibe el nombre de depósito o gota asintomáticos.[18]

La artritis gotosa afecta generalmente a varones de edad media. En la mitad de los casos se presenta afectando de forma aislada a la primera articulación metatarsofalángica (podagra). Otras localizaciones frecuentes son los tarsos, los tobillos y las rodillas, en general con presentación asimétrica.[19] La afectación de las articulaciones distales del tren superior (muñecas, dedos) es infrecuente inicialmente, salvo en pacientes con lesiones de artrosis asociadas. En los pacientes no tratados, o insuficientemente tratados, tiende a extenderse. En este caso, los episodios de inflamación aguda pueden afectar a varias articulaciones, simétricamente e incluso a los miembros superiores. La afectación de las articulaciones centrales (caderas, hombros, columna) es muy infrecuente.

La persistencia de la uricemia no controlada conlleva un aumento de los depósitos tisulares de urato, una mayor frecuencia de episodios de inflamación y un menor lapso de tiempo entre ellos, así como la persistencia de los síntomas. Las lesiones radiográficas de las estructuras articulares se observan en un tercio de los pacientes en 10 años, y en más de la mitad a los 15 años de evolución.[19] La presencia de depósitos macroscópicos (tofos) en el tejido subcutáneo se asocia a su presencia también en las articulaciones.[20]

3.2 *Artritis por pirofosfato*

La artritis por pirofosfato aparece por la liberación de cristales de PFCa preformados en el espesor del cartílago articular. La Liga Europea de Reumatología (EULAR) denomina condrocalcinosis a la presencia de pirofosfato en los tejidos (histopatológica o por imagen); artritis por pirofosfato (previamente denominada pseudogota), a los episodios de inflamación aguda; y artritis crónica inflamatoria por pirofosfato (previamente pseudoartrosis o pseudoartritis reumatoide), a la artritis con persistencia de inflamación clínica.[21]

La artritis por pirofosfato se presenta con más frecuencia en personas mayores de 50 años (salvo en las formas heredofamiliares), afecta a las articulaciones grandes y tiene una tendencia centrípeta: rodillas, muñecas, caderas y hombros. También puede afectar, con menos frecuencia, a las pequeñas articulaciones de los miembros y a las articulaciones axiales.

4 Exploraciones complementarias

4.1 *Laboratorio*

Los episodios agudos en las artritis por cristales muestran datos inequívocos de inflamación, como elevación de los reactantes de fase aguda, con leucocitosis moderada, neutrofilia y ocasionalmente anemia por bloqueo inflamatorio.

Los pacientes con gota muestran hiperuricemia persistente previa al inicio de las manifestaciones clínicas. No obstante, la uricemia puede ser normal hasta en la mitad de los casos durante los episodios de inflamación aguda en los pacientes con una función renal normal. En todos los pacientes con gota hay que evaluar la uricemia, la función renal y hepática, la glucemia y los lípidos, por su frecuente asociación con comorbilidad. Un hemograma permitirá valorar si existe un proceso linfo/mieloproliferativo asociado.

Los pacientes con artritis por pirofosfato presentan alteraciones metabólicas predisponentes en el 10-20 % de los casos. Por ello, deben evaluarse mediante determinaciones de calcio y fosfato (hiperparatiroidismo), magnesio (hipomagnesemia) y saturación de hierro (hemocromatosis).[21] La hipofosfatasia se presenta precozmente, asociada a talla baja, dismorfias, disodontogénesis y calcificaciones del sistema nervioso central. En caso de observarse alteraciones, se ampliará el estudio de manera pertinente para evaluar la causa. Debe tenerse en cuenta que la presencia de hiperuricemia es frecuente en los ancianos, y puede derivar en errores de apreciación diagnóstica.

4.2   Técnicas de imagen

La radiografía simple no suele aportar semiología inicialmente en los pacientes con gota. En aquellos con síntomas recurrentes o persistentes, la presencia de erosiones óseas periarticulares con reacción perióstica en «tejadillo» es altamente específica. En los pacientes con enfermedad avanzada, la presencia de lesiones establecidas de la interlínea articular (artropatía gotosa) permite establecer un peor pronóstico funcional a largo plazo.

La ecografía y la DECT pueden ser útiles, ya que aportan imágenes con alta especificidad, para evaluar la presencia de cristales de urato en las articulaciones y en el tejido subcutáneo. En la ecografía, el depósito de UMS se observa en la superficie del cartílago, mientras que el de PFCa se aprecia en el espesor del cartílago. Su prescripción debe evaluarse de manera individualizada. Otras exploraciones, como la resonancia magnética, pueden facilitar el diagnóstico diferencial en pacientes con patología articular compleja.

En los pacientes con artritis por pirofosfato, la presencia de condrocalcinosis (depósitos lineales en los cartílagos hialinos y en los fibrocartílagos) es más frecuente en las rodillas y en el ligamento triangular del carpo.[21] No obstante, la condrocalcinosis es habitual en los sujetos ancianos y puede llevar a errores en la presunción diagnóstica.

5   Diagnóstico

El diagnóstico definitivo de gota y artritis por pirofosfato se basa en la visualización, mediante microscopía óptica, de cristales de UMS o de PFCa en muestras de líquido sinovial o de la punción de tofos, cuya precisión mejora si se emplea un microscopio con luz polarizada y compensador rojo de primer orden (véase la figura 3). La observación de cristales es superior al 90 % en las muestras de líquido sinovial de los pacientes con artritis aguda, y superior al 50 % en los pacientes que han mostrado un episodio de inflamación previo, pero sin clínica actual.[21,22]

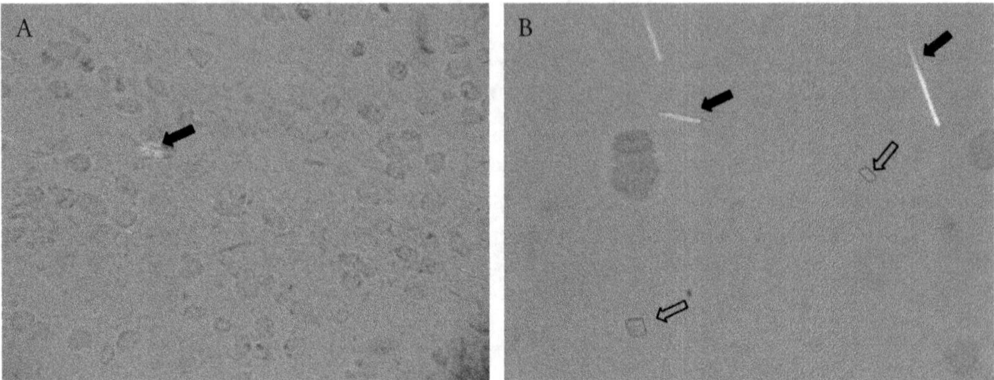

Figura 3. Estudio de líquido sinovial al microscopio óptico con luz polarizada. A) Cristales de UMS en forma de aguja (flecha negra). B) A mayor aumento se observa la coexistencia de cristales de UMS (flecha negra) y de PFCa dihidratado (flecha hueca).

Las técnicas de imagen pueden mostrar depósitos de urato o de pirofosfato, que contribuyen al diagnóstico, pero por ahora no sustituyen a un diagnóstico definido por microscopía.

5.1 Diagnóstico diferencial

El diagnóstico diferencial incluye las artritis agudas monoarticulares (infecciones), las asimétricas en los miembros inferiores (artritis psoriásica y espondiloartropatías con afectación periférica) y en formas poliarticulares con tofos, y la artritis reumatoide. Los clínicos deben saber que la gota y la artritis por pirofosfato pueden coexistir, o asociarse a una infección articular o a otras enfermedades crónicas articulares, por lo que los diagnósticos no son excluyentes.

6 Tratamiento

Los episodios de inflamación aguda suelen responder a antiinflamatorios o a dosis bajas de colchicina administradas de forma precoz. La comorbilidad de los pacientes es el principal factor a la hora de prescribir. En los pacientes sin alternativas, la tetracosáctida[23] y los inhibidores de la IL-1 (el canakinumab está aprobado por la Agencia Europea de Medicamentos) pueden ser una opción a considerar.[24]

La colchicina en dosis de 1 mg al día (media dosis en pacientes con filtrado glomerular de 30-60 ml/min) puede reducir los episodios de inflamación aguda. En los pacientes con gota, la prevención con colchicina se mantiene al menos 6 meses o más si se observan tofos. El empleo de antiinflamatorios (esteroideos o no esteroideos) no está aprobado para la prevención por la Agencia Española de Medicamentos y Productos Sanitarios (AEMPS). En pacientes con contraindicación absoluta de otros medicamentos, puede solicitarse autorización fuera de indicación para prescribir antagonistas de la IL-1 (anakinra o canakinumab).

6.1 Gota

El tratamiento último de la gota, como enfermedad crónica producida por depósitos, es disolver de manera rápida y definitiva dichos depósitos mediante una reducción progresiva, en valores adecuados y a largo plazo, de la uricemia.[25]

La implementación de intervenciones no medicamentosas consigue un adecuado control de la uricemia en un pequeño porcentaje de pacientes,[26] por lo que se indica considerar prescribir medicamentos reductores de la uricemia en aquellos con gota definida, y recomendar su prescripción en los que tienen más de un episodio agudo al año, presencia de tofos (articulares o subcutáneos) o lesiones óseas o articulares.[27]

Las dianas terapéuticas de uricemia difieren dependiendo del depósito, por lo que se considera que en general deben alcanzarse y mantenerse unos valores al menos inferiores a 6 mg/dl, y al menos por debajo de 5 mg/dl en los pacientes con un depósito extenso.[27] La reducción adecuada de la uricemia se ha asociado a una mejoría progresiva de los resultados, como la frecuencia de los episodios de inflamación o la presencia de tofos,[28] y de la calidad de vida.[29] Una vez disueltos todos los depósitos, la diana de la uricemia a muy largo plazo podría considerarse preventiva, justo por debajo del valor de saturación del urato, para evitar la formación de nuevos cristales, adaptando las intervenciones a dicha diana.[26]

La reducción de la uricemia con estos medicamentos debe realizarse de manera progresiva, iniciándose con dosis bajas y escalándolas progresivamente hasta alcanzar la uricemia deseada.

Los medicamentos reductores de la uricemia aprobados en España son el alopurinol y el febuxostat como inhibidores de la xantina oxidorreductasa (XOR), y la benzbromarona, con acción uricosúrica por inhibición del transportador renal URAT1. Esta última está restringida tanto en cuanto a indicaciones (gota poliarticular o tofácea) como a su prescripción por especialistas en nefrología y reumatología, por riesgo de daño hepático grave.

El alopurinol es un profármaco cuyo metabolito activo muestra una cinética dependiente de la función renal, e inhibe sólo la isoforma reducida de la XOR. Por el contrario, el febuxostat inhibe ambas isoformas de la XOR, muestra una cinética independiente de la función renal (salvo en sujetos con una función renal muy deteriorada) y muestra una eficacia en la reducción de la uricemia (mg por mg) mayor que la del alopurinol.[30]

6.2 Artritis por pirofosfato

Puesto que, a diferencia de lo que ocurre para la gota, no hay intervenciones que disuelvan los depósitos de pirofosfato, hay que intentar corregir aquellos factores asociados o enfermedades causales.[21] En los pacientes con hipomagnesemia, la corrección de las concentraciones de magnesio se ha mostrado útil. En los pacientes con artritis persistente, sólo la prescripción de hidroxicloroquina ha mostrado beneficios limitados (indicación fuera de las autorizadas en la ficha técnica de la AEMPS).[21]

Bibliografía

1. Smith E, Díaz-Torné C, Pérez-Ruiz F, March L. Epidemiology of gout: an update. Best Pract Res Clin Rheumatol. 2010; 24: 811-27.

2. Richette P, Bardin T, Doherty M. An update on the epidemiology of calcium pyrophosphate dihydrate crystal deposition disease. Rheumatology. 2009; 48: 711-5.

3. Reginato AM, Olsen BR. Genetics and experimental models of crystal-induced arthritis. Lessons learned from mice and men: is it crystal clear? Curr Opin Rheumatol. 2007; 19: 134-45.

4. Ea H-K, Lioté F. Diagnosis and clinical manifestations of calcium pyrophosphate and basic calcium phosphate crystal deposition diseases. Rheum Dis Clin North Am. 2014; 40: 207-29.

5. Martin WJ, Walton M, Harper J. Resident macrophages initiating and driving inflammation in a monosodium urate monohydrate crystal-induced murine peritoneal model of acute gout. Arthritis Rheum. 2009; 60: 281-9.

6. Pascual E, Jovaní V. A quantitative study of the phagocytosis of urate crystals in the synovial fluid of asymptomatic joints of patients with gout. Br J Rheumatol. 1995; 34: 724-6.

7. Puig JG, De Miguel E, Castillo MC, et al. Asymptomatic hyperuricemia: impact of ultrasonography. Nucleosides Nucleotides Nucleic Acids. 2008; 27: 592-5.

8. Yagnik DR, Evans BJ, Florey O, et al. Macrophage release of transforming growth factor beta1 during resolution of monosodium urate monohydrate crystal-induced inflammation. Arthritis Rheum. 2004; 50: 2273-80.

9. Joosten LAB, Netea MG, Mylona E, et al. Engagement of fatty acids with Toll-like receptor 2 drives interleukin-1β production via the ASC/caspase 1 pathway in monosodium urate monohydrate crystal-induced gouty arthritis. Arthritis Rheum. 2010; 62: 3237-48.

10. Martinon F, Pétrilli V, Mayor A, Tardivel A, Tschopp J. Gout-associated uric acid crystals activate the NALP3 inflammasome. Nature. 2006; 440: 237-41.

11. Scott P, Ma H, Viriyakosol S, Terkeltaub R, Liu-Bryan R. Engagement of CD14 mediates the inflammatory potential of monosodium urate crystals. J Immunol. 2006; 177: 6370-8.

12. Liu-Bryan R, Scott P, Sydlaske A, Rose DM, Terkeltaub R. Innate immunity conferred by Toll-like receptors 2 and 4 and myeloid differentiation factor 88 expression is pivotal to monosodium urate monohydrate crystal-induced inflammation. Arthritis Rheum. 2005; 52: 2936-46.

13. Liu-Bryan R, Pritzker K, Firestein GS, Terkeltaub R. TLR2 signalling in chondrocytes drives calcium pyrophosphate dihydrate and monosodium urate crystal-induced nitric oxide generation. J Immunol. 2010; 174: 5016.

14. Chen C-J, Shi Y, Hearn A, et al. MyD88-dependent IL-1 receptor signaling is essential for gouty inflammation stimulated by monosodium urate crystals. J Clin Invest. 2006; 116: 2262-71.

15. Hornung V, Bauernfeind F, Halle A, et al. Silica crystals and aluminum salts activate the NALP3 inflammasome through phagosomal destabilization. Nat Immunol. 2008; 9: 847-56.

16. Riteau N, Baron L, Villeret B, et al. ATP release and purinergic signaling: a common pathway for particle-mediated inflammasome activation. Cell death Dis. 2012; 3: e403.

17. Schorn C, Frey B, Lauber K, *et al.* Sodium overload and water influx activate the NALP3 inflammasome. J Biol Chem. 2011; 286: 35-41.

18. Bardin T, Richette P. Definition of hyperuricemia and gouty conditions. Curr Opin Rheumatol. 2014; 26: 186-91.

19. Pérez-Ruiz F, Castillo E, Chinchilla SP, Herrero-Beites AM. Clinical manifestations and diagnosis of gout. Rheum Dis Clin North Am. 2014; 40: 193-206.

20. Pérez-Ruiz F, Martín I, Canteli B. Ultrasonographic measurement of tophi as an outcome measure for chronic gout. J Rheumatol. 2007; 34: 1888-93.

21. Zhang W, Doherty M, Bardin T, *et al.* European League Against Rheumatism recommendations for calcium pyrophosphate deposition. Part I: terminology and diagnosis. Ann Rheum Dis. 2011; 70: 563-70.

22. Zhang W, Doherty M, Pascual E, *et al.* EULAR evidence based recommendations for gout. Part I: diagnosis. Report of a task force of the Standing Committee for International Clinical Studies Including Therapeutics (ESCISIT). Ann Rheum Dis. 2006; 65: 1301-11.

23. Pérez-Ruiz F, Herrero-Beites AM. ACTH analogues medications for the treatment of crystal-induced acute inflammation. A target to be explored? Jt Bone Spine. 2013; 80: 236-7.

24. Pérez-Ruiz F, Chinchilla S, Herrero-Beites A. Canakinumab for gout: a specific, patient-profiled indication. Expert Rev Clin Immunol. 2014; 10: 339-47.

25. Pérez Ruiz F, Herrero-Beites A. Evaluation and treatment of gout as a chronic disease. Adv Ther. 2012; 29: 935-46.

26. Pérez-Ruiz F, Herrero-Beites AM, Carmona L. A two-stage approach to the treatment of hyperuricemia in gout: the "dirty dish" hypothesis. Arthritis Rheum. 2011; 63: 4002-6.

27. Khanna D, Fitzgerald JD, Khanna PP, *et al.* 2012 American College of Rheumatology guidelines for management of gout. Part 1: systematic non-pharmacologic and pharmacologic therapeutic approaches to hyperuricemia. Arthritis Care Res (Hoboken). 2012; 64: 1431-46.

28. Pérez-Ruiz F, Lioté F. Lowering serum uric acid levels: what is the optimal target for improving clinical outcomes in gout? Artritis Rheum. 2007; 57: 1324-8.

29. Khanna P, Pérez-Ruiz F, Maranian P, Khanna D. Long-term therapy for chronic gout results in clinically important improvements in the health-related quality of life: short form-36 is responsive to change in chronic gout. Rheumatology. 2011; 50: 740.

30. Pérez-Ruiz F, Dalbeth N, Schlesinger N. Febuxostat, a novel drug for the treatment of hyperuricemia of gout. Futur Rheumatol. 2008; 3: 421-7.

Capítulo 19

Síndrome de Schnitzler

V.M. Martínez-Taboada,[1] M. López-Hoyos[2]

[1] Servicio de Reumatología
Hospital Universitario Marqués de Valdecilla
Facultad de Medicina
Universidad de Cantabria
Santander

[2] Sección de Inmunología
Hospital Universitario Marqués de Valdecilla
Santander

Correspondencia
Dr. Víctor M. Martínez-Taboada
vmmartinez@humv.es; martineztv@unican.es

Introducción

En 1972, la dermatóloga francesa Liliane Schnitzler describió por primera vez el síndrome que lleva su nombre, caracterizado por la presencia de lesiones cutáneas urticariformes, síndrome febril y manifestaciones musculoesqueléticas asociadas a la presencia de una reacción de fase aguda florida acompañada de gammapatía monoclonal, fundamentalmente IgM.[1] Debido a la rareza de este síndrome (sólo hay alrededor de 200 casos descritos en la literatura),[2] su fisiopatología no es bien conocida, pero tras la descripción de una excelente respuesta al bloqueo de la interleucina (IL) 1,[3] y la evidencia experimental del papel de esta citocina en su patogenia,[4,5] se ha considerado al síndrome de Schnitzler como un nuevo ejemplo de síndrome autoinflamatorio adquirido.[3,6]

1 Genética

Aunque el cuadro clínico de estos pacientes recuerda en muchos aspectos a los síndromes periódicos asociados a las criopirinas, la falta de asociación familiar y el comienzo tardío del síndrome de Schnitzler sugieren que se trate de una enfermedad de naturaleza adquirida más que de un proceso con un componente genético acentuado. Esto, junto con la rareza de este síndrome, hacen que los datos de estudios genéticos sean muy escasos. Recientemente se ha comunicado la presencia de mutaciones en el gen *NLRP3* únicamente en la línea mieloide (granulocitos y monocitos) de dos pacientes con síndrome de Schnitzler.[7]

2 Fisiopatología

Como ya se ha comentado, debido a su rareza la fisiopatología no se conoce en profundidad, aunque en la actualidad se considera un ejemplo de síndrome autoinflamatorio adquirido.[2-4] Mientras que estudios realizados con un número muy reducido de pacientes y la respuesta al bloqueo de la IL-1b[5,8] apoyan el papel de esta citocina en muchas de las manifestaciones clínicas y biológicas, el nexo de unión entre dichas manifestaciones y la gammapatía monoclonal es menos claro.

En pacientes con síndrome de Schnitzler se ha demostrado in vitro una producción anómala de citocinas proinflamatorias, incluida la IL-1b, que se normaliza tras el tratamiento con anakinra.[5] De igual modo, otra citocina clave en la activación del inflamasoma, como es la IL-18, también se encuentra aumentada en los pacientes con síndrome de Schnitzler y disminuye tras la remisión clínica inducida por el anakinra.[6]

Se ha demostrado un aumento de la actividad angiogénica en el suero de estos pacientes, en especial a expensas de un aumento marcado del factor de crecimiento endotelial vascular, que se normaliza con el tratamiento adecuado de la enfermedad.[9]

Uno de los aspectos característicos del síndrome de Schnitzler es la presencia de lesiones óseas osteocondensantes.[10,11] Aunque su fisiopatología no está completamente aclarada, y su relación con otras manifestaciones típicas de este síndrome es oscura, se ha descrito un aumento en los marcadores de formación ósea que no estaría compensado por mecanismos de resorción.[9]

3 Clínica

Como se muestra en la tabla 1, el síndrome de Schnitzler es algo más frecuente en los varones, y la edad media de presentación se sitúa alrededor de los 50 años. Las características clínicas fundamentales son la presencia de lesiones cutáneas acompañadas de fiebre en la gran mayoría de los casos, así como de manifestaciones musculoesqueléticas y organomegalias.[2,4,12,13]

Las lesiones cutáneas forman parte de las manifestaciones mayores de la enfermedad, junto con la gammapatía monoclonal, y son habitualmente la manifestación inicial del síndrome de Schnitzler. Las lesiones características son urticariformes, duran menos de 24 horas, son poco o moderadamente pruriginosas, y afectan fundamentalmente al tronco; pueden acompañarse de fiebre elevada, y no dejan secuelas entre los episodios.

La gran mayoría de los pacientes desarrollan fiebre intermitente, que puede llegar a ser muy alta (>40 ºC), y aparecer de forma independiente de las lesiones cutáneas. En general no se acompaña de escalofríos, pero sí de astenia intensa. La fiebre puede responder a los antiinflamatorios no esteroideos (AINE), los glucocorticoides y, de manera espectacular, los antagonistas de la IL-1.

Las manifestaciones musculoesqueléticas son muy habituales y afectan a más de tres cuartas partes de los pacientes. El dolor óseo es muy frecuente, aunque también pueden ocurrir artralgias, y más rara vez artritis franca.[4,10,11] El dolor óseo afecta fundamentalmente al hueso iliaco y la tibia.[10,11] Además del dolor óseo pueden aparecer lesiones óseas,

Características demográficas	• Relación hombre/mujer: 1,76 • Edad media de los primeros síntomas: 51,6 ± 10 años

Hallazgos clínicos	• Urticaria crónica/recurrente: 100 %
	• Fiebre: 95 %
	• Manifestaciones musculoesqueléticas:
	   – Artralgia/artritis: 77 %
	   – Dolor óseo: 68 %
	   – Lesiones óseas (en pruebas de imagen): 62 %
	• Adenopatías: 47 %
	• Prurito: 45 %
	• Hepatoesplenomegalia: 34 %

Hallazgos biológicos	• Aumento de la VSG (> 30 mm /1ª h): 95 % • Gammapatía monoclonal IgM: 89 % • Cadenas ligeras kappa: 89 % • Leucocitosis (> 10.000): 76 %

VSG: velocidad de sedimentación globular.

Tabla 1. Principales características de los pacientes con síndrome de Schnitzler. (Modificada de Simon et al.[2])

en especial osteocondensantes en los estudios de imagen, en el 60 % de los pacientes. El diagnóstico diferencial de estas lesiones radiológicas es amplio, aunque en general las lesiones no ofrecen datos de malignidad.[11]

En torno a la mitad de los pacientes pueden presentar adenopatías, cuyo sustrato histopatológico es una inflamación crónica inespecífica, y una tercera parte pueden presentar hepatomegalia o esplenomegalia, o ambas.

Se ha descrito la presencia de neuropatía periférica en un porcentaje significativo de los pacientes.[14]

4   Pruebas complementarias de laboratorio

Además de las lesiones cutáneas características, el otro componente fundamental del síndrome de Schnitzler es una gammapatía monoclonal IgM. En más del 90 % de los pacientes, esta gammapatía monoclonal está asociada con cadenas ligeras kappa. Al inicio de la enfermedad, el componente monoclonal puede ser más o menos leve, y puede permanecer estable o aumentar durante la evolución. La presencia de un componente monoclonal IgM muy elevado debe hacer sospechar la enfermedad de Waldenström. En menos del 10 % de los pacientes el componente monoclonal es de tipo IgG. La proteinuria de Bence-Jones puede estar presente hasta en un 30 % de los casos. Al inicio de la enfermedad, la biopsia de médula ósea es normal en el 80 % de los pacientes, o puede mostrar cambios inespecíficos.[4]

Como en cualquier otro proceso inflamatorio, los reactantes de fase aguda (velocidad de sedimentación globular [VSG], proteína C reactiva [PCR], anemia de trastorno inflamatorio crónico o trombocitosis) están elevados en un porcentaje sustancial de los pacientes. Es característica la presencia de leucocitosis con neutrofilia. La leucocitosis es útil para evaluar la actividad de la enfermedad y la respuesta al tratamiento.

El sustrato histopatológico de las lesiones es una dermatitis neutrofílica, con ausencia de vasculitis y de edema dérmico significativo.[15] En una tercera parte de los casos pueden observarse por inmunofluorescencia depósitos de IgM en la unión dermoepidérmica.[4,15]

5   Diagnóstico

Aunque el síndrome de Schnitzler está considerado como una enfermedad rara, es posible que esté infradiagnosticado.[14] Las lesiones cutáneas urticariformes crónicas o recurrentes, y la gammapatía monoclonal, son las dos características que definen a este síndrome. Así pues, debe sospecharse el síndrome de Schnitzler en cualquier paciente mayor de 40 años que presente lesiones cutáneas urticariformes crónicas o recurrentes y alguna de las siguientes manifestaciones: fiebre, síndrome general, manifestaciones musculoesqueléticas, adenopatías, visceromegalias, leucocitosis o aumento de los reactantes de fase aguda, gammapatía monoclonal o un infiltrado de neutrófilos en la biopsia cutánea. Aunque en los últimos años se han publicado diversos criterios diagnósticos para este síndrome,[12,13] no existe ninguna prueba que permita el diagnóstico definitivo de síndrome de Schnitzler. Más recientemente, un grupo de expertos de diferentes especialidades han elaborado unos nuevos criterios diagnósticos[2] (véase la tabla 2), denominados criterios de Strasbourg, que tienen como objetivo principal definir unos grupos de pacientes más homogéneos, con el fin de poder avanzar en el conocimiento de la patogenia y en el desarrollo de opciones terapéuticas para este síndrome. Es importante señalar que estos criterios diagnósticos deben considerarse como provisionales hasta que sean validados de manera prospectiva.

Debido a la falta de pruebas que confirmen definitivamente el diagnóstico de síndrome de Schnitzler, deben excluirse otras enfermedades antes de aplicar dichos criterios: enfermedad de Still del adulto, síndromes periódicos asociados a la criopirina, vasculitis urticariforme, vasculitis crioglobulinémica y lupus eritematoso sistémico, entre otras. Es importante destacar que la urticaria crónica idiopática y la gammapatía monoclonal de significado incierto son procesos relativamente frecuentes en personas de edad avanzada, y que su mera coincidencia en un determinado paciente no es suficiente para el diagnóstico de síndrome de Schnitzler.[2]

Criterios mayores (obligados)	• Urticaria crónica + • Gammapatía monoclonal IgM o IgG
Criterios menores	• Fiebre recurrente (> 38 ºC, objetivada y sin causa aparente) • Hallazgos objetivos de remodelado óseo anormal con o sin dolor óseo (demostrado por gammagrafía ósea, resonancia magnética o elevación de la fosfatasa alcalina) • Biopsia cutánea con infiltrado neutrofílico en la dermis (ausencia de necrosis fibrinoide) • Leucocitosis o aumento de la PCR (neutrófilos > 10.000/mm^3 o PCR > 30 mg/l)
Diagnóstico	• *Definido:* presencia de dos criterios mayores y al menos dos menores (si IgM) o tres menores (si IgG) • *Probable:* presencia de dos criterios mayores y al menos uno menor (si IgM) o dos menores (si IgG)

Ig: inmunoglobulina; PCR: proteína C reactiva.

Tabla 2. Criterios de Strasbourg para el diagnóstico de síndrome de Schnitzler. (Modificada de Simon et al.[2])

6 Tratamiento

Al igual que sucede con otras enfermedades raras, la literatura está salpicada de casos clínicos en los que se comunica el éxito o el fracaso de multitud de tratamientos utilizados en los pacientes con síndrome de Schnitzler. En general, puede concluirse que la respuesta a los antihistamínicos, los antiinflamatorios y los agentes inmunosupresores (incluidos los glucocorticoides) es escasa o se acompaña de toxicidad importante. Sin embargo, desde su primera comunicación como posible agente terapéutico,[3] el bloqueo de la IL-1, especialmente con anakinra, se ha convertido en el tratamiento de elección de estos pacientes.

A la vez que se desarrollaron los nuevos criterios de diagnóstico del síndrome de Schnitzler, el grupo multidisciplinario de expertos reunidos en Strasbourg elaboró una serie de recomendaciones para el tratamiento de estos pacientes (véase la figura 1). De manera arbitraria, las recomendaciones sobre el tratamiento dividieron inicialmente a los pacientes según el impacto de la enfermedad sobre su calidad de vida y la presencia de una alteración importante en los marcadores de la inflamación (PCR). Así pues, aquellos pacientes con una enfermedad más leve (definida por un menor impacto en la calidad de vida y sin elevación persistente de la PCR) podrían ser tratados en principio con fármacos como la colchicina, AINE, pefloxacino o hidroxicloroquina, solos o en combinación.[2,12,16] En los pacientes con un deterioro importante en la calidad de vida o

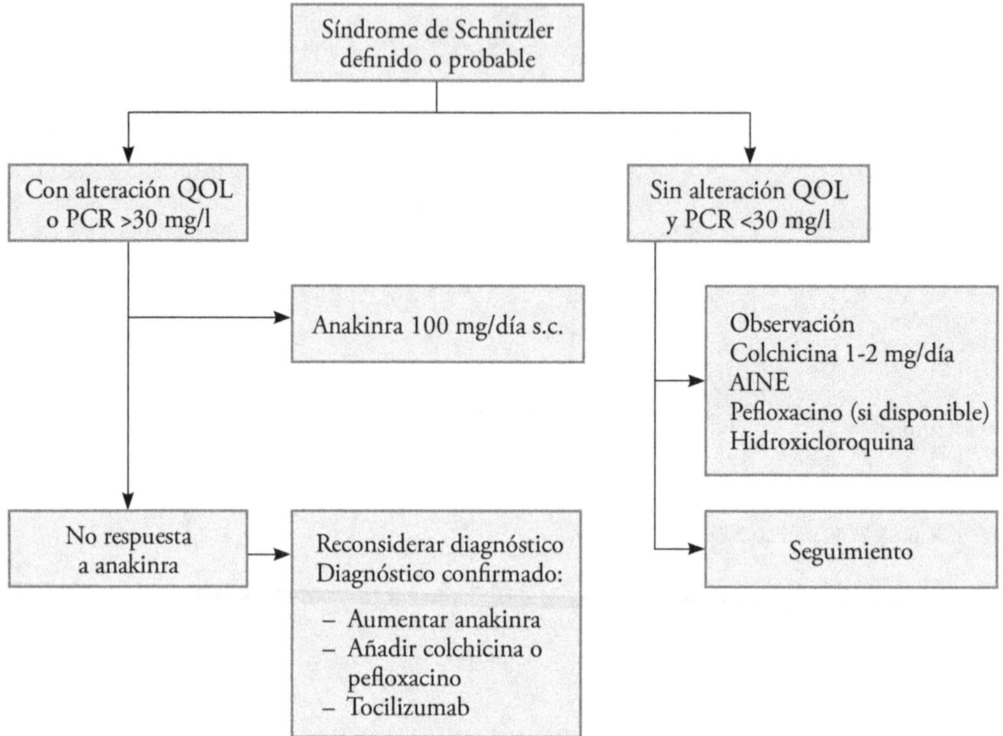

Figura 1. Tratamiento de los pacientes con síndrome de Schnitzler. (Modificada de Simon et al.[2])
QOL: calidad de vida; PCR: proteína C reactiva; AINE: antiinflamatorios no esteroideos.

con elevación de los reactantes de fase aguda, el tratamiento de elección recomendado es anakinra en dosis de 100 mg/día por vía subcutánea.[2,3,8] Otros antagonistas de la IL-1, como el canakinumab y el rilonacept, han mostrado su utilidad en series pequeñas de pacientes con síndrome de Schnitzler.[17,18]

En caso de falta de respuesta al anakinra, la primera recomendación de los expertos es reconsiderar el diagnóstico de la enfermedad. Si no existen dudas sobre este, puede incrementarse la dosis de anakinra o bien añadir colchicina o pefloxacino al tratamiento. Como alternativa, se ha descrito la posible utilidad del tocilizumab.[19]

Los pacientes deben ser monitorizados periódicamente durante el tratamiento, en especial el recuento de leucocitos y los reactantes de fase aguda (PCR y VSG), y la gammapatía monoclonal debe determinarse de acuerdo con las recomendaciones existentes.[2] Aunque se desconoce el impacto del tratamiento con antagonistas de la IL-1 en la evolución natural de la enfermedad, se ha estimado que un 15-20 % de los pacientes con síndrome de Schnitzler pueden desarrollar un trastorno linfoproliferativo durante su evolución.[13] Otra posible complicación del síndrome de Schnitzler a largo plazo es la aparición de una amiloidosis AA.[20]

Se ha descrito una supervivencia global de los pacientes de aproximadamente 13 años tras el diagnóstico de síndrome de Schnitzler, aunque puede ser inferior en los que presentan anemia.[14]

Bibliografía

1. Schnitzler L. Lesions urticarinnes chroniques permanentes (erytheme petaloide?). Cas cliniques. Journée Dermatologique d'Angers, 28 octobre 1972; Nº 46B.

2. Simon A, Asli B, Braun-Falco M, *et al.* Schnitzler's syndrome: diagnosis, treatment, and follow-up. Allergy. 2013; 68: 562-8.

3. Martínez-Taboada VM, Fontalba A, Blanco R, Fernández-Luna JL. Successful treatment of refractory Schnitzler syndrome with anakinra: comment on the article by Hawkins et al. Arthritis Rheum 2005; 52: 2226-7.

4. Lipsker D. The Schnitzler syndrome. Orphanet J Rare Dis. 2010; 5: 38.

5. Launay D, Dutoit-Lefevre V, Faure E, *et al.* Effect of in vitro and in vivo anakinra on cytokines production in Schnitzler syndrome. PLoS One. 2013; 8: e59327.

6. Migliorini P, Del Corso I, Tommasi C, Boraschi D. Free circulating interleukin-18 is increased in Schnitzler syndrome: a new autoinflammatory disease? Eur Cytokine Netw. 2009; 20: 108-11.

7. de Koning HD, van Gijn ME, Stoffels M, *et al.* Myeloid lineage-restricted somatic mosaicism of NLRP3 mutations in patients with variant Schnitzler syndrome. J Allergy Clin Immunol. 2015; 135: 561-4.

8. Néel A, Henry B, Barbarot S, *et al.* Long-term effectiveness and safety of interleukin-1 receptor antagonist (anakinra) in Schnitzler's syndrome: a french multicenter study. Autoimmun Rev. 2014; 13: 1035-41.

9. Terpos E, Asli B, Christoulas D, *et al.* Increased angiogenesis and enhanced bone formation in patients with IgM monoclonal gammopathy and urticarial skin rash: new insight into the biology of Schnitzler syndrome. Haematologica. 2012; 97: 1699-703.

10. Niederhauser BD, Dingli D, Kyle RA, Ringler MD. Imaging findings in 22 cases of Schnitzler syndrome: characteristic para-articular osteosclerosis, and the "hot knees" sign differential diagnosis. Skeletal Radiol. 2014; 43: 905-15.

11. Flórez AF, Gallardo Agromayor E, García-Barredo R, *et al.* Radiological aid to clinical diagnosis of Schnitzler's syndrome: multimodality imaging approach. Clin Rheumatol. 2008; 27: 107-10.

12. Lipsker D, Veran Y, Grunenberger F, *et al.* The Schnitzler syndrome. Four new cases and review of the literature. Medicine (Balt). 2001; 80: 37-44.

13. de Koning HD, Bodar EJ, van der Meer JW, Simon A; Schnitzler Syndrome Study Group. Schnitzler syndrome: beyond the case reports: review and follow-up of 94 patients with an emphasis on prognosis and treatment. Semin Arthritis Rheum. 2007; 37: 137-48.

14. Jain T, Offord CP, Kyle RA, Dingli D. Schnitzler syndrome: an under-diagnosed clinical entity. Haematologica. 2013; 98: 1581-5.

15. Sokumbi O, Drage LA, Peters MS. Clinical and histopathologic review of Schnitzler syndrome: the Mayo Clinic experience (1972-2011). J Am Acad Dermatol. 2012; 67: 1289-95.

16. Asli B, Bienvenu B, Cordoliani F, *et al.* Chronic urticaria and monoclonal IgM gammopathy (Schnitzler syndrome): report of 11 cases treated with pefloxacin. Arch Dermatol. 2007; 143: 1046-50.

17. de Koning HD, Schalkwijk J, van der Ven-Jongekrijg J, *et al.* Sustained efficacy of the monoclonal anti-interleukin-1 beta antibody canakinumab in a 9-month trial in Schnitzler's syndrome. Ann Rheum Dis. 2013; 72: 1634-8.

18. Krause K, Weller K, Stefaniak R, *et al.* Efficacy and safety of the interleukin-1 antagonist rilonacept in Schnitzler syndrome: an open-label study. Allergy. 2012; 67: 943-50.

19. Krause K, Feist E, Fiene M, Kallinich T, Maurer M. Complete remission in 3 of 3 anti-IL-6-treated patients with Schnitzler syndrome. J Allergy Clin Immunol. 2012; 129: 848-50.

20. Claes K, Bammens B, Delforge M, *et al.* Another devastating complication of the Schnitzler syndrome: AA amyloidosis. Br J Dermatol. 2008; 158: 182-4.

Síndrome de fiebre periódica con estomatitis aftosa, faringitis y adenitis cervical (PFAPA)

C. Giménez-Roca,[1] J. Hernández-Rodríguez,[2] A. Tomé,[2] E. Iglesias,[1] R. Bou,[1] J. Antón[1]

[1] Unidad de Reumatología Pediátrica
Servicio de Pediatría
Hospital Sant Joan de Déu
Barcelona

[2] Unidad Clínica de Enfermedades Autoinflamatorias
Servicio de Enfermedades Autoinmunes
Hospital Clínic
Barcelona

Correspondencia
Dr. Jordi Antón
JAnton@hsjdbcn.org

Introducción

El síndrome de fiebre periódica con estomatitis aftosa, faringitis y adenitis laterocervical, también conocido como PFAPA *(periodic fever with aphthous stomatitis, pharyngitis and cervical adenitis)*, es una enfermedad autoinflamatoria, probablemente la más frecuente, en la cual no se ha podido demostrar una causa genética. Cursa con episodios recurrentes de fiebre periódica, faringoamigdalitis, adenitis laterocervical y aftas orales.[1]

Fue descrito por primera vez por Gary S. Marshall y sus colaboradores en 1987 en una serie de doce niños que presentaban los síntomas principales acompañados de elevación de los reactantes de fase aguda. Además, tenían una mala respuesta a los antiinflamatorios no esteroideos (AINE) y una muy buena respuesta a la prednisona.[2] En 1989, los mismos autores definieron el acrónimo PFAPA tal como lo conocemos hoy día.[3] En España se comunicaron los primeros casos en el año 2000.[4]

1 Genética

No se han encontrado factores etiológicos claros, infecciosos, ambientales, geográficos ni raciales, que sugieran cuál es el origen de este síndrome. A pesar de que se trata de un cuadro autoinflamatorio con crisis febriles recurrentes, y de que se han descrito casos de agregación familiar y de gemelos afectos,[5,6] no se han identificado defectos genéticos que lo justifiquen, aunque en algunos pacientes se han detectado mutaciones en heterocigosis relacionadas con otros síndromes autoinflamatorios.[7-10] Recientemente se ha sugerido que el gen *SPAG7* podría desempeñar algún papel en el síndrome PFAPA.[11] También se conoce que los pacientes afectos de síndrome PFAPA que tienen mutaciones en el gen *MEFV*, implicado en la fiebre mediterránea familiar, presentan formas más atenuadas de la enfermedad, lo que indica que la presencia de estas mutaciones podría actuar como factor protector.[12]

2 Fisiopatología

La fisiopatogenia de este síndrome no es del todo conocida, pero la reacción inflamatoria sistémica que se produce durante las crisis febriles y la buena respuesta a los glucocorticoides sugieren la existencia de una disregulación en la producción y la acción de las citocinas proinflamatorias, que biológicamente tiene como consecuencia un aumento de los reactantes de fase aguda, como la velocidad de sedimentación globular (VSG) y la proteína C reactiva (PCR). Esta reacción inflamatoria sistémica, tanto clínica como biológica, está producida por un aumento en la síntesis de citocinas proinflamatorias, entre las que predominan el interferón gamma (IFN-γ), la interleucina 1 beta (IL-1β), el factor de necrosis tumoral alfa (TNF-α), la IL-6, la IL-8 y la IL-10, que pueden detectarse elevadas a nivel circulante.[7,8,13]

Se ha demostrado una expresión aumentada de los genes relacionados con el inflamasoma en los periodos de actividad de la enfermedad.[13] Por tanto, en los pacientes (en teoría) genéticamente predispuestos, a partir de un agente activador desconocido se llega a producir una disregulación de la cascada inflamatoria en la que participa la activación de la vía Th1 (mediada por IFN-γ). Además, al contrario de lo que ocurre en los procesos infecciosos, durante los episodios febriles la cifra de monocitos aumenta, mientras que la de eosinófilos y linfocitos disminuye.[7,13]

Aunque la periodicidad del síndrome podría ser explicada por la expresión intermitente o la supresión antigénica (o de epítopos) de agentes infecciosos en el contexto de una alteración de la respuesta inmunitaria, a día de hoy no se han encontrado todavía agentes infecciosos en las criptas amigdalares de los pacientes con síndrome de PFAPA que puedan explicar esta teoría.[8]

3 Manifestaciones clínicas

La fiebre es el síntoma principal y suele ser alta (temperatura axilar de hasta 41 °C), de aparición aguda, acompañada de escalofríos y autolimitada en 3-6 días. Presenta mala respuesta a los antitérmicos, los AINE y la antibioticoterapia. Los episodios febriles, que acostumbran a aparecer durante el primer año de vida y hasta los 5 años de edad, ocurren típicamente en intervalos de 4 semanas y sin predominio estacional.[10] Suelen presentarse cada vez con menor frecuencia y acostumbran a autolimitarse de manera progresiva a los 4-8 años de su inicio. Las manifestaciones acompañantes principales son una tumefacción dolorosa de las adenopatías laterocervicales, faringitis o amigdalitis (exudativas o no) y aftas orales;[10,14] estas últimas normalmente se localizan en los labios o en la mucosa oral, son de pequeño tamaño y no dejan cicatriz. Otros síntomas descritos son cefalea, síntomas constitucionales, artralgias, tos, náuseas, dolor abdominal, diarrea y exantema. En los periodos intercrisis, de forma característica, los niños están asintomáticos y tienen un crecimiento y un desarrollo psicomotor normales. De hecho, tanto la presencia de otros síntomas «no clásicos» como la persistencia de alteraciones en periodos intercrisis, o de alteraciones del desarrollo psicomotor o del crecimiento, deben hacer reconsiderar el diagnóstico de síndrome de PFAPA y ampliar el diagnóstico diferencial con otros síndromes autoinflamatorios.[9] En la figura 1 se muestra la frecuencia con que se presentan los síntomas principales.[10]

Es importante destacar que, aunque la mayoría de los pacientes manifiestan la enfermedad en la primera infancia, algunos casos llegan a diagnosticarse en la edad adulta, con un retraso considerable. Probablemente esto se debe a una falta de conocimiento de la enfermedad por parte de los médicos que controlan a estos pacientes, lo que a su vez está influido por la benignidad de los brotes, la mejoría tras la amigdalectomía y la buena tolerancia por parte de los pacientes.

También es importante conocer que cada vez se describen más casos de PFAPA que se manifiestan en la edad adulta.[15] En un estudio de síndrome de PFAPA en 17 adultos, la edad media de inicio de los síntomas fue de 26 años (desviación estándar de 8 años) y las manifestaciones clínicas incluían la tríada típica o solamente dos de ellas. Más de la mitad de los pacientes llegaban a presentar artralgias, mialgias, astenia, cefalea y exantema, mientras que un porcentaje menor se presentaban con pseudofoliculitis y dolor abdominal. Los reactantes de fase aguda también se elevaban durante los brotes y la mayoría de ellos respondieron a los glucocorticoides, pero sólo algún caso lo hizo a la amigdalectomía.[15]

4   Laboratorio

Actualmente no existe una prueba de laboratorio específica que permita diagnosticar el síndrome de PFAPA, pero hay algunos cambios biológicos característicos que se producen durante las crisis febriles. Estas alteraciones incluyen una leucocitosis moderada con neutrofilia y monocitosis, descenso de la cifra de linfocitos y eosinófilos, y elevación de los reactantes de fase aguda (VSG y PCR). Sin embargo, de manera característica, la procalcitonina no aumenta en proporción al resto de los marcadores inflamatorios, lo que ayuda a descartar una etiología infecciosa.[16] En algunos pacientes puede observarse una elevación de la IgD durante los brotes, aunque con cifras no tan altas como en el déficit de mevalonato cinasa (MVK) o síndrome de hiperinmunoglobulina D (HIDS).[8] Un criterio fundamental para el diagnóstico de este síndrome es que el hemograma y los reactantes de fase aguda, al igual que la clínica, se normalicen entre los brotes.

5   Diagnóstico

El diagnóstico es fundamentalmente clínico y desde su descripción se han propuesto diferentes criterios.[10] Debido a la falta de consenso en la definición de unos criterios

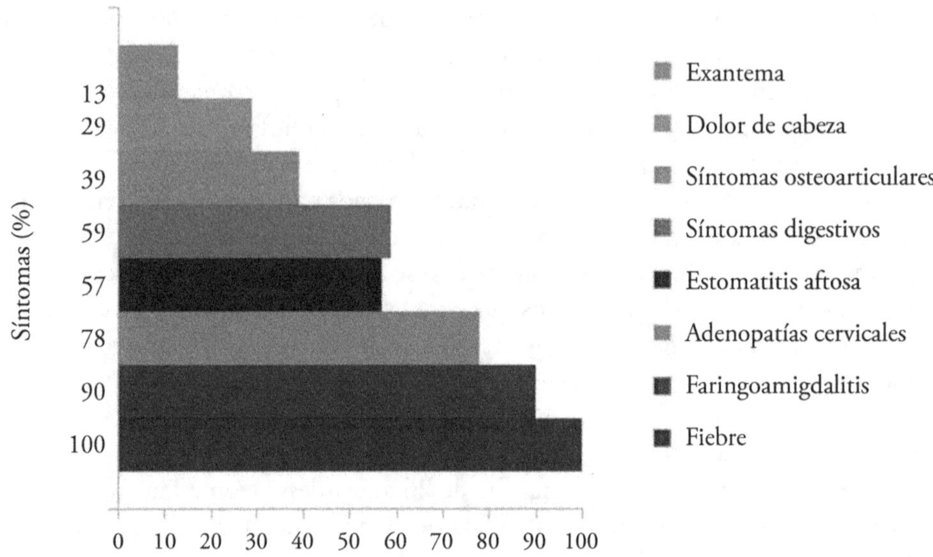

Figura 1. Frecuencia de síntomas según una cohorte de 301 pacientes de 15 centros de la Pediatric Rheumatology European Society.[7]

de clasificación, y a la ausencia de marcadores específicos, los criterios actuales para el diagnóstico del síndrome PFAPA pasan por la experiencia y el buen juicio clínico del médico especialista.

5.1   Criterios diagnósticos/clasificatorios

En la última revisión de 1999, Thomas y sus colaboradores añadieron la exclusión de la neutropenia cíclica como criterio diagnóstico. Estos criterios, que tienen que cumplirse en su totalidad, se describen en la tabla 1.[1] En el año 2009 se describieron unos criterios de clasificación (siete obligatorios y uno de apoyo) para el síndrome de PFAPA, basados en un consenso internacional de expertos, que todavía tienen que ser evaluados prospectivamente en nuevos estudios para valorar su sensibilidad y su especificidad[17] (véase la tabla 2).

5.2   Diagnóstico diferencial

En el diagnóstico diferencial ante un paciente que se considere afecto de PFAPA debe tenerse en cuenta, en primer lugar, la neutropenia cíclica. Se trata de una enfermedad de herencia autosómica dominante que cursa con episodios febriles cada 21 días (14-35 días)

I. Fiebre periódica de comienzo precoz (habitualmente antes de los 5 años de edad)
II. Síntomas y signos acompañantes, en ausencia de infección de vías respiratorias altas, con al menos uno de los siguientes: a) Estomatitis aftosa o aftas orales b) Adenitis cervical c) Faringitis con o sin amigdalitis exudativa
III. Exclusión de neutropenia cíclica
IV. Completamente asintomático entre episodios
V. Crecimiento y desarrollo normales

Tabla 1. Criterios diagnósticos para el síndrome de PFAPA. (Modificada de Thomas et al.[1])

1. Fiebre periódica al menos durante 6 meses a) Fiebre diaria ≥ 38,5 °C (axilar) durante 2-7 días b) Al menos cinco episodios de fiebre recurrente con un intervalo máximo de 2 meses entre ellos
2. Faringitis, adenitis laterocervical, aftas orales: al menos una en cada episodio y al menos dos de tres en la mayoría de los episodios
3. Exclusión de otras causas de fiebre recurrente (clínicas o analíticas, según el paciente)
4. Exclusión de infecciones, inmunodeficiencia y neutropenia cíclica
5. Inicio de la enfermedad antes de los 6 años de edad
6. Recuperación completa entre episodios
7. Crecimiento normal
Criterio de apoyo: respuesta rápida al tratamiento con glucocorticoides

Tabla 2. Criterios clasificatorios del síndrome PFAPA según un consenso internacional de expertos (2009).[17]

y se acompaña de neutropenia (y no de neutrofilia, como ocurre en el síndrome de PFAPA) durante el brote febril (<1.500 neutrófilos/μl). Es importante descartar esta afección, ya que estos pacientes tienen un alto riesgo de infecciones graves durante los episodios de neutropenia y no presentan buena respuesta al tratamiento con glucocorticoides.[3]

Raramente las faringoamigdalitis infecciosas y la patología tumoral se presentan de forma periódica. Por tanto, ante la sospecha de síndrome de PFAPA deben descartarse otros síndromes autoinflamatorios, en particular el HIDS, ya que aparece a la misma edad y se presenta con síntomas similares, como las adenopatías y las aftas.[10] Otros cuadros autoinflamatorios a considerar son el síndrome de fiebre periódica asociada al receptor del TNF y los síndromes periódicos asociados a criopirina.

5.3   *Utilidad del estudio genético*

Algunos autores han propuesto el test de Gaslini como prueba para identificar a los pacientes con un fenotipo claro de síndrome de PFAPA, ya que permitiría evitar la realización del análisis genético de otras enfermedades autoinflamatorias.[9] Aun así, el hecho de que en pacientes con síndrome de PFAPA se hayan detectado con cierta frecuencia mutaciones en heterocigosis y algunos polimorfismos en los genes *MEFV, TNFRSF1A* y *MVK*,[7-10] hace que el estudio genético pueda ayudar a conocer con mayor precisión si se trata de otra enfermedad autoinflamatoria con fenotipo similar, o si alguna de estas mutaciones puede llegar a participar en la expresión clínica del síndrome de PFAPA. En este sentido, algunos autores proponen que la exclusión de enfermedades autoinflamatorias monogénicas mediante el estudio genético podría llegar a considerarse como criterio de exclusión para el diagnóstico de esta enfermedad.[10]

6   Tratamiento

No existe un tratamiento de elección basado en ensayos terapéuticos aleatorizados, aunque parece que el más extensamente utilizado incluye glucocorticoides, en el inicio de los brotes, y la amigdalectomía. El hecho de que se trate de una enfermedad que suele ser autolimitada en el tiempo debe hacer valorar el riesgo-beneficio a la hora de ofrecer un tratamiento sintomático a estos pacientes. Por ese motivo, la decisión de si debe tratarse, cómo y cuándo, debe tomarse de manera conjunta entre la familia del niño y el pediatra reumatólogo, o entre el paciente y el médico especialista, en el caso de los adultos.

A continuación se describen las opciones terapéuticas que se utilizan o se han utilizado en esta enfermedad.

6.1   *Glucocorticoides*

La prednisona en dosis de 0,6-2 mg/kg, en dosis única o en dos dosis al inicio de la crisis febril, ha demostrado ser muy efectiva en el 90 % de los pacientes para el control de la fiebre y la faringoamigdalitis, en menos de 24 horas.[1,14,18] Las aftas orales y las adenopatías suelen requerir más tiempo para resolverse. Aunque los glucocorticoides suelen ser efectivos en el control del brote, no previenen la aparición de nuevos episodios e incluso pueden aumentar su frecuencia en un 25-30% de los pacientes.[18] Es preciso tener en cuenta que la administración de glucocorticoides en dosis altas administrados en dosis únicas, al inicio o durante las crisis, no suele producir efectos secundarios destacables.

6.2 Amigdalectomía

La amigdalectomía o la adenoamigdalectomía se han mostrado eficaces en la resolución total del síndrome de PFAPA, y en algunos pacientes parecen reducir la intensidad y la frecuencia de los brotes febriles. Esta información se obtiene de casos, series retrospectivas y dos estudios clínicos aleatorizados que incluyeron 67 pacientes en total y comparaban la amigdalectomía con el tratamiento médico.[18,19]

No obstante, hay que tener en cuenta que el síndrome PFAPA tiende a autolimitarse y la cirugía no está exenta de riesgos; por tanto, se aconseja reservar esta opción terapéutica para casos resistentes al tratamiento médico o que se prolonguen en el tiempo.

6.3 Otros fármacos convencionales

Basándose en los resultados del registro Eurofever y de otros estudios clínicos,[18] se ha analizado la utilidad de otros fármacos en el tratamiento del síndrome de PFAPA. Los AINE pueden contribuir a la mejoría en algunos pacientes, pero no al control total del brote. La colchicina ha sido útil para la disminución de la intensidad y la frecuencia de los brotes en algunos pacientes, y en otros ha inducido la remisión de la enfermedad, tanto completa como parcial. La talidomida también ha demostrado eficacia en casos esporádicos. La cimetidina, aunque se describió que parecía funcionar como inductor de la remisión en algunos pacientes, en casos posteriores no ha demostrado eficacia.[18]

6.4 Fármacos biológicos

Debido al papel que parece ejercer la IL-1 en los periodos de actividad del síndrome de PFAPA (y en el resto de las enfermedades autoinflamatorias), se ha utilizado el anakinra (un antagonista del receptor de la IL-1) en un estudio con cinco pacientes. Inicialmente se observó una mejoría clínica, pero en dos de ellos fue necesaria una nueva dosis por el rápido retorno de los síntomas.[13] No existe seguimiento a largo plazo ni experiencia con el retratamiento en estos pacientes. También se ha utilizado con éxito en un paciente adulto refractario a la terapia convencional.[20] Por tanto, el tratamiento con anakinra podría quedar reservado para aquellos pacientes en quienes los glucocorticoides y la amigdalectomía no controlen la actividad de la enfermedad.

Hasta la fecha, en el síndrome de PFAPA no se han comunicado resultados con la utilización de otros fármacos bloqueadores de la IL-1 ni con otros tratamientos biológicos, como los anti-TNF y los anti-IL6.

Bibliografía

1. Thomas KT, Feder HM Jr, Lawton AR, Edwards KM. Periodic fever syndrome in children. J Pediatr. 1999; 135: 15-21.
2. Marshall GS, Edwards KM, Butler J, Lawton AR. Syndrome of periodic fever, pharyngitis, and aphthous stomatitis. J Pediatr. 1987; 110: 43-6.
3. Marshall GS, Edwards KM, Lawton AR. PFAPA syndrome. Pediatr Infect Dis J. 1989; 8: 658-9.
4. Ramos Amador JT, Rodríguez Cerrato V, Bodas Pinedo A, *et al.* Fiebre periódica, estomatitis aftosa, faringitis y adenitis cervical: a propósito de 3 casos. An Esp Pediatr. 2000; 52: 59-61.
5. Antón-Martín P, Ortiz Movilla R, Guillén Martín S, *et al.* PFAPA syndrome in siblings. Is there a genetic background? Eur J Pediatr. 2011; 170: 1563-8.
6. Cochard M, Clet J, Le L, *et al.* PFAPA syndrome is not a sporadic disease. Rheumatology (Oxford). 2010; 49: 1984-7.
7. Kolly L, Busso N, von Scheven-Gete A, *et al.* Periodic fever, aphthous stomatitis, pharyngitis, cervical adenitis syndrome is linked to dysregulated monocyte IL-1beta production. J Allergy Clin Immunol. 2013; 131: 1635-43.
8. Kubota K, Ohnishi H, Teramoto T, *et al.* Clinical and genetic characterization of Japanese sporadic cases of periodic fever, aphthous stomatitis, pharyngitis and adenitis syndrome from a single medical center in Japan. J Clin Immunol. 2014; 34: 584-93.
9. Gattorno M, Caorsi R, Meini A, *et al.* Differentiating PFAPA syndrome from monogenic periodic fevers. Pediatrics. 2009; 124: e721-8.
10. Hofer M, Pillet P, Cochard MM, *et al.* International periodic fever, aphthous stomatitis, pharyngitis, cervical adenitis syndrome cohort: description of distinct phenotypes in 301 patients. Rheumatology (Oxford). 2014; 53: 1125-9.
11. Bens S, Zichner T, Stutz AM, *et al.* SPAG7 is a candidate gene for the periodic fever, aphthous stomatitis, pharyngitis and adenopathy (PFAPA) syndrome. Genes Immun. 2014; 15: 190-4.
12. Berkun Y, Levy R, Hurwitz A, *et al.* The familial Mediterranean fever gene as a modifier of periodic fever, aphthous stomatitis, pharyngitis, and adenopathy syndrome. Semin Arthritis Rheum. 2011; 40: 467-72.
13. Stojanov S, Lapidus S, Chitkara P, *et al.* Periodic fever, aphthous stomatitis, pharyngitis, and adenitis (PFAPA) is a disorder of innate immunity and Th1 activation responsive to IL-1 blockade. Proc Natl Acad Sci U S A. 2011; 108: 7148-53.
14. Feder HM, Salazar JC. A clinical review of 105 patients with PFAPA (a periodic fever syndrome). Acta Paediatr. 2010; 99: 178-84.
15. Cantarini L, Vitale A, Bartolomei B, Galeazzi M, Rigante D. Diagnosis of PFAPA syndrome applied to a cohort of 17 adults with unexplained recurrent fevers. Clin Exp Rheumatol. 2012; 30: 269-71.
16. Yoshihara T, Imamura T, Yokoi K, *et al.* Potential use of procalcitonin concentrations as a diagnostic marker of the PFAPA syndrome. Eur J Pediatr. 2007; 166: 621-2.
17. Hofer M, Gattorno M, Cochard M, *et al.* PFAPA (periodic fever, oral aphtae, pharyngitis and cervical adenitis) syndrome: a new consensus on diagnostic criteria. Ann Rheum Dis. 2009; 68(Suppl 3): 705.
18. Ter Haar N, Lachmann H, Ozen S, *et al.* Treatment of autoinflammatory diseases: results from the Eurofever Registry and a literature review. Ann Rheum Dis. 2012; 72: 678-85.
19. Burton MJ, Pollard AJ, Ramsden JD, Chong LY, Venekamp RP. Tonsillectomy for periodic fever, aphthous stomatitis, pharyngitis and cervical adenitis syndrome (PFAPA). Cochrane Database Syst Rev. 2014; 9: CD008669.
20. Cantarini L, Vitale A, Galeazzi M, Frediani B. A case of resistant adult-onset periodic fever, aphthous stomatitis, pharyngitis and cervical adenitis (PFAPA) syndrome responsive to anakinra. Clin Exp Rheumatol. 2012; 30: 593.

Títulos publicados

Avances en enfermedades autoinmunes sistémicas

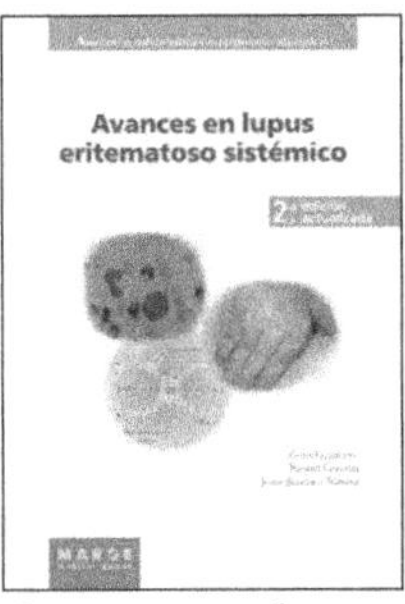

Avances en lupus eritematoso sistémico

R. Cervera, J. Jiménez-Alonso

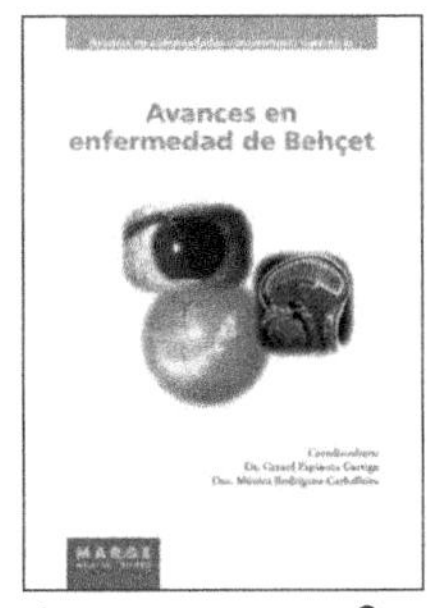

Avances en enfermedad de Behçet

G. Espinosa Garriga, M. Rodríguez-Carballeira

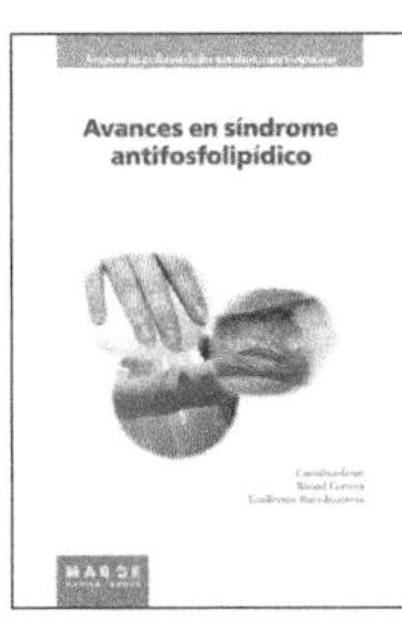

Avances en síndrome antifosfolipídico

R. Cervera, G. Ruiz-Irastorza

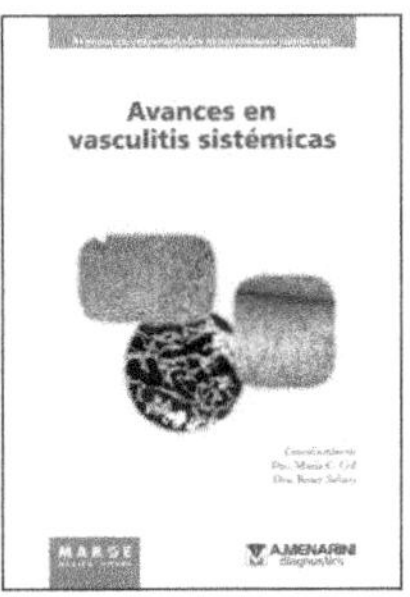

Avances en vasculitis sistémicas

M.C. Cid, R. Solans

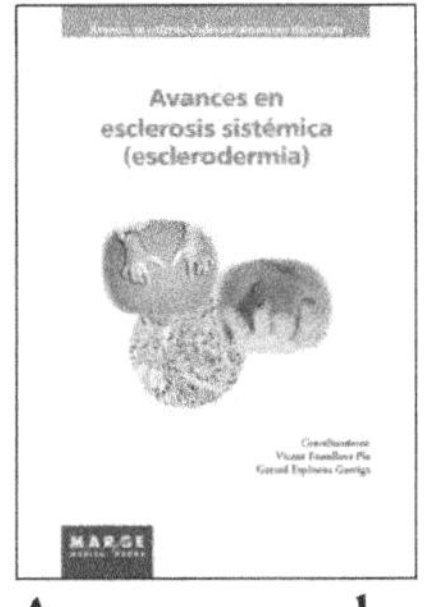

Avances en esclerosis sistémica (esclerodermia)

V. Fonollosa Pla, G. Espinosa Garriga

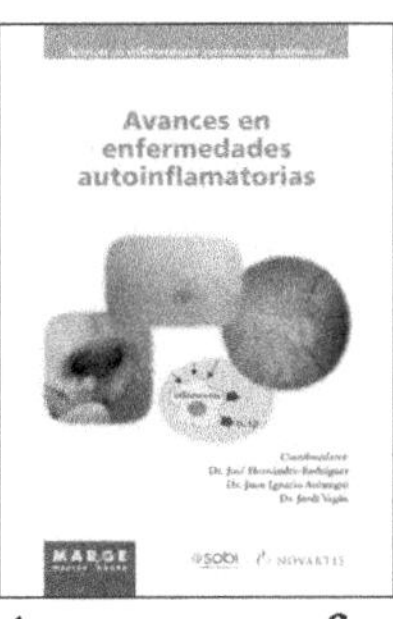

Avances en enfermedades autoinflamatorias

J. Hernández-Rodríguez, J.I. Aróstegui, J. Yagüe

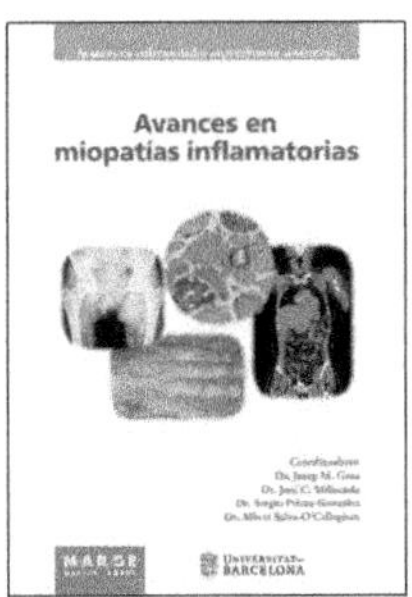

Avances en miopatías inflamatorias

J.M. Grau, J.C. Milisenda, S. Prieto-González, A. Selva-O'Callaghan

Próximos títulos de la colección:

Avances en sarcoidosis

Avances en síndrome de Sjögren